Atlas of
Dermatologic
Ultrasound
皮肤超声图谱

[智] Ximena Wortsman　原著

卢　漫　戴九龙　主译

中国科学技术出版社
·北　京·

图书在版编目（CIP）数据

皮肤超声图谱 / (智) 西米娜 · 沃斯曼 (Ximena Wortsman) 原著 ; 卢漫 , 戴九龙主译 . — 北京 : 中国科学技术
出版社 , 2022.8

书名原文 : Atlas of Dermatologic Ultrasound

ISBN 978-7-5046-9229-0

Ⅰ . ①皮… Ⅱ . ①西… ②卢… ③戴… Ⅲ . ①皮肤病 —超声波诊断—图谱 Ⅳ . ① R751.04-64

中国版本图书馆 CIP 数据核字 (2021) 第 197235 号

著作权合同登记号：01-2022-1363

策划编辑　孙　超　焦健姿

责任编辑　孙　超

文字编辑　卜　雯

装帧设计　佳木水轩

责任印制　徐　飞

出　　版　中国科学技术出版社

发　　行　中国科学技术出版社有限公司发行部

地　　址　北京市海淀区中关村南大街 16 号

邮　　编　100081

发行电话　010-62173865

传　　真　010-62179148

网　　址　http://www.cspbooks.com.cn

开　　本　889mm×1194mm　1/16

字　　数　326 千字

印　　张　21

版　　次　2022 年 8 月第 1 版

印　　次　2022 年 8 月第 1 次印刷

印　　刷　天津翔远印刷有限公司

书　　号　ISBN 978-7-5046-9229-0 / R · 2879

定　　价　228.00 元

译校者名单

主　译　卢　漫　戴九龙

译校者　（以姓氏汉语拼音为序）

陈佳佳　陈　燕　戴九龙　胡子星

黄秋韵　李　娟　李　旭　梁　莹

卢　漫　沈玉萍　谭　波　曾茂薇

曾秋霞

内容提要

本书引进自 Springer 出版社，书中通过翔实的文字描述、大量的高清图片及丰富的视频资料介绍了皮肤超声相关正常解剖知识、超声检查方法、特征性声像表现及鉴别诊断等内容。全书共 10 章，不仅涵盖皮肤及其附属器的超声解剖、皮肤超声检查的要领与技巧、皮肤常见感染性疾病及血管疾病、皮肤肿瘤的超声诊断、皮肤超声在整形美容外科中的应用等丰富的内容，还细致描述了各种常见皮肤疾病的关键超声征象，并通过典型病例进行阐释。本书内容系统，阐释明晰，可作为超声科医师、皮肤科医师及整形美容科医师的案头参考书。

补充说明： 本书配有视频，读者可通过扫码关注出版社"焦点医学"官方微信，后台回复"皮肤超声图谱"，即可获得视频链接，在线观看。

主译简介

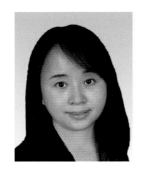

卢　漫　医学博士，主任医师，博士研究生导师。四川省肿瘤医院超声医学中心主任，四川省卫健委学术技术带头人、领军人才，国务院政府特殊津贴专家。担任中华医学会超声专业委员会委员，中国超声医学工程学会肌骨超声专业委员会副主任委员，中国医师协会介入医师分会委员、介入超声专业委员会常委、疼痛介入学组主任委员，中国医师协会超声分会腹部超声专委会常委，中国抗癌协会肿瘤消融专业委员会常委，四川省抗癌协会肿瘤超声专业委员会第一届主任委员，四川省医学会超声专业委员会副主任委员等学术职务。主编专著《胃肠超声图谱》《肿瘤超声疑难病例解析》，主译专著《超声引导下肌骨介入治疗》《皮肤疾病超声诊断学：临床诊断、超声图像与病理对照》，参编专著《Musculoskeletal Ultrasound, 3e》《中国肌骨超声检查指南》《中国能力专科建设超声学科肌骨指南》《肌肉骨骼系统超声疑难病例解析》《骨关节医学与康复》《运动系统影像诊断学》《黑色素瘤》等。

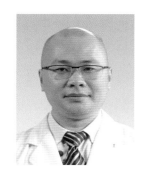

戴九龙　四川省肿瘤医院超声医学中心副主任医师。中国医师协会介入医师分会第二届委员会超声介入专业委员会疼痛学组委员，中国超声医学工程学会介入超声专业委员会第二届青年委员会委员，中国医药教育学会超声医学专委会介入学组委员，四川省抗癌协会肿瘤超声专业委员会委员，四川省康复医学会甲状腺及甲状旁腺专业委员会委员，四川省中西医结合学会超声专业委员会委员。主要从事超声诊断和超声介入工作。主编／主译、副主编／副主译及参编超声医学专著和医学科普著作 16 部，包括《淋巴疾病超声诊断》（主编）、《基层医院急诊超声诊断实用手册》（主编）、《皮肤疾病超声诊断学：临床诊断、超声图像与病理对照》（副主译）等。

译者前言

皮肤疾病是人类最常见的疾病之一，种类繁杂，其中不乏一些难治性疾病和一些严重威胁健康、生命的疾病（如皮肤癌）。长期以来，皮肤疾病的诊断主要依靠皮肤科医生对患者临床症状和体征的观察及病理学诊断。近年来，随着高分辨率超声在临床领域的扩展应用，皮肤超声受到热切关注，不仅被用于皮肤疾病的诊断，而且在皮肤疾病发生、发展过程的监测及超声引导下皮肤疾病的介入治疗等领域也发挥了重要作用。

皮肤超声是超声医学的新领域，尽管近年来国内陆续有相关专著或译著问世，但仍缺乏一部可供快速查阅和参考的图谱。Ximena Wortsman 教授编写的这部图谱，通过大量高分辨率超声图片和高清临床图片，配以精准的文字描述，详细介绍了各种常见皮肤及附属器疾病的关键超声征象，以及相关的皮肤解剖与检查技巧，是一部不可多得的好书。本书中文版的出版，将有助于国内皮肤超声医学的发展和临床实践的开展。

本书在中国科学技术出版社和四川省肿瘤医院的共同努力下，由多位富有经验的译者联合翻译，希望能够为从事皮肤超声影像的专业人员的临床实践提供帮助。为国内皮肤超声医学的发展尽绵薄之力一直是我们的心愿，若读者能从书中有所获益，便足以慰藉诸位译者的辛劳。尽管我们为本书的翻译工作倾注了大量心血，但由于中外语言表达习惯的差异，书中可能存在少量的疏漏之处，敬请广大读者批评指正。

四川省肿瘤医院超声医学中心

原著前言

在编写本书的过程中，我一直在思考如何才能真正帮助到年轻一代的医务工作者。对于医学知识的学习，他们既有寻求快速解答的需求，又能熟练使用高科技工具。这个群体中也包括我的女儿Camila。近来，她也已踏上了自己的医学之路。本书非常适合那些对皮肤超声领域充满好奇且热切想要获得相关知识和信息的读者。

本书共 10 章，内容涵盖了从事皮肤超声影像人员常见且充满挑战性的热点问题。各章按病理学类型划分，并进一步细分，为读者提供丰富的图片及视频资料和相关参考文献。

书中的所有图像均为高分辨率超声图像，可确保影像诊断与临床实际具有良好的相关性。

针对不同的临床情况，书中介绍了一些实用方法，以便操作者获取关键超声征象。书中还提供了包括实时动态成像在内的大量视频资料。

我希望本书能够为从事皮肤超声影像相关工作的读者提供有效的支持和帮助。

Ximena Wortsman, MD

Santiago, Chile

致　谢

特别感谢本书的两位编者 Natacha Quezada 博士和 Marcio Bouer 博士，还要特别感谢 Camila Ferreira-Wortsman 女士对本书出版的大力支持。

感谢圣迭戈皮肤与软组织诊断成像研究所（IDIEP）的工作人员，特别是 Adelina Varela、Geraldine Cocca、Veronica Pacheco 和 Pilar Moreno，感谢他们帮助我收集大量资料。

感谢智利大学皮肤病学系的同事及智利皮肤病学会成员，他们一直鼓励我继续从事皮肤超声事业。

感谢我的家人，特别是我的父母 Gloria Cánovas 和 Isaias Wortsman，我的兄弟 Claudio 和 Marcelo，还有我的孩子 Benjamin 和 Camila，他们一直支持我的工作。

目　录

第1章 皮肤、甲和毛发的正常超声解剖
Normal Ultrasound Anatomy of the Skin, Nail, and Hair

Ximena Wortsman **著**

谭 波 **译** 戴九龙 **校**

一、皮肤超声解剖

皮肤分为三层[1-5]（图 1-1）。

最外层是表皮层。在人体大多数区域，因为角质的存在，表皮在超声上呈线状强回声（图 1-2），但在手掌和脚掌区域（无毛皮肤），由于角质层中角蛋白增厚，表皮显示为双层线状强回声（图 1-3）。

真皮层位于表皮层下，显示为低回声带，其回声低于表皮层，是由于真皮层内含有胶原成分。在人体各个部分，真皮层的厚度具有区域差异，如面部和前臂腹侧真皮层薄而背部真皮层厚。这种厚度差异的存在，可为那些较薄皮肤下的深层组织提供更大的活动度，如面部。对于光敏性皮肤，在其阳光暴露区域可检测到皮下低回声带（subepidermal low-echogenic band，SLEB），这种低回声带对应的是黏多糖在真皮浅层内的沉积（图 1-4），这一表现不应与硬斑病等炎性皮肤病混淆。

皮下组织也称为下皮层，因脂肪小叶的存在而显示为低回声。在脂肪小叶之间有强回声的纤维分隔。

皮肤的血管

目前的超声设备可以显示人体大部分皮下动脉和静脉，但要利用彩色多普勒检测血流，通常要求血流速度至少大于 2cm/s。因此，通常情况下检测不到真皮层血流，除非有炎症、血管异常或肿瘤等病变导致真皮层的血管有数量的增加和（或）管腔的扩张[1, 2, 5]。

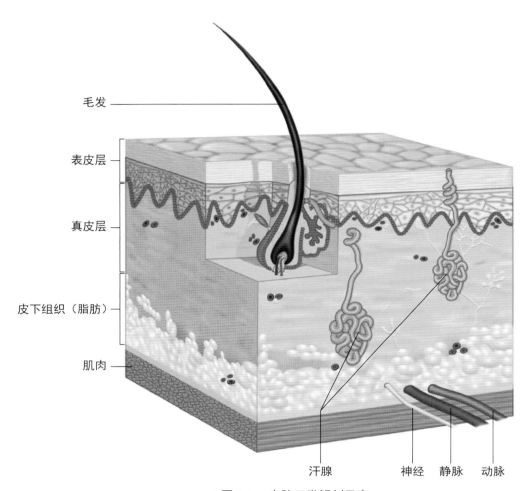

毛发

表皮层

真皮层

皮下组织（脂肪）

肌肉

汗腺　　神经　静脉　动脉

▲ 图 1-1　皮肤正常解剖示意

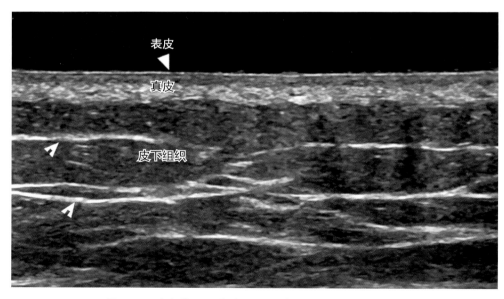

表皮

真皮

皮下组织

▲ 图 1-2　除脚掌和手掌外的无毛皮肤的正常超声解剖图像

箭头指示强回声的纤维分隔

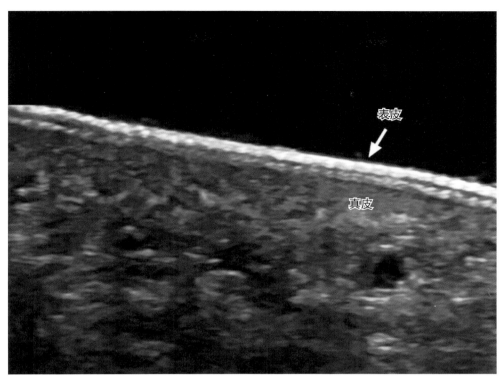

▲ 图 1-3　无毛皮肤（足底区域）正常超声解剖图像
注意表皮的双层强回声结构

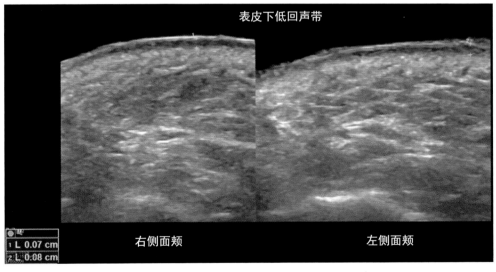

▲ 图 1-4　表皮下低回声带（测量标记之间）

二、甲的超声解剖

甲由甲板、甲床和甲周部分组成。甲板显示为双层强回声结构，两层之间有无回声区域。外层称为背侧甲板，内层称为腹侧甲板（图 1-5 至图 1-8）。甲的回声主要由角蛋白产生，角蛋白在外周和中心具有不同的反射声波的能力是由其密度决定的。在超高频（> 20MHz）探头下，双层甲板间的无回声区域可出现回声。

甲床显示为低回声，但在甲母质分布的近端区域回声略高。甲周区域主要由强回声的真皮组成，被近端甲襞和侧方甲襞分隔。

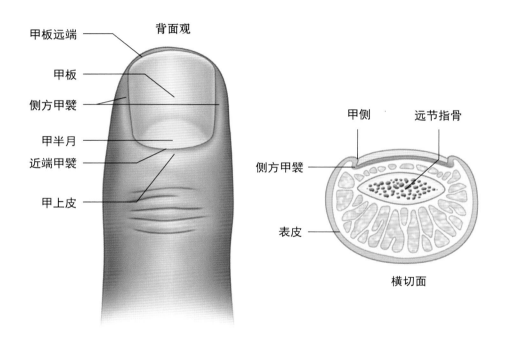

▲ 图 1-5　甲的正常解剖示意

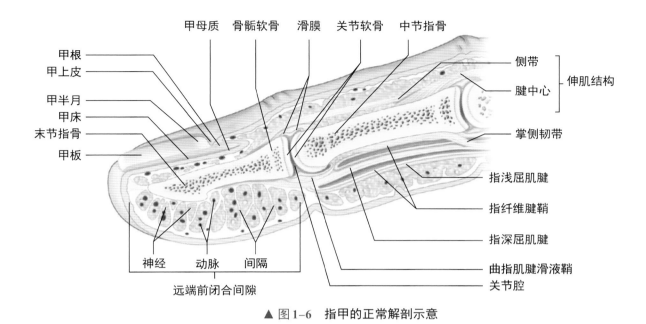

▲ 图 1-6　指甲的正常解剖示意

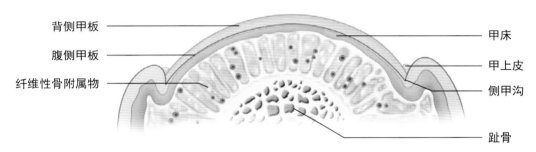

▲ 图 1-7　足趾横切面正常解剖示意

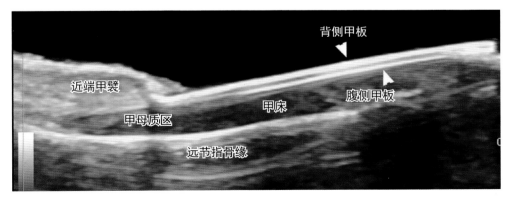

▲ 图 1-8　甲的正常超声解剖

甲单位与伸肌腱远端嵌入部分及远端指间关节关系紧密。因此，在发育学上可见伸肌腱远端到达甲单位的近端，这就可以解释为什么肌腱和远端关节的状况很容易影响甲和甲周区域 [1, 2, 6-9]。

甲的血管

指甲的血供来自手指两侧的指动脉，目前的超声设备可以检测到甲床近端 2/3 区域内、紧邻远节指骨边缘的血流。通常，如果在腹侧甲板下探及血流，我们认为那是某些异常因素的刺激导致血管数量增加及血管腔扩张（图 1-9）[1, 2, 6-9]。

三、毛发的超声解剖

毛发由两部分组成，即毛囊和毛干。毛囊在超声上显示为倾斜分布在真皮层内的低回声带，有时也出现在皮下组织浅层。毛囊倾斜的程度存在种族差异，与毛发的种类也有关。例如，卷发个体有更多倾斜的毛囊，而直发个体的毛囊倾向于直立（图 1-10 和图 1-11）。

超声上可能显示毛发生长周期（图 1-12）。例如，在休止期，超声上显示毛囊是位于真皮浅层的纤细的低回声卵圆形结构；在生长期或成熟期，完全成熟的毛囊显示在真皮浅层和深层，有时还可位于皮下组织浅层；在退化期，毛囊的位置在生长期和休止期之间。监测毛发生长周期或许可以帮助我们了解一些毛发疾病，如休止期脱发。

毛干含有角蛋白，在超声上显示为线状强回声（图 1-13）。大多数（80%）头发显示为与终毛一致的三线状强回声结构，其中外层是毛皮质 – 角质复合体，内层是毛髓质。其余的头发和大多数躯体毛发属绒毛，显示为与之对应的双层强回声结构。如果显示为双层强

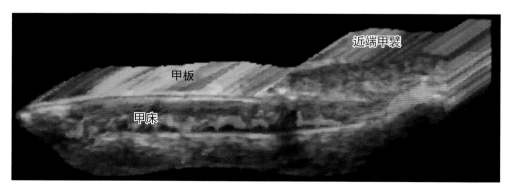

▲ 图 1-9 甲血流的三维重建图像（纵切面）

回声的绒毛状态的头发比例增加，可能意味着头发生长异常，如雄激素脱发。这种双线状强回声的绒毛，比三线状的毛发要脆弱。

　　睫毛和眉毛通常在频率低于 20MHz 的探头下显示为单线状强回声结构，这是因为其角质较薄，但在更高频率的设备上则显示为双线结构[1, 10, 11]。

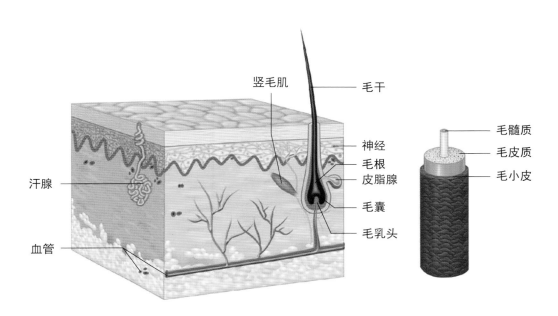

▲ 图 1-10　毛囊和毛干的解剖示意

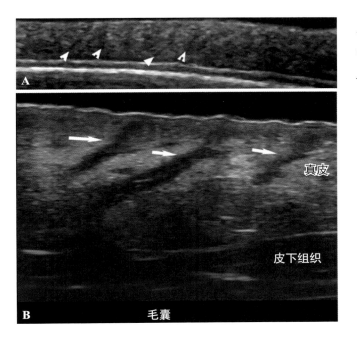

◀ 图 1-11　毛囊的正常超声解剖
（箭头及箭）
A. 18MHz 探头；B. 70MHz 探头

四、皮肤附属器的结构

（一）淋巴结

淋巴结在超声上显示为轮廓清晰的卵圆形结构，中央为髓质，呈强回声，边缘为纤薄的皮质，呈带状低回声。血管通常显示在淋巴结的中央或淋巴门的一侧边缘（图 1-14）。

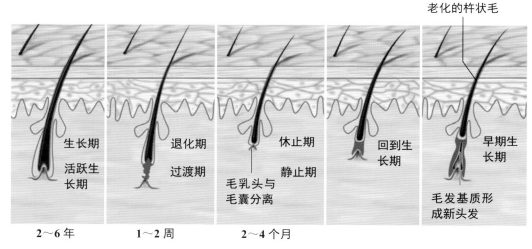

▲ 图 1-12 毛发生长周期

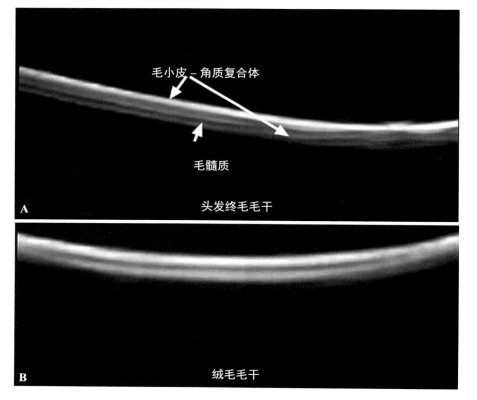

◀ 图 1-13 毛 干 的正常超声解剖

A. 头发的三层结构；B. 人体其他部位大多数无髓质毛发的结构

通常，正常淋巴结的最大横径是 1cm，但在腋窝、腹股沟区和颈静脉链，也可探查到横径为 2cm 的淋巴结。淋巴结位于淋巴系统引流链的解剖位置。炎性淋巴结通常增大，皮质增厚，但仍倾向于保持卵圆形态和向心性分布的血管。恶性淋巴结的可疑征象包括：①形态改变（从卵圆形变为圆形）；②大小改变（大于 1cm）；③回声改变（皮髓质的回声差异消失，变为整体低回声）；④在皮质或髓质的低回声中见到异常结节；⑤有不规则的扭曲血管，主要分布于皮质[1]（见第 5 章）。

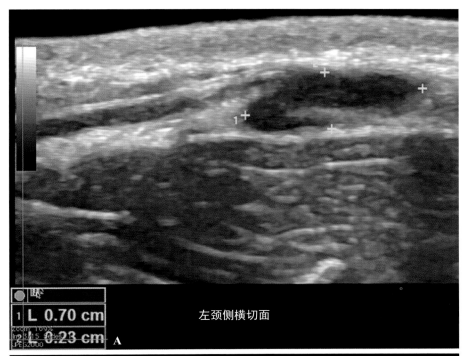

左颈侧横切面

◀ 图 1-14　淋巴结正常超声解剖（左颈侧横切面）

A. 灰阶图像（标记之间）；B. 彩色多普勒（横切面）。注意其正常大小（横径为 0.7cm），卵圆形，皮质呈低回声，髓质呈高回声，彩色多普勒显示淋巴门型血流信号位于其深缘

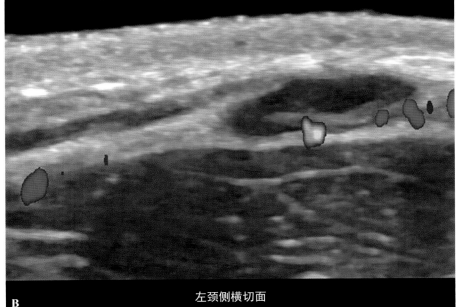

左颈侧横切面

（二）肌腱

肌腱显示为强回声纤维状结构，这是由于在人体的大部分区域，肌腱是由潜在的滑液鞘包裹的平行胶原束组成。也有一些肌腱，如跟腱是由周边的腱旁组织替代滑液鞘（图 1-15）。一些风湿性疾病可引起肌腱及其滑液鞘的炎症，而这些疾病也可出现皮肤病变。肌腱也可能在一些皮肤病（如银屑病）的影响下发生肌腱病（即纤维形态的慢性改变）。在动态检查中，如在屈伸动作时，超声可以实时观察肌腱运动[1, 12]。

（三）肌肉

肌肉显示为低回声纤维状结构，在收缩和舒张时存在动态变化（图 1-16）。在一些特定的解剖部位存在副肌，属正常变异，如手部的指短伸肌、肘后方的肘肌、踝部的第四腓骨肌等，这些副肌可能形成皮肤或软组织包块（图 1-17）。表 1-1 列举了最常见的副肌及其所在的部位[1, 13]。

（四）神经

神经显示为混合回声（强回声、低回声）的束状结构。横切面上呈卵圆形、强回声，间杂多个点状低回声，类似卵巢的回声。神经可发生解剖变异，最常见者为腕部的分叉状正中神经（图 1-18）。在两个神经分支间有残留的动脉，称为永存正中动脉。有时此动脉可发生血栓，使患者出现腕部掌侧肿胀[1]。

（五）滑囊

滑囊实际上是位于那些频繁摩擦部位（如足底或肘后区域）的囊状皮下结构。通常，滑囊是检测不到的，但发生炎症时可以表现为充满液体的、可压缩的无回声结构，在有些病例中可以表现得非常突出（图 1-19）。滑囊也可能发生"再生"或在手指、足趾、踝部等一些频繁暴露在摩擦中的较罕见解剖位置被探及，后一种情况称为外膜滑囊炎。

表 1-2 列举了常见的滑囊及其解剖位置[1, 14]。

（六）软骨

软骨在超声上显示为低回声带，通常检测不到血流。这些解剖特征在鼻旁软骨（上方和鼻翼）和耳郭软骨可见（图 1-20）。耳郭的上 2/3 可见软骨，但耳垂没有软骨[1, 15]。

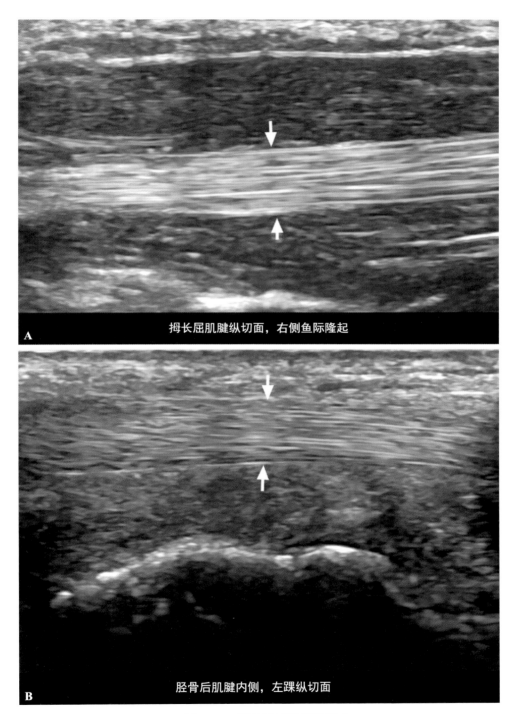

▲ 图 1-15　肌腱的正常超声形态

A. 拇长屈肌腱；B. 胫骨后肌腱。注意肌腱呈高回声纤维状结构（箭）

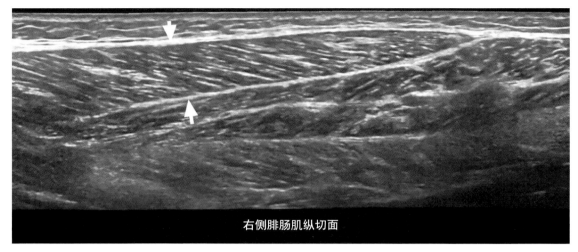

右侧腓肠肌纵切面

▲ 图 1-16　肌肉的正常超声形态：腓肠肌外侧头（纵切面，两箭之间）

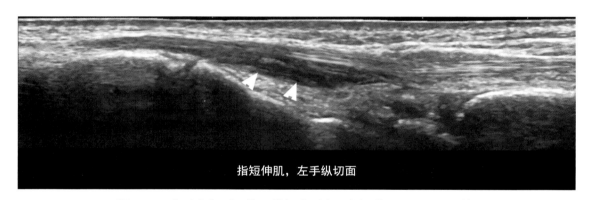

指短伸肌，左手纵切面

▲ 图 1-17　左手背部副肌的正常超声形态：指短伸肌（纵切面，箭头）

表 1-1　四肢常见副肌

副　肌	位　置
软骨滑车上肌	上肢
肘肌	肘部
异常的掌长肌	前臂
近端起源的蚓状肌	手和腕
指短伸肌	手和腕
指浅屈肌	手和腕
小指展肌	手和腕
腓肠筋膜张肌	膝
副比目鱼肌	踝
第四腓骨肌	踝
副屈趾长肌	踝

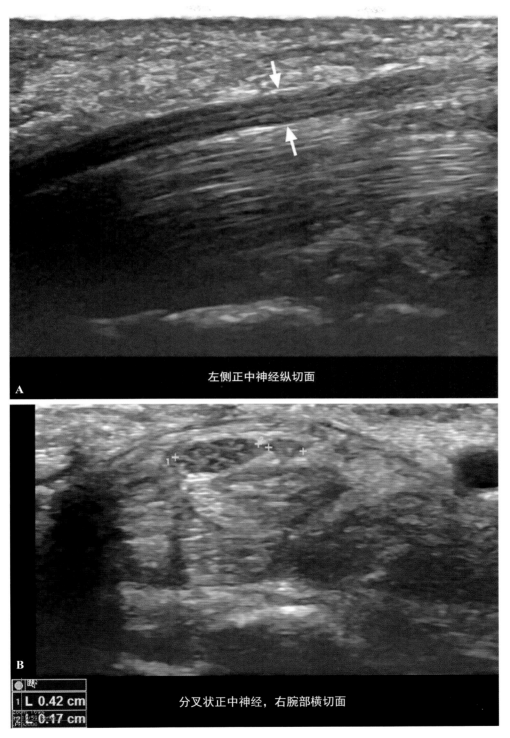

▲ 图 1–18　神经的正常超声形态

A. 正中神经（纵切面，两箭之间）显示为束状结构；B. 正中神经的分叉状变异（横切面，标记之间），显示腕管内两支束状结构，一支较大（0.42cm vs. 0.17cm）

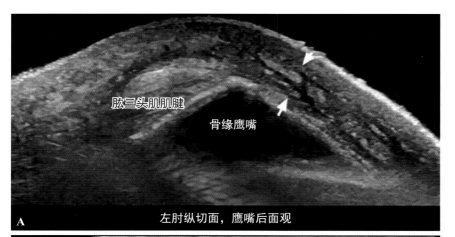

胸三头肌肌腱

骨缘鹰嘴

左肘纵切面，鹰嘴后面观

A

◀ 图 1-19　A. 鹰嘴滑囊炎（灰阶彩色滤镜图，纵切面）显示无回声的液体和左肘后部皮下突起的滑膜（两箭之间为滑囊）；B. 足底滑囊炎（灰阶，纵切面，足底区域）显示无回声液体和位于第一趾屈肌顶部的突起的滑膜（测量标记之间）

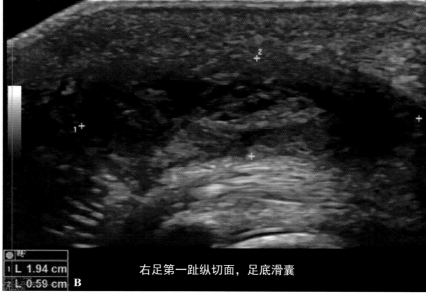

L 1.94 cm
L 0.59 cm

右足第一趾纵切面，足底滑囊

B

表 1-2　常见滑囊位置

Bursae 滑囊	位　置
鹰嘴滑囊	肘后
腰部棘突间滑囊（Baastrup 滑囊）	棘突
转子滑囊	臀部
髌前滑囊	膝前
髌下滑囊	膝前
胫骨粗隆滑囊	膝前
跟骨滑囊	后踝
趾骨远端滑囊	足底区

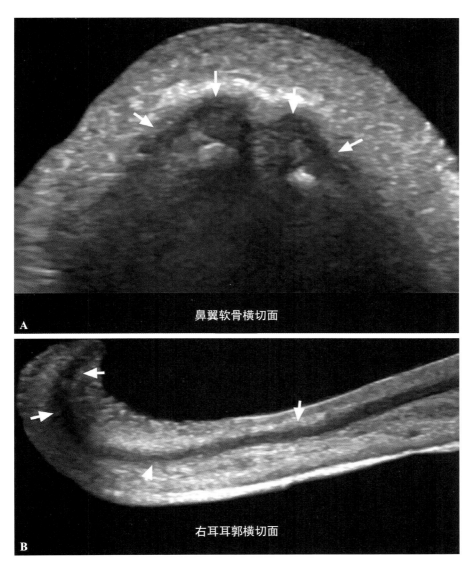

▲ 图 1-20　软骨的正常超声形态（灰阶，横切面）

A. 鼻尖部的鼻翼软骨；B. 右耳耳郭的耳软骨。注意软骨呈低回声

（七）关节

关节间隙包括位于长骨骨骺端的低回声的滑膜软骨，也可能探查到线状的液体无回声带。通常关节滑液不会向上推移肌腱，如果出现这种情况，就要怀疑滑膜炎的可能。在正常情况下，关节间隙是没有血管的，而关节周围的血管保持在正常数量。如果有血管环绕关节或血管出现在滑膜内，就要考虑更为严重的滑膜炎可能。由于含有钙质成分，骨皮质的边缘显示为伴后方声影的强回声线（图 1-21）[1, 16]。

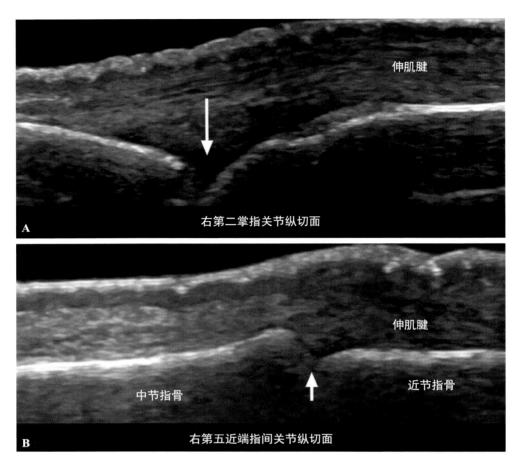

图 1-21　关节的正常超声形态（纵切面）

A. 右示指掌指关节；B. 掌指关节近端。箭所指为关节间隙

（八）血管

动脉和静脉在超声上显示为无回声管状结构，随解剖部位的不同而有管径的变化。静脉通常可被探头压缩，管腔容易塌陷和扩张。频谱曲线分析可显示动脉的收缩期和舒张期，而静脉频谱呈单相形态（图 1-22 和图 1-23）。

血管在有无、数量和位置方面的变异可以在身体的不同部位见到。如一种发生在唇部、被称为恒径动脉（动脉进入唇部皮肤后不会如常发生管径的缩小）的血管变异，可以产生假性肿块[17, 18]。动脉血管的血流速度随血管的尺寸和形态而变化。皮下组织内血流速度通常为 15cm/s 或更低[1]。

（九）涎腺

大涎腺是指腮腺和颌下腺，但在唇黏膜下也有数个小涎腺。与周围的肌肉对比，腮腺和颌下腺为高回声。小涎腺为低回声（图 1-24）。

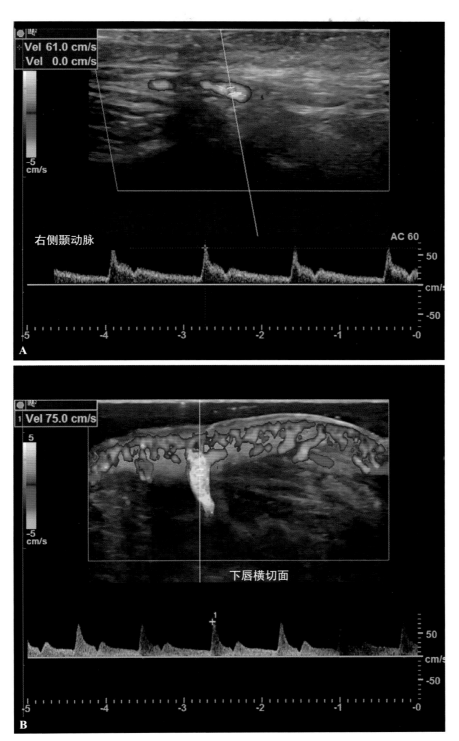

▲ 图 1-22 动脉血流频谱曲线分析，注意收缩期和舒张期的峰值

A. 正常颞动脉（收缩期峰值速度，61cm/s）；B. 一种变异，下唇恒径动脉（横切面），收缩期峰值流速 75cm/s

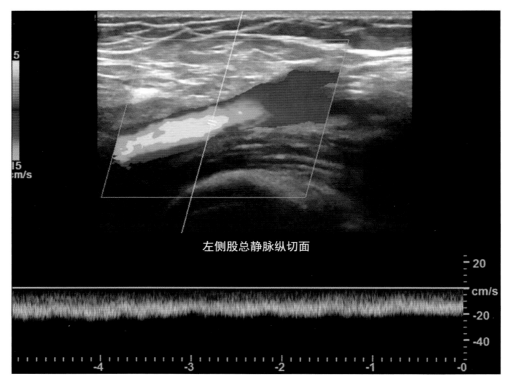

左侧股总静脉纵切面

▲ 图 1-23　静脉血流频谱曲线分析显示左侧股总静脉为单相血流形态

　　腺体的解剖变异在腮腺区较为常见，如位于咬肌浅层顶部的腮腺腺体可向腹侧突出（图 1-25），以及同样位于咬肌顶部的、与腮腺主体分离的副腮腺。

　　位于口腔黏膜下的小涎腺显示为边界清楚的圆形低回声结构。这些腺体可能在一些个体呈正常隆起或者因为发生炎症而形似黏液囊肿和肿瘤[1]。

五、乳腺

　　乳腺的纤维腺体组织显示为强回声和低回声的混合回声结构。乳腺有一个伸向腋窝区域的腋尾叶，一些患者的腋尾叶可能较为突出（图 1-26）。在低回声的乳头后方，是相当于乳腺管道系统排泄部分的无回声管道。乳晕的真皮层含有小的附属腺，称为 Montgomery腺，有时会感染，与皮肤病结节相似。乳腺组织异位（如腋顶部的孤立腺体）、男性的纤维腺样乳腺发育（男性女型乳房）及乳芽结构的存在均可形成"包块"，形似肿瘤。罕见情况下，可能在胚胎期乳线区查见异位乳头或多余乳头[1, 19]。

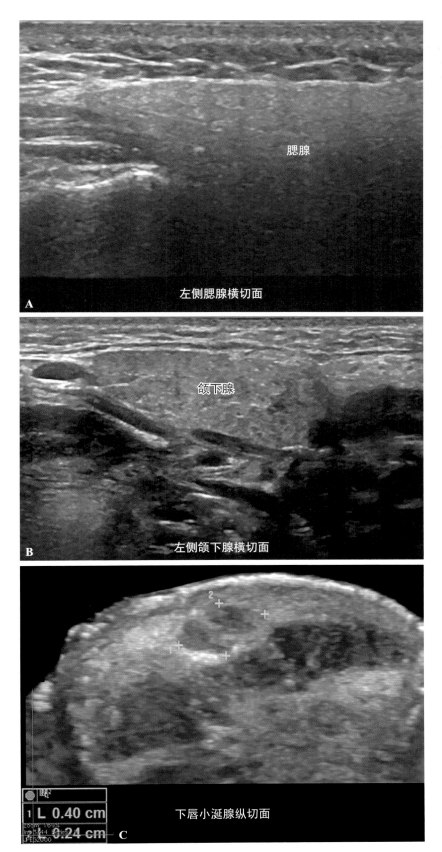

◀ 图 1-24 涎腺的超声形态

A. 左侧腮腺（横切面）；B. 左侧颌下腺（横切面）；C. 下唇的黏膜下小涎腺（测量标记之间；纵切面）。注意这些腺体回声均匀，腮腺和颌下腺多为高回声，小涎腺多为低回声

六、骨／钙质

骨在超声上只能显示其皮质，因为钙质可使声波传送停止。骨皮质显示为强回声线，伴后方声影（图 1-21）。钙质沉积因起源不同而显示为强回声点或强回声带，如钙质沉积症显示为强回声点，而骨性植入物显示为强回声带。这些钙质沉积通常伴有后方声影，声影的宽度与其自身大小相对应[1, 20]。

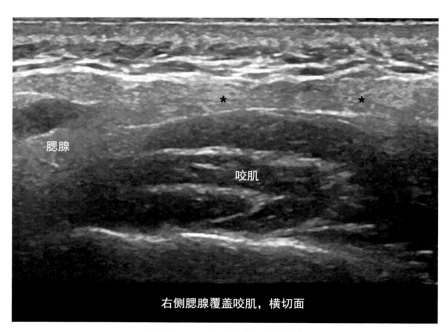

▲ 图 1-25　腮腺的解剖变异
位于咬肌浅面顶部的腮腺向腹侧突起

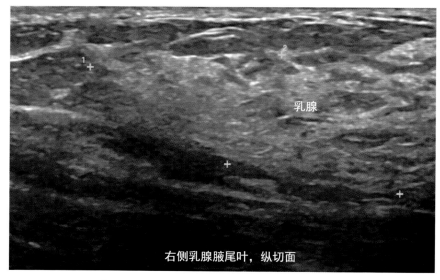

▲ 图 1-26　右乳腋尾叶的正常超声形态（纵切面）

参 考 文 献

[1] Wortsman X, Wortsman J, Carreño L, Morales C, Sazunic I, Jemec GBE. Sonographic anatomy of the skin, appendages and adjacent structures. In: Wortsman X, Jemec GBE, editors. Dermatologic ultrasound with clinical and histologic correlations. New York: Springer; 2013. p. 15–35.

[2] Wortsman X. Common applications of dermatologic sonography. J Ultrasound Med. 2012;31:97–111.

[3] Farinelli N, Berardesca E. The skin integument: variation relative to sex, age, race, and body region. In: Serup J, Jemec GBE, Grove GL, editors. Handbook of noninvasive methods and the skin. 2nd ed. Boca Raton: Taylor & Francis; 2006. p. 27–36.

[4] Sharman AM, Kirmi O, Anslow P. Imaging of the skin, subcutis, and galea aponeurotica. Semin Ultrasound CT MR. 2009;30:452–64.

[5] Wortsman X, Wortsman J. Clinical usefulness of variable frequency ultrasound in localized lesions of the skin. J Am Acad Dermatol. 2010;62:247–56.

[6] Cecchini A, Montella A, Ena P, Meloni GB, Mazzarello V. Ultrasound anatomy of normal nails unit with 18MHz linear transducer. Ital J Anat Embryol. 2009;114:137–44.

[7] Wortsman X. Sonography of the nail. In: Wortsman X, Jemec GBE, editors. Dermatologic ultrasound with clinical and histologic correlations. New York: Springer; 2013. p. 419–76.

[8] Wortsman X, Jemec GBE. Ultrasound imaging of nails. Dermatol Clin. 2006;24:323–8.

[9] Thomas L, Vaudaine M, Wortsman X, Jemec GBE, Drapé JL. Imaging the nail unit. In: Baran R, de Berker D, Holzberg M, Thomas L, editors. Baran and Dawber's diseases of the nails and their management. 4th Chichester: Wiley-Blackwell; 2012. p. 132–153.

[10] Wortsman X. Ultrasound in dermatology: why, how and when? Semin Ultrasound CT MR. 2013;34:177–95.

[11] Wortsman X, Wortsman J, Matsuoka L, Saavedra T, Mardones F, Saavedra D, et al. Sonography in pathologies of scalp and hair. Br J Radiol. 2012;85:647–55.

[12] Van Holsbeeck M, Introcaso J. Sonography of tendons. In: Van Holsbeeck M, Introcaso J, editors. Musculoskeletal ultrasound. 3rd ed. New Delhi: Jaypee Brothers Medical; 2016. p. 26–104.

[13] Van Holsbeeck M, Introcaso J. Sonography of muscle. In: Van Holsbeeck M, Introcaso J, editors. Musculoskeletal ultrasound. 3d ed. New Delhi: Jaypee Brothers Medical; 2016. p. 105–187.

[14] Van Holsbeeck M, Introcaso J. Sonography of bursae. In: Van Holsbeeck M, Introcaso J, editors. Musculoskeletal ultrasound. 3rd New Delhi: Jaypee Brothers Medical; 2016. p. 188–247.

[15] Wortsman X, Jemec GBE. Ultrasound of the ear pinna. J Ultrasound Med. 2008;27:761–70.

[16] Wortsman X, Azocar P. Wrist ultrasound. In: Dogra V, Gaitini D, editors. Musculoskeletal ultrasound with CT and MRI correlation. New York: Thieme; 2010. p. 46–70.

[17] Wortsman X, Calderón P, Arellano J, Orellana Y. Highresolution color Doppler ultrasound of a caliber-persistent artery of the lip, a simulator variant of dermatologic disease: case report and sonographic findings. Int J Dermatol. 2009;48:830–3.

[18] Arellano J, Antoniazzi C, Wortsman X. Early diagnosis of a caliber persistent labial artery in a child: usefulness of ultrasonography. Australas J Dermatol. 2012;53:e18–9.

[19] Da Costa D, Taddese A, Cure ML, Gerson D, Poppiti R Jr, Esserman LE. Common and unusual diseases of the nipple-areolar complex. Radiographics. 2007;27(Suppl 1):S65–77.

[20] Wortsman X, Claveria P, Valenzuela F, Molina MT, Wortsman J. Sonography of acne vulgaris. J Ultrasound Med. 2014;33:93–102.

第 2 章　皮肤超声检查的技术要领

Technical Considerations of the Dermatologic Ultrasound Examination

Ximena Wortsman　**著**

黄秋韵　**译**　戴九龙　**校**

一、技术要领

（一）基本要求

- 一个多通道彩色多普勒超声仪，具有可变高频探头，上量程 ≥ 15MHz。
- 一位受过培训的操作员，熟悉超声成像和皮肤疾病[1-8]。

（二）镇静

对于 4 岁以下的儿童，建议使用水合氯醛镇静，剂量为 50mg /kg，如首次镇静无效，30min 后可重复剂量。之所以需要镇静，是因为儿童的哭泣或其他任何活动均会在屏幕上产生噪声伪像，并影响对血管分布模式和峰值收缩速度的检测[1-5]。尽管在某些情况下无须镇静即可完成诊断，但是病变的检视可能变得困难，因为血管相关数据可能不可靠或难以解释。以作者的经验来看，这个剂量的水合氯醛对儿童来说是安全的，并且能够保证在 20～40min 的时间里有一个安静的检查环境。镇静对面部病变的检查尤为重要，如鼻、眼周或口周等儿童容易活动的部位，这些部位的解剖信息对正确选择治疗方法也至关重要。

也可使用褪黑激素，但要根据年龄计算剂量。它产生的睡眠更浅，所以不推荐用于面部病变的检查[8]。

给药前，应与家长或监护人签署知情同意书。改良 Aldrete 评分，包括意识、活动、呼吸、循环（血压）和氧饱和度，可用于对患儿进行监测[9]。为此需要脉搏血氧计。镇静期监护患儿，待患儿完全清醒（改良 Aldrete 评分 ≥ 9）后方可放行离开医院[1-9]。

（三）镇静的替代品

新生儿可用哺乳替代药物镇静，大一点的儿童可以把检查时间安排在其通常的午睡时段，以自然睡眠来替代药物镇静。在某些情况下，前一天晚上睡眠不足或在平常午睡前检查均可诱导睡眠而让检查快速进行。这些都需要与父母或监护人进行良好的沟通和协调。

一些非常安静的孩子可能无须镇静，这应根据病灶的位置逐例评估。如果不影响病变的检查，这些安静的孩子可以在检查期间抱着装有牛奶或果汁的瓶子。

对于年龄稍大的孩子来说，在智能手机或平板电脑上播放卡通或电影片段等多媒体可以分散其注意力，帮助他们在检查中保持安静。

二、皮肤超声检查的优势和局限性

（一）优势

- 使用同一个高频探头可在分辨率和穿透力（深度为 0.1～60mm）之间取得良好平衡。
- 分辨率：以频率达 15～18MHz 的探头为例，轴向分辨率可达 100～90μm/px ［译者注：图像上 1 像素（px）代表 100～90μm ］。
- 实时检查。
- 能分辨皮肤及其深部组织。
- 可显示病变及其周围组织的形态结构。
- 可对血流进行定性和定量分析。
- 没有辐射，不受空间大小的限制。
- 超声对比剂无不良反应。

（二）当前的局限性

- 难以清晰显示小于 0.1mm 的病灶。
- 难以显示仅累及表皮层的病变。
- 不能用于检测色素性病变。

三、皮肤超声检查的建议方案和指南

（一）对超声诊断仪设置的建议

- 焦点水平设置在皮下 3cm 以内（屏幕的上半部分）。
- 使用低脉冲重复频率（pulse repetition frequency，PRF）和壁滤波器。
- 设置彩色增益低于噪声阈值。
- 如有必要，使用能量多普勒或超声血管造影，以改善对低速血流的检测。
- 观察大病灶时，使用全景成像。
- 三维（3D）重建是可选方案，可以提高未参与超声检查的临床医生对图像的理解 [1-8]。

提示：在设备应用工程师的支持下，可在机器上预设皮肤超声检查的参数条件，既可节约时间，又可提高血流检测的清晰度和灵敏度。

（二）建议方案

- 第一阶段：与患者对话，回顾病史，打开病房的灯或在光照良好的房间内目测和触诊受损区及其周围。
- 第二阶段：关灯或调暗房间光线，以皮肤病变仍然可视为度。将病灶置于靠近操作者和探头的位置，在病灶及其周围涂抹大量超声耦合剂。
- 第三阶段：调节设备至预设的皮肤超声检查参数。
- 第四阶段：实施超声检查，包括三个步骤（图 2-1 和图 2-2）[1-8, 10]。
  - 步骤 1：至少在 2 个轴向上对病变及其周围组织进行灰阶超声扫查（图 2-3）。与对侧比较可能有助于诊断。对炎症性疾病，建议检测正常和异常皮肤之间的过渡区。
  - 步骤 2：利用彩色多普勒对病变及其周围组织的血流模式进行定性分析（图 2-4）。强烈建议检测血管的直径（mm），并在每个轴向上（纵向和横向）选定至少 3 条有代表性的血管。请注意在皮肤超声检查中必须使用彩色多普勒。
  - 步骤 3：利用频谱多普勒对病变及其周围组织的血管进行定量分析，了解血管类型（动脉或静脉）及血流速度（cm/s）。建议对每个轴向上（纵向和横向）至少 3 条频谱曲线进行分析。对于血管源性病变，根据血管的大小和数量，每个轴向（纵向和横向）可能需要 6 条曲线。分析供血血管的来源和路径可以为血管源性病变的诊断提供依据。

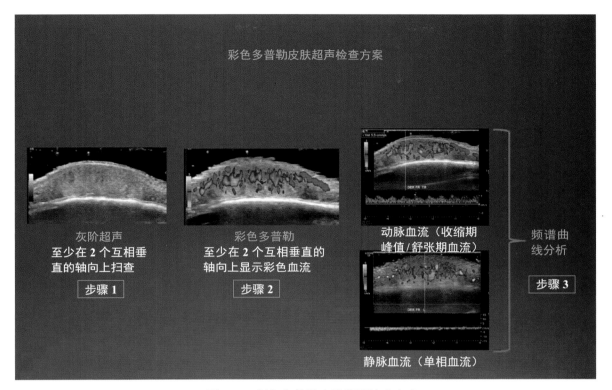

▲ 图 2-1 彩色多普勒皮肤超声检查方案

请注意，彩色多普勒是皮肤超声检查必需的

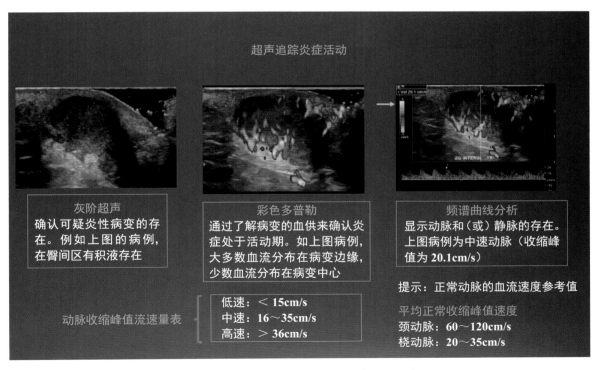

▲ 图 2-2 超声追踪炎症性皮肤病的活动度

上图提供了大、中型动脉正常动脉收缩峰值速度的近似平均值和收缩峰值速度的分级供参考

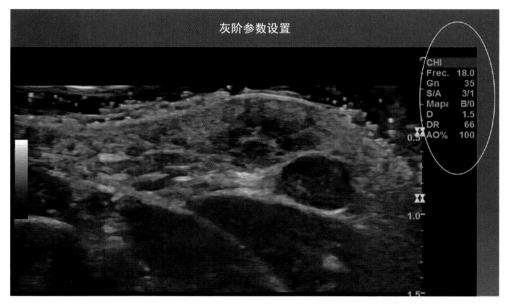

▲ 图 2-3　一个用于皮肤超声检查的灰阶参数设置示例

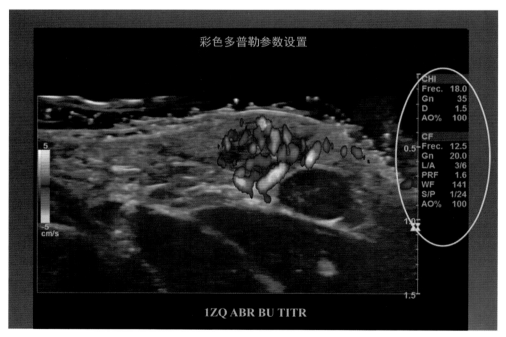

▲ 图 2-4　一个用于皮肤超声检查的彩色多普勒参数设置示例

（三）操作指南

- 皮肤超声检查：扫查时应包括移行区（即正常和异常组织之间的边界），并比较病变与正常区和（或）对侧区的超声表现。

- 甲超声检查：扫查范围应包括甲和甲周区域（内侧和外侧、桡侧和尺侧、近端和远端）。

- 头皮超声检查：为了更好地确定毛囊的位置，应移开发束，使探头的轴线与毛囊的主轴对齐。

四、皮肤超声检查报告

通常建议提交正式的超声报告。超声报告上除了患者身份信息、检查日期、检查医生、检查技术和主要病史之外，建议还要提供以下数据[8]。

- 病变的起源（皮肤起源或非皮肤起源、内生性病变或外生性病变）。
- 解剖定位（累及的层次）。
- 病变性质：囊性、实性、囊实混合性。
- 支持诊断的相关超声伪像。
- 所有轴向上的病变直径。
- 血流情况：是否存在血流、血流类型（动脉或静脉）、血流直径、动脉血流的收缩期峰值速度。
- 病变周围相关的解剖结构。
- 分期：对血管瘤，建议进行分期（增生期、部分或完全消退期）。
- 活动性：对炎症性皮肤疾病，需要对病变的活动状态进行描述（活跃或不活跃）。对一些炎症性皮肤疾病可以报告超声评分（sonographic scoring，SOS），如痤疮（SOS-acne）和化脓性汗腺炎（hidradenitis suppurativa，SOS-HS）。
- 评估良、恶性：对有良、恶性倾向性的超声征象予以描述。
- 建议在报告结尾处出具正式的超声印象及对诊断的推定。如果超声表现不典型，还可以列举一些潜在的鉴别诊断（理想情况下鉴别诊断不超过 3 个）。

注意：图 2-5 至图 2-7 说明了如果检查是由未经培训的操作人员进行的，或使用了不推荐的机器，或使用了错误的频率，在报告皮肤病变时可能出现技术问题。因此，强烈建议遵循已发表的指南进行皮肤超声检查[8, 10]。

五、皮肤超声检查的技巧

- 在可以方便开关照明的房间里工作。

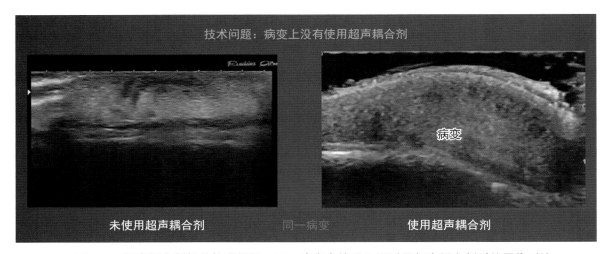

▲ 图 2-5　超声耦合剂相关技术问题：同一病变在使用和不适用超声耦合剂时的图像对比
病变上方的大量凝胶提供了更清晰的图像，包括病变表面

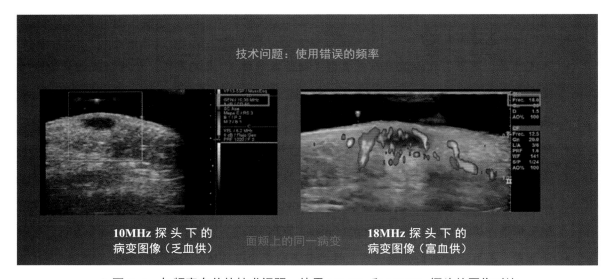

▲ 图 2-6　与频率有关的技术问题：使用 10MHz 和 18MHz 探头的图像对比
建议使用工作上频≥ 15MHz 的变频探头，否则检测浅层血流的灵敏度会受到限制

- 一些超声诊断仪上有耦合剂瓶加热装置。婴儿奶瓶加热器也可用于加热耦合剂瓶。在将凝胶涂在患儿身上前，建议在手上测试凝胶的温度。
- 使用非醇性溶液清洗探头（询问设备制造商的建议）。
- 在处理开放性伤口时，使用无菌耦合剂和无菌探头套（如无菌手套或腔镜套）。
- 对于黏膜区域的病变，也需要使用探头套。
- 操作者可使用小指作支撑使手稳定（图 2-8 和图 2-9）。
- 检查手指或脚趾，可以用温水或生理盐水代替超声耦合剂。

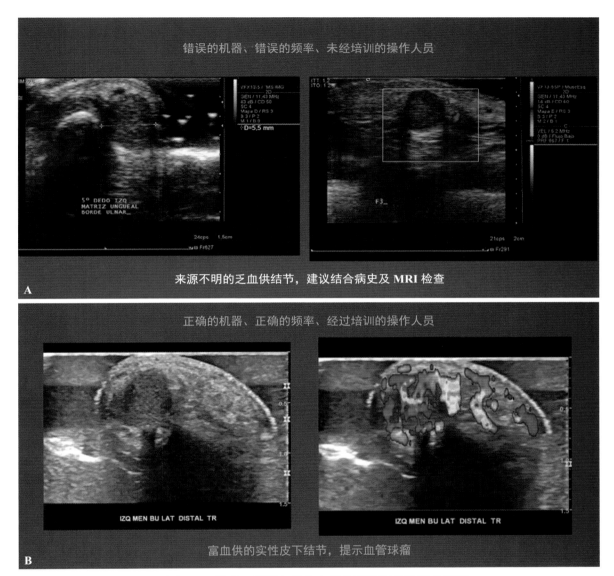

▲ 图 2-7 设备、频率和操作人员的培训相关的技术问题

A. 来自一位未经培训的操作人员的超声报告，由于使用错误的机器和频率，报告提示病变来源不明的乏血供结节，建议结合病史及 MRI 检查；B. 经过培训的操作人员使用正确的机器和频率对同一病变进行检查，报告提示富血供的实性皮下结节，提示血管球瘤

- 在检查耳郭时，用棉花遮盖外耳道，防止超声耦合剂进入，减少患者不适（图 2-10）。
- 检查儿童时请父母或其他人协助保持孩子的姿势（图 2-11）。
- 检查拇指指甲时可以使用垫或毛巾，以便稳定手指的位置及与对侧进行比较（图 2-12）。
- 观察头皮时需要去除病变区的毛发（图 2-13）。

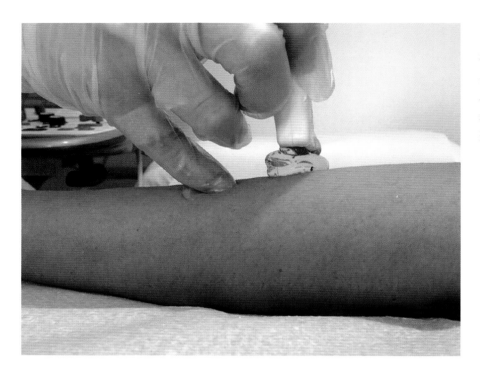

◀ 图 2-8　皮肤超声检查时推荐的手势
注意小指支撑并稳定操作者的手的位置，注意检查时所用的超声耦合剂剂量

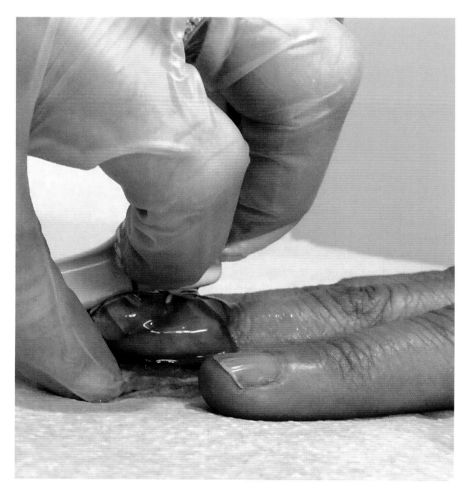

◀ 图 2-9　指甲超声检查的推荐手势
小指帮助稳定操作者的手的位置，注意检查时使用的超声耦合剂剂量

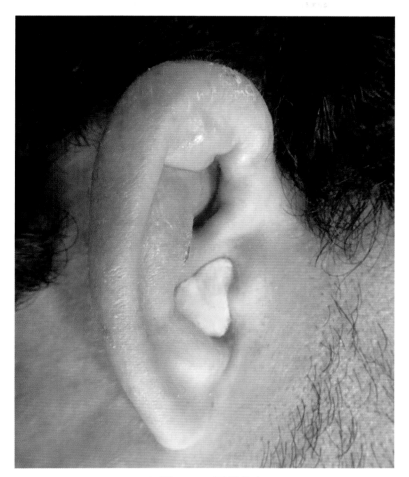

▲ 图 2-10　耳郭检查
用棉花遮盖外耳道，避免超声耦合剂进入

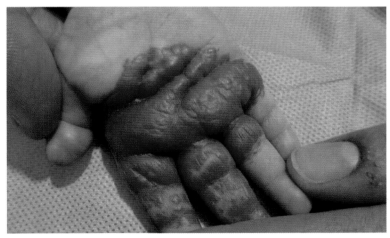

▲ 图 2-11　新生儿或婴幼儿手掌检查
请家长或团队中的其他人帮助保持手指的伸展

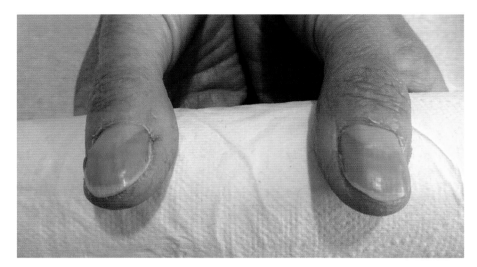

▲ 图 2-12 用垫子或毛巾支撑，稳定拇指指甲的位置

与对侧比较，有助于发现异常

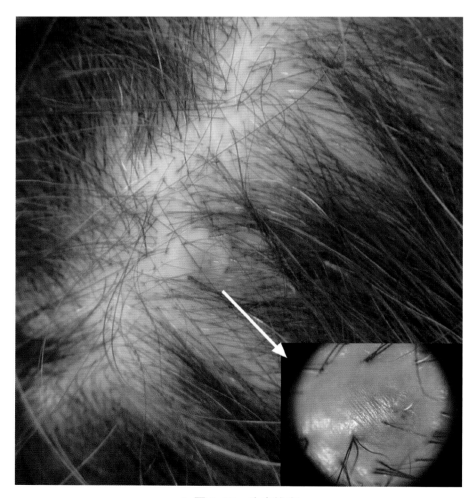

▲ 图 2-13 头皮检查

去除病变区的毛发，有利于放置探头并促进声波的穿透

参 考 文 献

[1] Wortsman X, Wortsman J. Clinical usefulness of variable frequency ultrasound in localized lesions of the skin. J Am Acad Dermatol. 2010;62:247–56.

[2] Wortsman X. Common applications of dermatologic sonography. J Ultrasound Med. 2012;31:97–111.

[3] Wortsman X. Ultrasound in dermatology: why, how and when? Semin Ultrasound CT MR. 2013;34:177–95.

[4] Wortsman X, Wortsman J, Matsuoka L, Saavedra T, Mardones F, Saavedra D, et al. Sonography in pathologies of scalp and hair. Br J Radiol. 2012;85:647–55.

[5] Wortsman X. Sonography of the nail. In: Wortsman X, Jemec GBE, editors. Dermatologic ultrasound with clinical and histologic correlations. New York: Springer; 2013. p. 419–76.

[6] Wortsman X, Wortsman J. Sonography of the scalp and hair. In: Wortsman X, Jemec GBE, editors. Dermatologic ultrasound with clinical and histologic correlations. New York: Springer; 2013. p. 477–503.

[7] Wortsman X, Azocar P, Bouffard JA. Conditions that can mimic dermatologic diseases. In: Wortsman X, Jemec GBE, editors. Dermatologic ultrasound with clinical and histologic correlations. New York: Springer; 2013. p. 505–69.

[8] Wortsman X. How to start on skin, nail and hair ultrasound: guidance and protocols. In: Wortsman X, Jemec GBE, editors. Dermatologic ultrasound with clinical and histologic correlations. New York: Springer; 2013. p. 597–607.

[9] Aldrete JA. Modifications to the post anesthesia score for use in ambulatory surgery. J Perianesth Nurs. 1998;13:148–55.

[10] Wortsman X, Alfageme F, Roustan G, Arias-Santiago S, Martorell A, Catalano O, et al. Guidelines for performing dermatologic ultrasound examinations by the DERMUS group. J Ultrasound Med. 2016;35:577–80.

第3章 常见非血管性良性皮肤病变的超声检查 *

Ultrasound of Common Non-vascular Benign Cutaneous Lesions

Ximena Wortsman 著

胡子星 译　戴九龙 校

一、囊性病变

（一）表皮囊肿

【定义】

表皮囊肿（epidermal cyst）是由包含颗粒层和角质层在内的表皮成分构成的位于真皮层和（或）皮下组织的囊性结构。囊肿内含有胆固醇结晶。偶尔可与表皮层形成通道。囊肿可继发感染，继而发生部分或完全破裂，此时囊肿内的角质成分可向周围组织扩散，产生炎症，后期还可形成瘢痕和纤维化[1, 2]。

【同义词】

又称表皮包涵囊肿或表皮样囊肿、角质囊肿、漏斗部囊肿，但皮脂腺囊肿是一个错误命名，因为表皮囊肿内并没有皮脂腺成分[1, 2]。

【关键超声征象】

- 表皮囊肿的超声表现因囊肿的类型和分期的不同而不同（图 3-1 至图 3-4）[1-5]。
  - 未破裂：是位于真皮层和（或）皮下组织的无回声或低回声结节，与表皮相通或不相通。呈圆形或椭圆形，边界清楚，后方回声增强。部分囊肿由于含胆固醇结晶而在超声上呈"假睾丸征"，或者由于角质层的存在而呈"洋葱皮征"（图 3-5 和图 3-6）。胆固醇结晶呈极低回声或无回声。偶尔可出现点状、带状强回声，提示钙化可能。合并炎症时，在彩色多普勒或能量多普勒上可见囊肿周围血流信号增多。
  - 部分破裂：表现为真皮层和（或）皮下组织内边界不清的低回声结节，伴后方回声增

---

*. 本章配有视频，可自行登录 https://link.springer.com/chapter/10.1007/978-3-319-89614-4_3 在线观看。

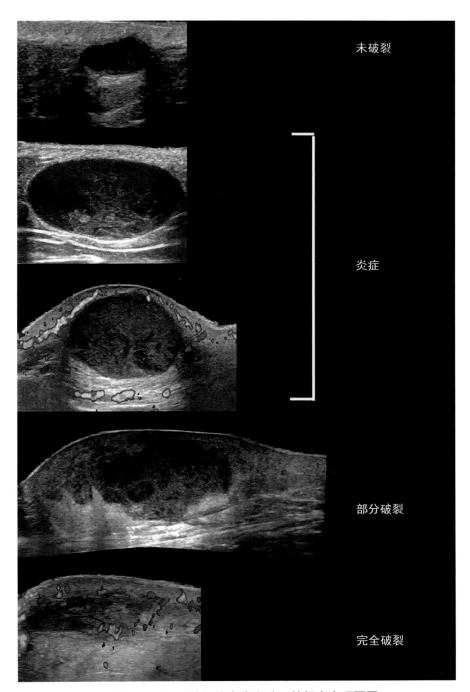

未破裂

炎症

部分破裂

完全破裂

▲ 图 3-1　不同阶段的表皮囊肿，其超声表现不同

强。囊肿周围的低回声区是由角质扩散到周围组织所致。在彩色多普勒或能量多普勒上，囊肿周围血流信号丰富（图 3-3，视频 3-1）。

- 完全破裂：表现为真皮层和（或）皮下组织内边界不清的低回声结节，有时可见无回声区域。可有囊肿周围组织回声增强和囊肿后方回声增强（图 3-4，视频 3-2）。

• 对于表皮囊肿的诊断，寻找后方声学增强伪影。

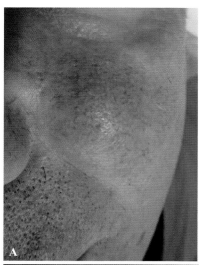

◀ 图 3-2　感染期表皮囊肿

A. 左侧面颊肿块；B 和 C. 左侧面颊肿块超声横切面图像（B 为灰阶图像；C 为彩色多普勒图像）示，真皮层及皮下组织内大小约 1.78cm（长）× 1.67cm（宽）的边界清楚的椭圆形结节，伴后方回声增强，还可观察到囊肿周围血流信号增加及邻近囊肿深面后方的内眦动脉血流信号增强

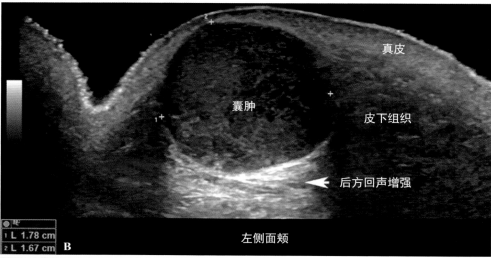

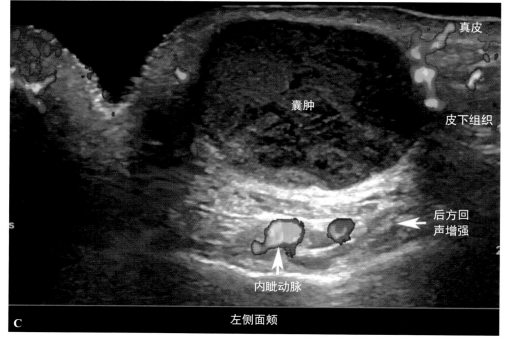

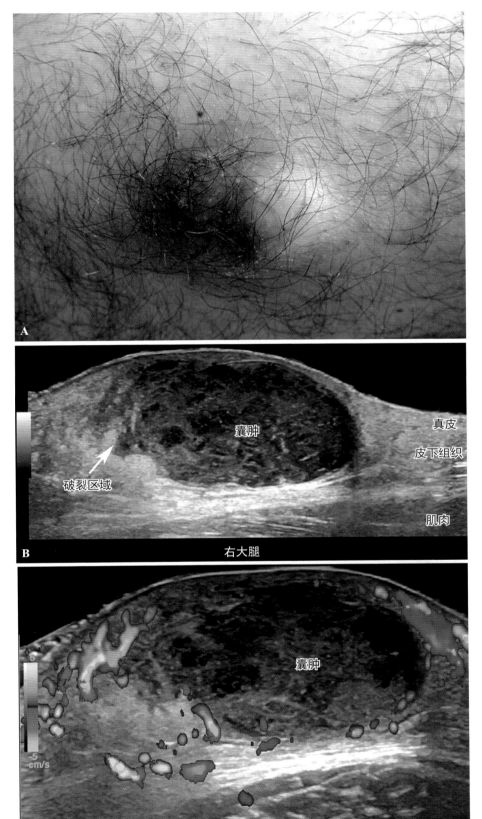

◀ 图 3-3　部分破裂
的表皮囊肿

A. 右大腿包块照片；
B 和 C. 超声显示位
于右大腿真皮层及皮
下的低回声结节，囊
肿的上部和外侧部分
破裂，边界不连续
（B 为彩色滤镜灰阶纵
切图像，C 为彩色多
普勒横切图像）

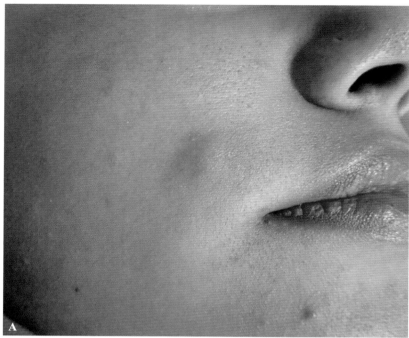

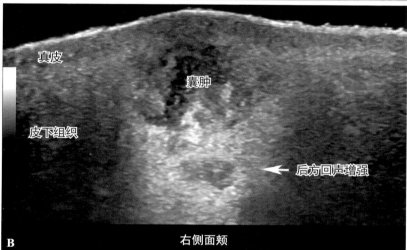

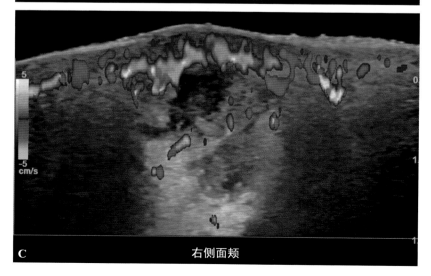

◀ 图 3-4　完全破裂的表皮囊肿

A. 右侧面颊包块照片；B 和 C. 超声显示位于右侧脸颊真皮层及皮下组织的低至无回声结节，边界不清，内呈裂隙样，后方回声增强（B 为灰阶图像、C 为彩色多普勒横切面图像），彩色多普勒（C）示，破裂的囊肿周围血流信号极其丰富。参见视频 3-2

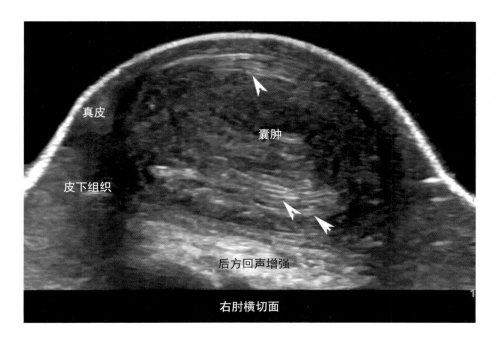

◀ 图 3–5 "洋葱皮征"是表皮囊肿特征性超声表现

注意，图像上线状强回声（箭头）是表皮角蛋白层不断被角化所致

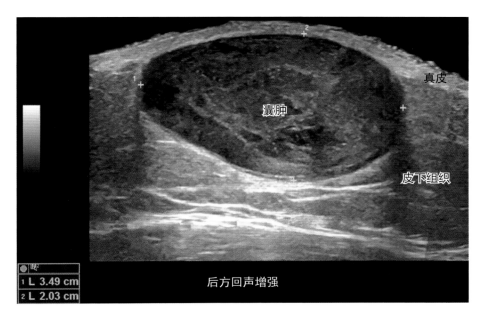

◀ 图 3–6 表皮囊肿的"假睾丸征"

图像上显示前胸壁内边界清晰的椭圆形、低回声结构，与睾丸的超声表现相似，但由于表皮囊肿含有角质成分和胆固醇结晶，与睾丸相比，其回声不均匀

（二）外毛根鞘囊肿

【定义】

外毛根鞘囊肿（trichilemmal cyst）是一种起源于外毛根鞘的囊肿，无颗粒层。多数位于头皮，但也可以存在于身体的其他部位。这些囊肿在临床通常表现为局灶性脱发。囊肿可单发亦可多发，可继发炎症进而破裂，并向周围组织扩散。少数情况下可出现鳞状上皮增生、角化、少量核异型细胞及局限性的侵袭行为，后者称为增生性或恶性外毛根鞘囊肿 [2, 6–8]。

【同义词】

又称毛发囊肿，或峡部退行期囊肿。

【关键超声征象】

- 囊肿多位于头皮区域，是真皮层和（或）皮下组织的圆形或椭圆形结节，边界清楚，内部有回声或碎片状回声，后方回声增强。有时结节内可见钙化沉积产生的点状强回声，或毛干／角质层产生的线状强回声（图 3-7 至图 3-9）。

- 彩色多普勒：炎症存在时，可在囊肿周边探及较丰富血流信号，但囊肿内部通常无血流信号。

- 提示增生性或恶性的征象：非头皮部位、生长迅速、病灶大于 5cm、轮廓不清或呈分叶状、内可见低回声实性结节、病灶内血流信号丰富[2, 7, 8]。

（三）汗腺瘤

【定义】

汗腺瘤（hidradenoma）是汗腺的良性肿瘤，按细胞类型可分为顶泌汗腺来源和外泌汗腺来源，但病变可混有多种细胞类型[9-12]。

【同义词】

又称汗腺腺瘤，或结节性汗腺瘤、末端孔管瘤（外泌汗腺亚型），或透明细胞汗腺瘤（顶泌汗腺亚型）。

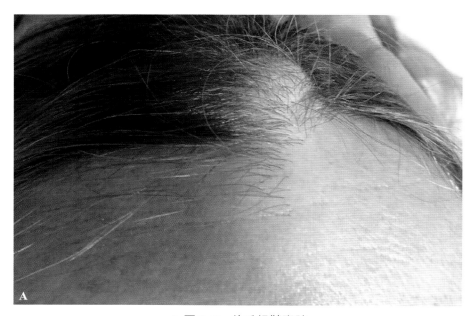

▲ 图 3-7 外毛根鞘囊肿

A. 临床照片

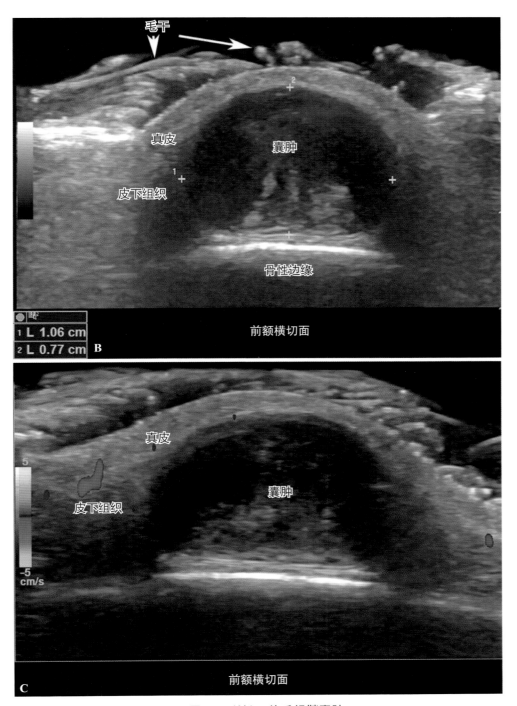

▲ 图 3–7（续）　外毛根鞘囊肿

B. 超声（灰阶横切面）示，于头皮的真皮层及皮下组织内查见大小约 10.6mm（长）× 7.7mm（宽）的圆形无回声结节，边界清楚，内有回声，后方回声增强，注意皮肤表面毛发生长的位置（箭头）；C. 彩色多普勒示，病变内未见明显血流信号

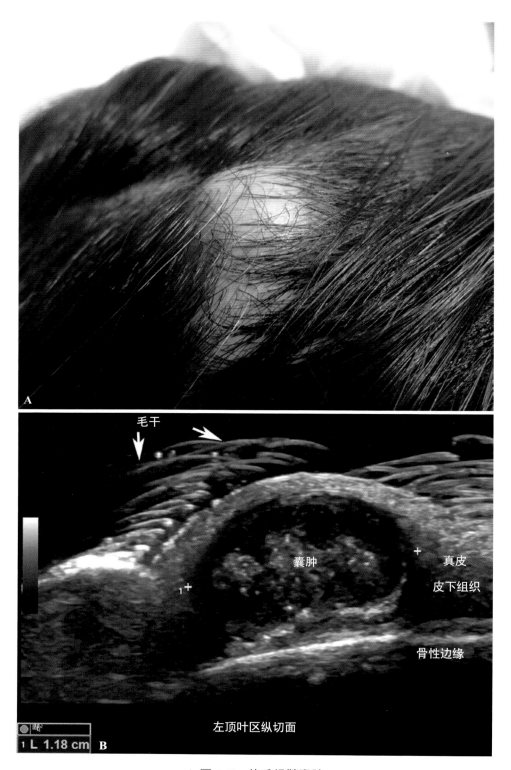

▲ 图 3-8 外毛根鞘囊肿

A. 临床照片；B. 超声（左顶叶区域，灰阶纵切面）示，直径约 11.8mm 椭圆形无回声结节，
边界清楚，内有碎片形成的明显回声，后方回声增强

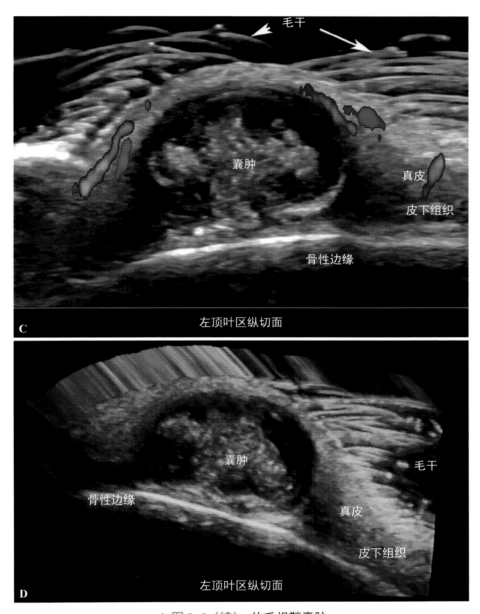

▲ 图 3-8（续）　外毛根鞘囊肿

C. 彩色多普勒示，炎症导致囊肿周围血流信号增多；D. 病变的三维重建图像

【关键超声征象】

- 顶泌汗腺：位于真皮层及皮下组织内的囊实混合回声结节，边界清楚，呈椭圆形，后方回声增强。部分囊肿内可见分隔、液 – 液平面及"飘雪征"（图 3-10 和图 3-11，视频 3-3 和视频 3-4）。彩色多普勒上，病变的实性部分可见低速血流信号[9]。

- 外泌汗腺：位于真皮层和（或）皮下组织内的结节，边界清楚，呈椭圆形或浅分叶状，其内可见不同比例的低回声实性成分及无回声液性成分，实性部分可显示多寡不一的血流信号[10-12]。病变后方可存在回声增强，这取决于液性成分的量。

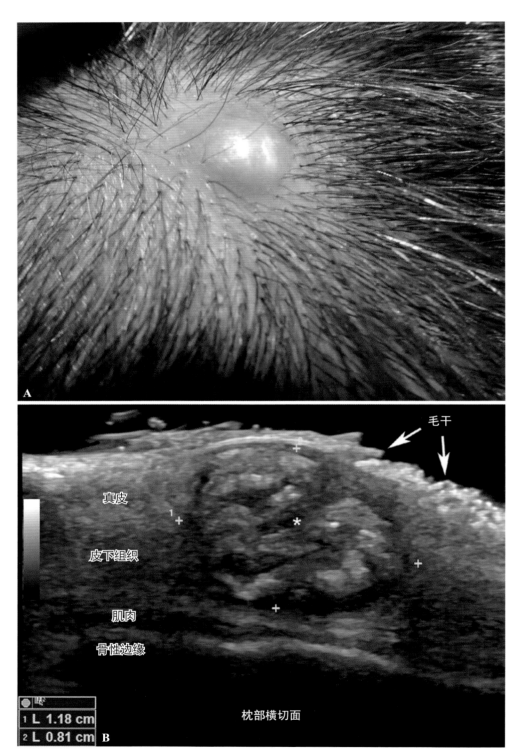

▲ 图 3-9 外毛根鞘囊肿

A. 临床照片；B. 超声（枕叶区，灰阶横切面）示，位于真皮层及皮下组织的椭圆形结节，边界清楚，内可见线状强回声层堆积，多系角化所致，注意病变后方存在回声增强伪像，提示病变为充满液体成分的囊性结构

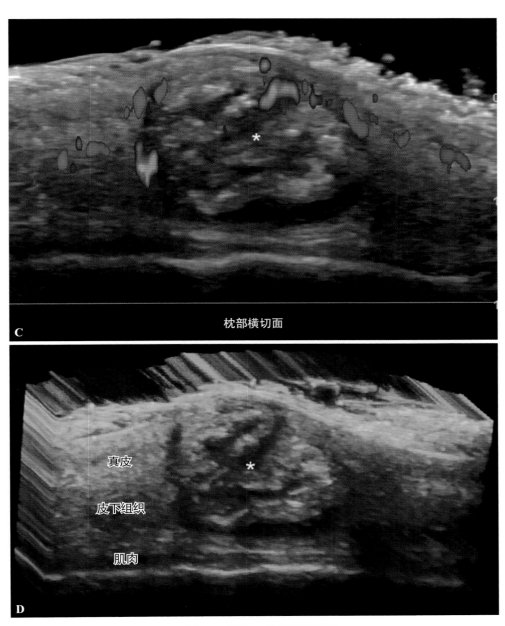

▲ 图 3-9（续）　外毛根鞘囊肿
C. 彩色多普勒示，病变周围血流信号丰富；D. 病变的三维重建图像

（四）汗腺汗囊瘤

【定义】

汗腺汗囊瘤（hidrocystoma）是由于顶泌汗腺或外泌汗腺（Moll 腺）分泌部的增生或阻塞而产生的囊肿，通常位于面部，主要见于眼睑或眼角附近。最常见的临床表现为单个或多个半透明结节 [2, 13]。

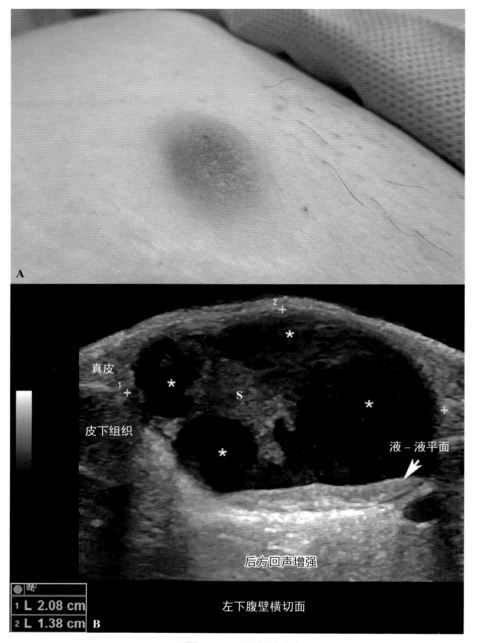

▲ 图 3-10 顶泌汗腺瘤

A. 左下腹壁的照片；B. 超声（灰阶横切面）示，位于真皮层及皮下组织的一边界清楚的椭圆形结节，其内含有低回声实性成分和无回声囊性成分（★），图中还可见分隔及液-液平面

【同义词】

又称 Moll 腺囊肿、囊腺瘤或汗腺囊肿。

【关键超声征象】

- 常见于眼睑、内眦、外眦、前额或面颊上部。是位于真皮层的无回声结节，边界清楚，呈圆形或椭圆形，通常向浅面生长，高于表皮隆起，可压迫眼轮匝肌。囊肿内偶有回声。

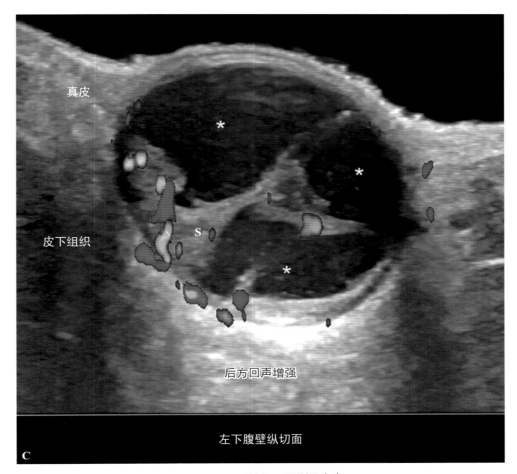

真皮

皮下组织

S

后方回声增强

左下腹壁纵切面

C

▲ 图 3–10（续）　顶泌汗腺瘤

C. 彩色多普勒示，结节内低回声实性部分可见血流信号。参见视频 3-3

- 彩色多普勒：囊肿内未见明显血流信号（图 3–12）[2]。

（五）睑板腺囊肿

【定义】

睑板腺囊肿（chalazion）是因眼睑后部睑板腺阻塞导致的脂肪肉芽肿性炎症反应而形成的假性囊肿，可形成皮肤病变或继发性的皮肤改变 [2, 14, 15]。

【关键超声征象】

- 位于眼睑的无回声或低回声结节，边界清楚，呈圆形或椭圆形。

- 可压迫邻近的眼轮匝肌。

- 随着炎症的发展，真皮层可增厚、回声减低。

- 彩色多普勒：病变内及其周边可见较丰富的血流信号，以病变周边更明显（图 3–13，视频 3–5）[2]。

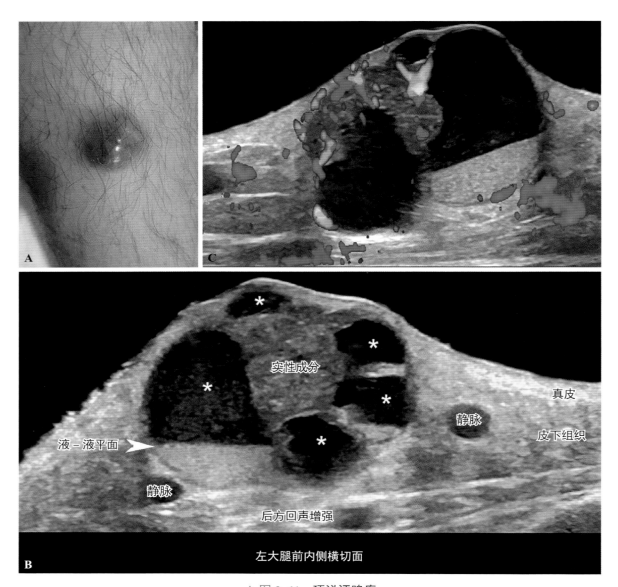

▲ 图 3-11 顶泌汗腺瘤

A. 左腿前内侧照片；B. 超声（灰阶横切面）示，位于真皮层及皮下组织内的一边界清楚的椭圆形结节，以低回声实性成分为主，内可见多个无回声腔隙（★），无回声腔隙内可见液 - 液平面；C. 彩色多普勒示，低回声实性部分可见较丰富的血流信号。参见视频 3-4

- 偶尔可在真皮层内探查到脂肪肉芽肿排出时形成的低、无混合回声。

（六）皮样囊肿

【定义】

皮样囊肿（dermoid cyst）是沿胚合线分布的残留性囊肿，含有毛发、皮脂腺等皮肤成分。最常见的好发部位是眉尾部或上睑部，其次是面部、颈部和头皮 [2, 16, 17]。

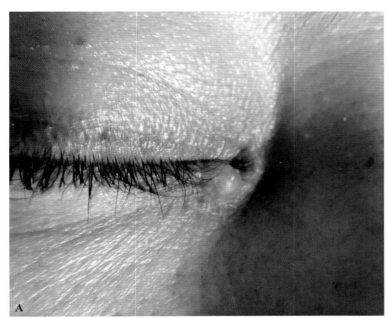

◀ 图 3-12　汗腺汗囊瘤

A. 临床照片；B. 超声（内眦部，灰阶纵切面）示，真皮层内见宽约 3.4mm 的边界清楚的卵圆形无回声结节，凸向表皮生长；C. 彩色多普勒示，囊肿周围可见丰富的血流信号

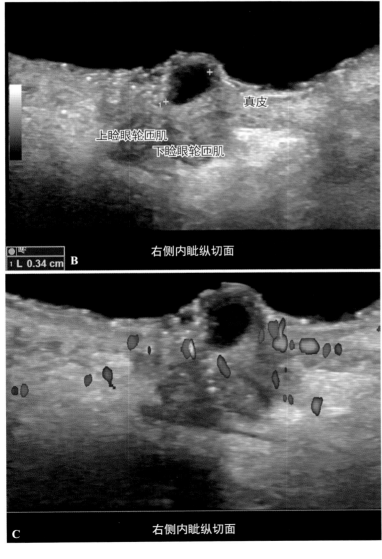

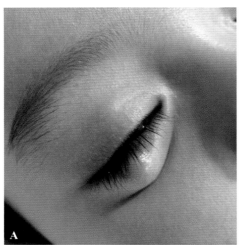

◀ 图 3-13　睑板腺囊肿

A. 右眼下睑肿物的临床照片；B. 超声（灰阶横切面）示，眼睑内一圆形的低回声结节，压迫其邻近的眼轮匝肌（om），该处真皮层回声减低，并向上隆起；C. 彩色多普勒示，病变内及周围可见丰富血流信号，其周边血流信号更明显。参见视频 3-5

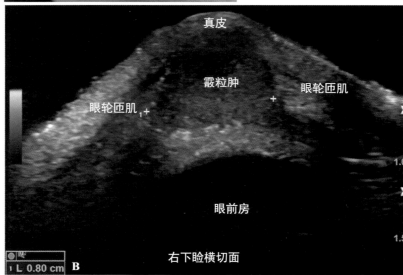

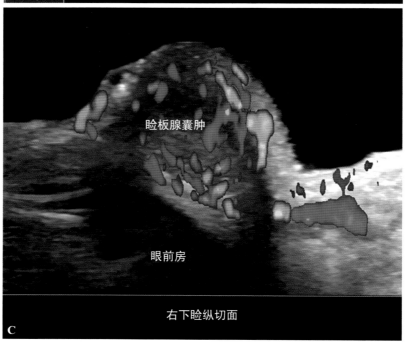

【关键超声征象】

- 位于皮下筋膜层的无回声或低回声结节，边界清楚，呈圆形或椭圆形，通常向真皮层或皮下组织隆起（图 3-14 和图 3-15，视频 3-6）。
- 病变的缓慢生长偶可导致相邻颅骨边缘的形态呈扇贝状改变。
- 囊肿内可见毛发样强回声，呈碎片状或线状。
- 囊肿内存在液性成分可导致后方回声增强。
- 彩色多普勒：囊肿内通常无血流信号 [2]。

（七）藏毛囊肿

【定义】

藏毛囊肿（pilonidal cyst）是发生在骶尾部的假性囊肿或腔隙，内含毛发巢或角蛋白碎片巢。藏毛囊肿常继发炎症，被认为是称作化脓性毛囊炎的一种毛囊炎性病变的局部病变形式。藏毛囊肿内毛发的频繁出现，似乎与真皮和（或）皮下组织区域毛干的异常发生有关，而非与毛干经毛囊口突出有关。这些毛发和角蛋白的异位存在具有高度刺激性，并且可能与创伤性摩擦和局部环境高湿度水平有关，也可能受到自身免疫性炎症和遗传机制的驱动 [2, 18-20]。

【关键超声征象】

- 多位于臀沟处，是真皮层和（或）皮下组织内的无回声或低回声结节，呈囊状或带状，其内可见毛发与其根部相连（图 3-16 和图 3-17）。
- 其内多可见毛发样线状强回声。彩色多普勒：若藏毛囊肿发生炎症，病灶周边甚至有时在病灶内部可见血流信号增多，但增多的程度随炎症水平而变化。

二、实性病变

（一）脂肪瘤

【定义】

脂肪瘤（lipoma）中含成熟脂肪细胞，通常还混有其他细胞外间质组织，如毛细血管（血管脂肪瘤）或纤维成分（纤维脂肪瘤）。脂肪瘤及其变异型是最常见的软组织肿瘤 [21]。可为单发或多发结节，触诊可及。有些结节（尤其是血管脂肪瘤）有压痛。偶尔，脂肪瘤（尤其是血管脂肪瘤）可压迫邻近组织，导致疼痛等症状。在某些病例中，脂肪瘤可能发生在危险部位，如靠近大血管或神经 [2, 21, 22]。

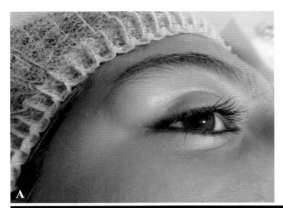

◀ 图 3-14　皮样囊肿

A. 临床照片；B. 超声（右侧眉尾区，灰阶横切面）示，右眼上轮匝肌外侧查见大小约 13.9mm（长）×9.7mm（宽）的无回声结节，边界清楚，呈卵圆形，向皮肤表面隆起，注意其内可见毛发样回声，呈线状强回声（白箭头）；C. 彩色多普勒示，囊肿内未见明显血流信号，其周边血流信号增多。m. 眼轮匝肌；b. 眉骨边缘

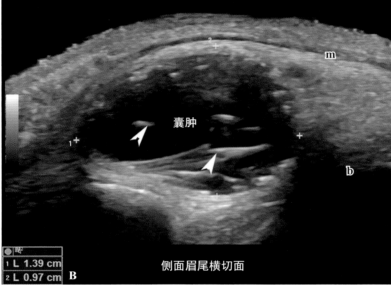

侧面眉尾横切面

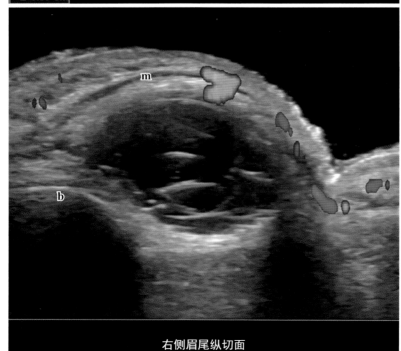

右侧眉尾纵切面

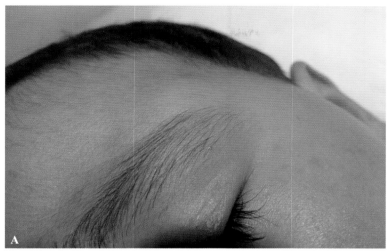

◀ 图 3-15　皮样囊肿（含囊性成分少）

A. 临床照片；B. 彩色多普勒图；C. 三维重建图（左眉部，纵切面）。图示皮下筋膜层查见低回声结节，边界清楚，呈卵圆形，向表皮隆起，注意囊内液性成分导致结节后方回声增强

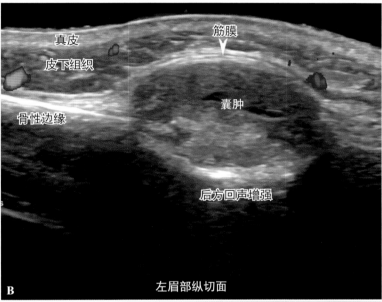

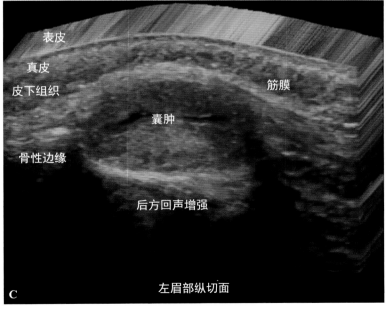

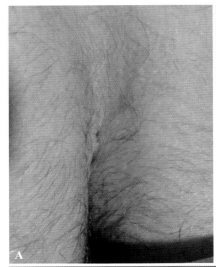
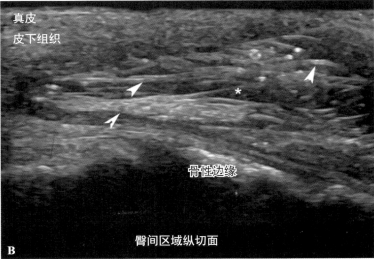
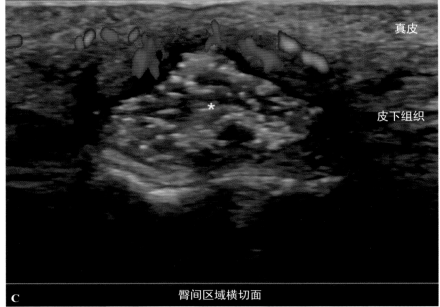

▲ 图 3-16　藏毛囊肿
A. 臀间区域的临床照片，注意红斑及两个扩张的毛囊口；B. 超声（灰阶纵切面）示，真皮层及皮下组织内查见低回声结节，内充满毛发样强回声线状结构（箭头）；C. 彩色多普勒（横切面）示，病变周围血流信号增加

【关键超声征象】

- 皮下组织内境界清楚的椭圆形结节，其长轴与皮肤平行。

- 血管脂肪瘤常表现为圆形或椭圆形高回声结节。纤维脂肪瘤则主要表现为低回声结节伴内部线状强回声。偶尔，脂肪瘤可与周围组织呈等回声（图 3-18）[2, 22-24]。

- 额部皮下脂肪瘤可能位于高回声的浅筋膜层与低回声的额肌之间，或额肌与高回声的深筋膜之间（图 3-19），或深筋膜与强回声的颅骨边缘之间。额肌通常很薄（有时厚度＜1mm）且可能发生解剖变异，尤其在其中部，可出现缺乏肌纤维的情况 [2, 22]。

- 彩色多普勒：脂肪瘤常无血流信号，偶可在其内部或周边查见少量血流信号 [2]。

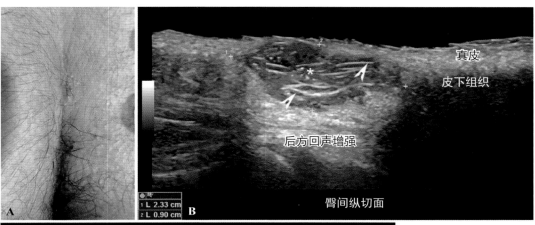

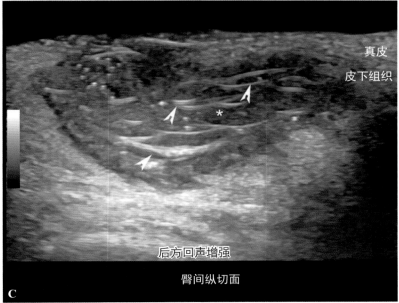

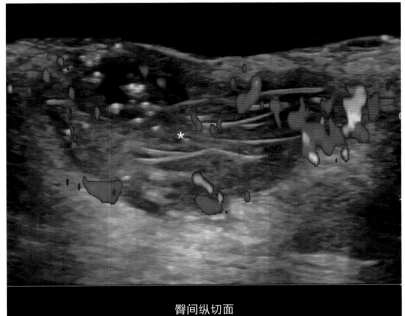

▲ 图 3-17　藏毛囊肿

A. 临床照片；B 至 D. 超声图（B 为灰阶纵切面，C 为彩色滤镜图，D 为彩色多普勒）示，真皮层及皮下组织内查见低回声结节，呈小囊状，内可见多发毛发状强回声结构（箭头）；彩色多普勒上可见病变周边血流信号增多，部分血流位于病灶内

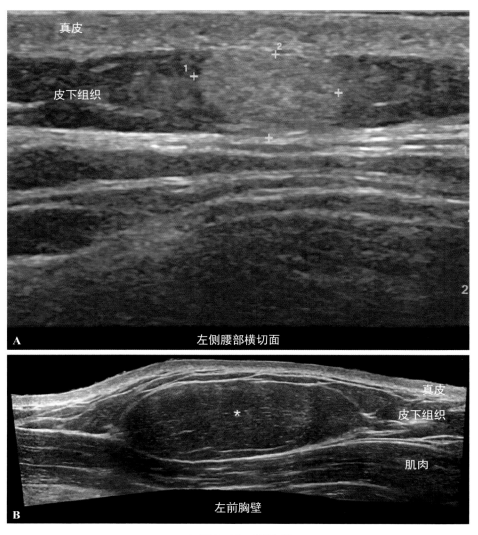

▲ 图 3-18　脂肪瘤

A. 血管脂肪瘤超声示，左侧腰部皮下组织内查见高回声结节(+ 标记范围内)，边界清楚，呈椭圆形；B. 纤维脂肪瘤超声示，皮下组织内查见高回声结节（ ＊ ），边界清楚，呈椭圆形，内可见少许线状强回声，结节对其深部胸肌组织产生轻微挤压

- 脂肪瘤内检测到丰富血流信号或内部回声不均匀时，可能是非典型脂肪瘤，也要警惕恶变可能 [2, 22-24]。

【提示】

在某些位置（如额部），事先知道脂肪瘤位于肌肉筋膜层（帽状腱膜层）的上方还是下方很重要，如需手术，临床医生在目视检查范围内可能无法检测到帽状腱膜下脂肪瘤。

在肿瘤边缘处调整探头角度可能有助于对头皮下脂肪瘤进行定位 [22]。

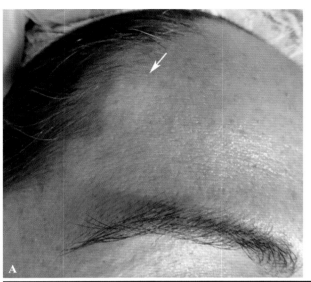

◀ 图 3-19　头皮下脂肪瘤

A. 临床照片；B. 超声（灰阶横切面）示，额肌与深筋膜间查见大小约 1.64cm（长）× 0.31cm（宽）的低回声结节，边界清楚，内见线状强回声；C. 彩色多普勒（纵斜切面）示，脂肪瘤浅面可见颞动脉额支穿行

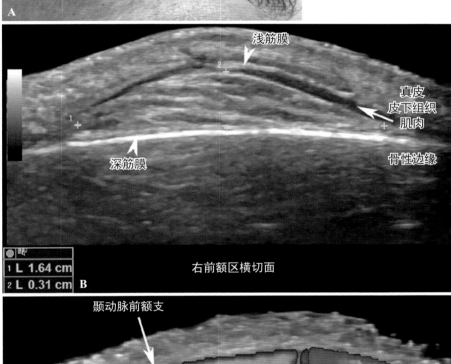

浅筋膜

真皮
皮下组织
肌肉

深筋膜

骨性边缘

右前额区横切面

1 L 1.64 cm
2 L 0.31 cm
B

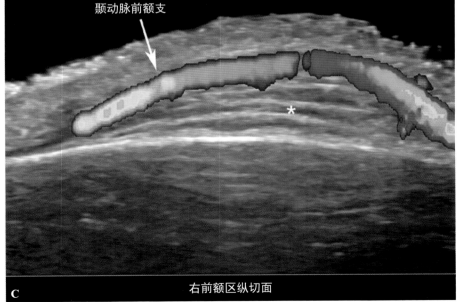

颞动脉前额支

*

右前额区纵切面
C

（二）毛母质瘤

【定义】

毛母质瘤（pilomatrixoma）起源于毛母质，发展为可触及的结节。通常位于头、颈和四肢等部位，多见于儿童或年轻人。结节可为单发或多发，临床外观多样，可表现为红斑或蓝色肿块。肿瘤中的钙沉积量不一，可能产生不同的超声表现[2]。

【同义词】

又称钙化上皮瘤、Malherbe 钙化上皮瘤等。

【关键超声征象】

- 最常见的声像类型是"靶型"。结节位于真皮和（或）皮下组织，呈圆形或椭圆形，边界清晰。结节边缘有低回声晕，中心呈强回声，较大的强回声点可产生后方声影伪像（图 3-20）。这些点状强回声对应着钙质沉积，是诊断毛母质瘤的关键要素[1, 2, 25-28]。

- 第二种类型是完全钙化的毛母质瘤，表现为真皮和（或）皮下组织的强回声结节，边界清楚，伴后方宽大声影（图 3-21）[2, 26-28]。

- 第三种类型为"囊性毛母质瘤"，较少见。结节位于真皮和（或）皮下组织，边界清楚，呈椭圆形，其边缘为低回声囊壁，中心呈无回声，囊壁上可见低回声结节突向囊腔内。低回声结节内可见微小的点状强回声，代表钙化沉积物，囊内无回声液性成分中可见低回声或高回声分隔。液性成分常为毛母质瘤突然出血所造成[2, 29]。

- 其周围皮下组织的回声常有轻微增强。

- 彩色多普勒：毛母质瘤血流信号多少不一。部分可无明显血流信号，部分血流信号仅在结节周边，或周边及内部均可探及低速血流信号。

- 在富血供型毛母质瘤中，血管内液体成分的存在可引起后方回声增强伪像。在此类病例中可类似血管瘤等血管异常的临床表现。

【提示】

超声探查时，寻找结节内的点状强回声。

（三）皮肤纤维瘤

【定义】

皮肤纤维瘤（dermatofibroma）是一类有多种组织学变异的纤维性肿瘤。最常见的亚型为细胞型或结节型，占 75%～80%[30]；其次为动脉瘤型、血铁质沉积型和萎缩型皮肤纤维瘤[30, 31]。皮肤纤维瘤通常位于四肢和躯干，女性更常见[30, 31]。

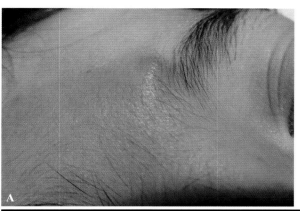

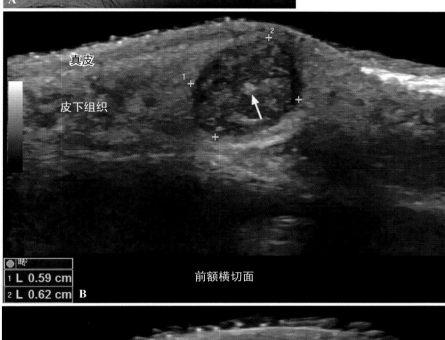

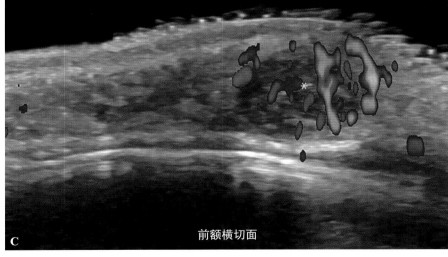

▲ 图 3-20　毛母质瘤

A. 临床照片；B 和 C. 超声（额部横切面，B 为灰阶图，C 为彩色多普勒）示，真皮层及皮下组织内查见大小约 5.9mm（长）×6.2mm（宽）的"靶型"结节（＋标记范围内），边界清楚，周边见低回声晕，中心呈强回声；注意灰阶图（B）中点状强回声，为钙化沉积所致（箭）；彩色多普勒（C）示，由于结节内可见较多的血管，结节后方产生回声增强伪像；此外，结节周围皮下组织的回声也有轻微增强

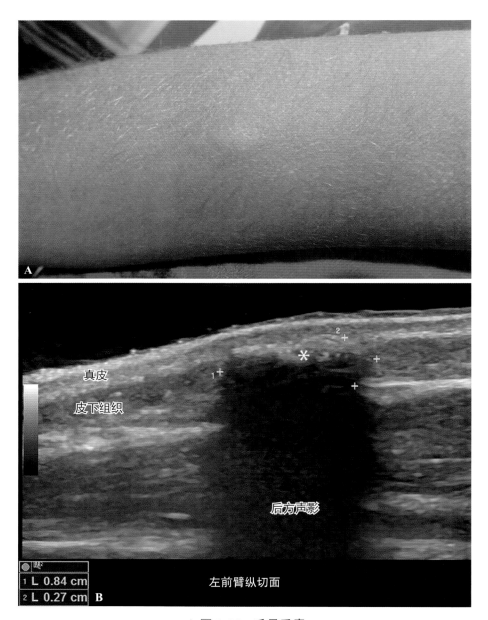

▲ 图 3-21 毛母质瘤

A. 左前臂包块的临床照片；B. 超声（灰阶纵切面）示，真皮层及皮下组织内查见大小约
8.4mm（长）×2.7mm（宽）的强回声，伴宽大声影，此即完全钙化的毛母质瘤

【同义词】

又称良性纤维组织细胞瘤，或皮肤组织细胞瘤。

【关键超声征象】

- 为真皮层内边界不清的低回声结节，有时向皮下组织突起。然而，如结节深达皮下组织，通常无明显的分叶或凹凸不平的表现。此外，探头加压通常可见结节周围的脂肪组织压缩变形。

- 常见的结节型皮肤纤维瘤常表现为中心低回声区，呈较明显的假结节样声像表现，局部可见毛囊扭曲。
- 动脉瘤型皮肤纤维瘤由于出血，其内可显示无回声的囊性成分。
- 萎缩型皮肤纤维瘤可能表现为实性低回声结节伴真皮萎缩。
- 彩色多普勒：结节内血流信号多寡不一（图 3-22 和图 3-23，视频 3-7）[2, 32-34]。

（四）结节性筋膜炎

【定义】

结节性筋膜炎（nodular fasciitis）是原因不明的纤维组织反应过程。多发生于年轻人前臂，也可发生于身体其他部位。组织学上表现为在黏液基质、胶原基质、炎症细胞、毛细血管及内出血背景上出现梭形细胞[2, 35]。

【同义词】

又称假肉瘤性筋膜炎。

【关键超声征象】

- 最常见的超声表现是边界不清的低回声结构或皮下组织内低回声结节，部分区域形态不规则[2, 35, 36]。

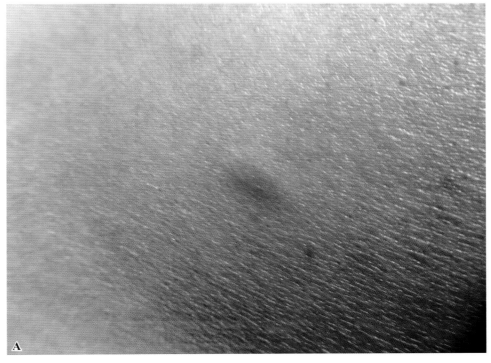

▲ 图 3-22　皮肤纤维瘤

A. 女性患者，发现右胸上部结节

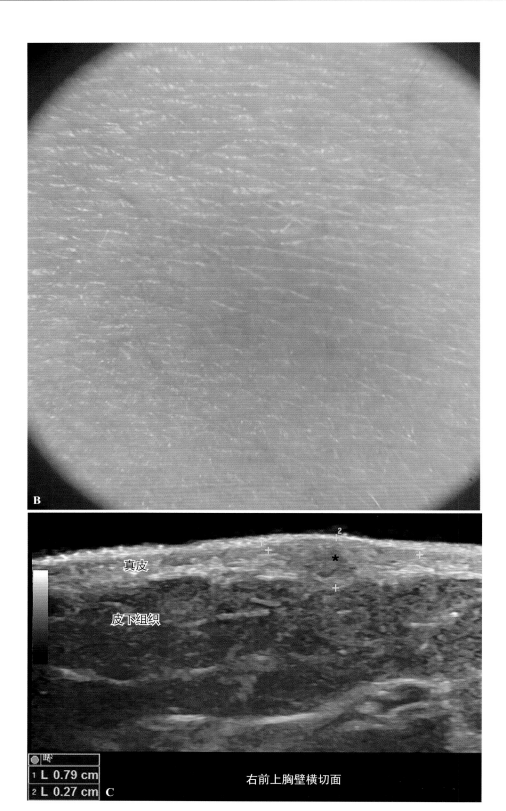

▲ 图 3-22（续） 皮肤纤维瘤

B. 皮肤镜图像；C. 超声（灰阶横切面），真皮层内查见大小约 7.9mm（长）×2.7mm（宽）的低回声结节，突向皮下组织，边界不清，中心可见假结节征象（∗）

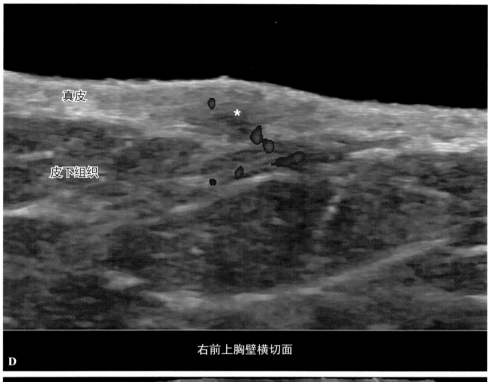

右前上胸壁横切面

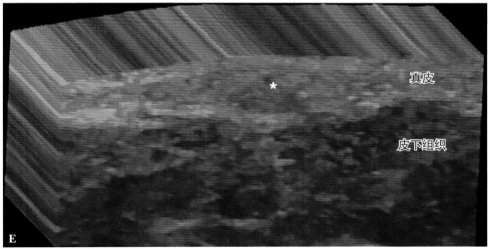

▲ 图 3-22（续）　皮肤纤维瘤

D. 彩色多普勒（横切面）示，结节内部及周边血流信号轻度增多（★）；E. 皮肤纤维瘤三维重建图（★）。参见视频 3-7

- 病灶多位于深部皮下组织，并且常在某个位点与筋膜层相接触（图 3-24）。

- 病灶周围常可探及脂膜炎的征象：皮下组织内的脂肪小叶增厚，回声增强，小叶间隙可见程度不一的积液，呈低回声或无回声。

- 彩色多普勒：结节内部或周围可探及少量或稍丰富血流信号[2]。

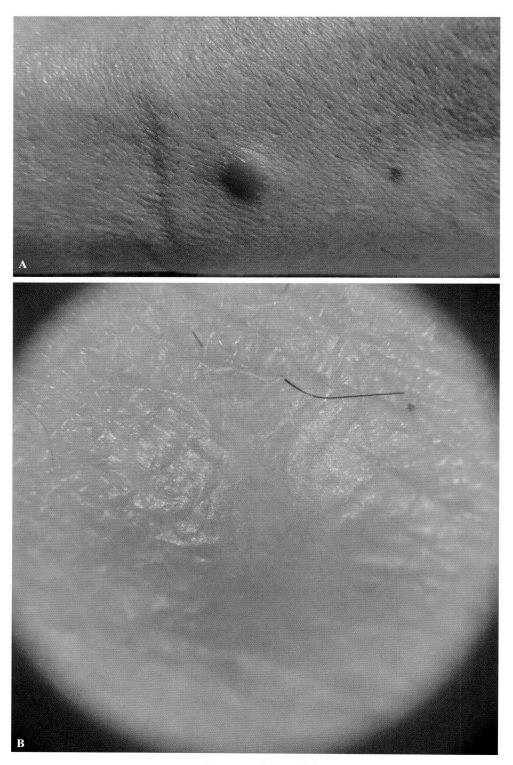

▲ 图 3-23　皮肤纤维瘤

A. 女性患者，左前臂结节临床照片；B. 皮肤镜图

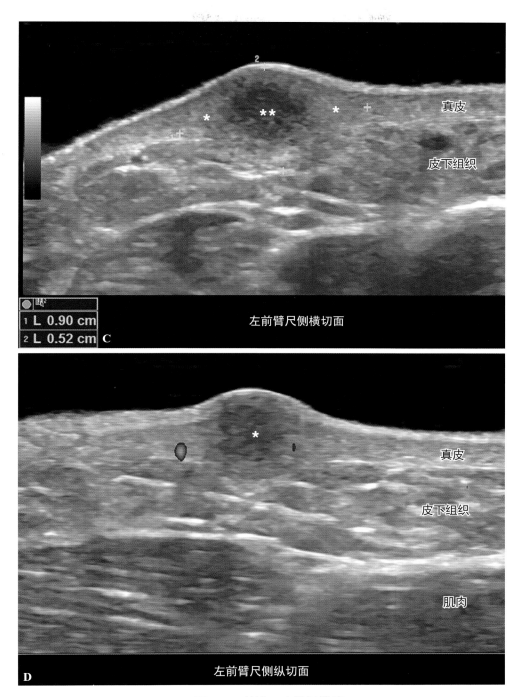

▲ 图 3-23（续）　皮肤纤维瘤

C. 超声（灰阶）示，真皮层内查见大小约 9.0mm（长）× 5.2mm（宽）的低回声结节，向深面突向皮下组织浅层，向浅面推挤表皮层，使表皮隆起，其中心可见回声明显减低的假结节征象（＊＊）；D. 彩色多普勒示，结节周围探及少许血流信号（＊）

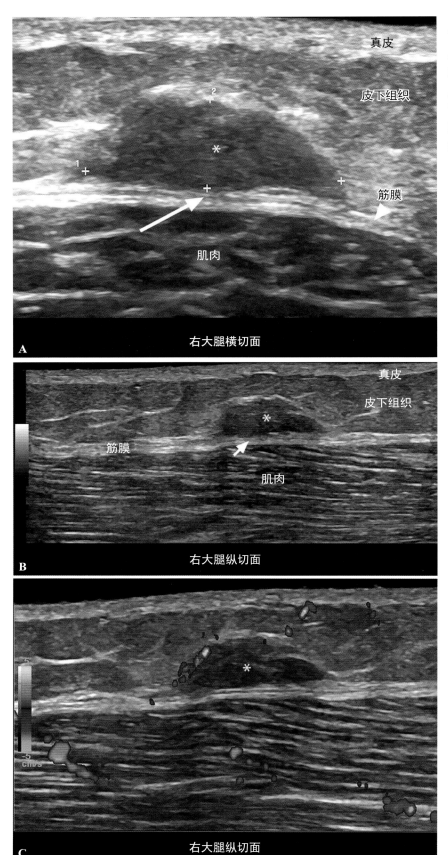

◀ 图 3-24 结节性筋膜炎
A 和 B. 超声（A 为灰阶图，
B 为全景彩色滤镜图）示，
皮下组织深层查见低回声结
节，形态不规则，紧贴筋
膜（箭）；C. 彩色多普勒示，
结节周围可见少量血流信号

【提示】

注意观察病变与深筋膜的关系。

（五）神经纤维瘤

【定义】

神经纤维瘤（neurofibromas）起源于神经鞘，可单发或多发，多发者与 I 型神经纤维瘤病（von Recklinghausen 病）有关。最常见的几种类型为弥漫型神经纤维瘤、局限型神经纤维瘤和丛状神经纤维瘤[2]。

【关键超声征象】

不同类型的神经纤维瘤其超声表现不同（图 3–25）[2, 37–42]。

* 弥漫型常表现为真皮层和（或）皮下组织内边界不清的结节或斑块样区域，其内呈混合回声，可有高回声、低回声及低回声的扭曲管道状结构和低回声的结节（图 3–25C、图 3–26 和图 3–27，视频 3–8 和视频 3–9）。部分病灶可呈分叶状。

* 局限型通常表现为筋膜层下单发或多发的低回声结节，边界清楚（图 3–25D）。偶尔可在结节两端探及低回声的传入、传出神经束。

* 丛状神经纤维瘤常表现为多个低回声结节或多个增厚的神经束，沿神经主干及其分支的走行分布，包括皮下组织内的神经分支。这种特征性表现被称为"蠕虫袋征"（图 3–25E）。

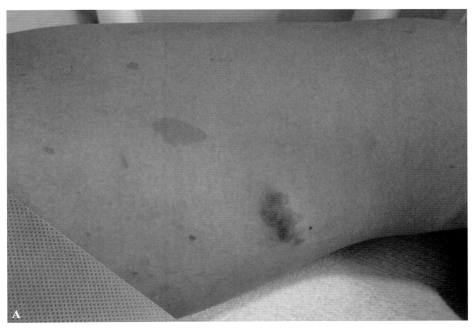

▲ 图 3–25　I 型神经纤维瘤病，同一患者存在的弥漫型、局限型、丛状型神经纤维瘤

A. 左大腿病变的临床照片

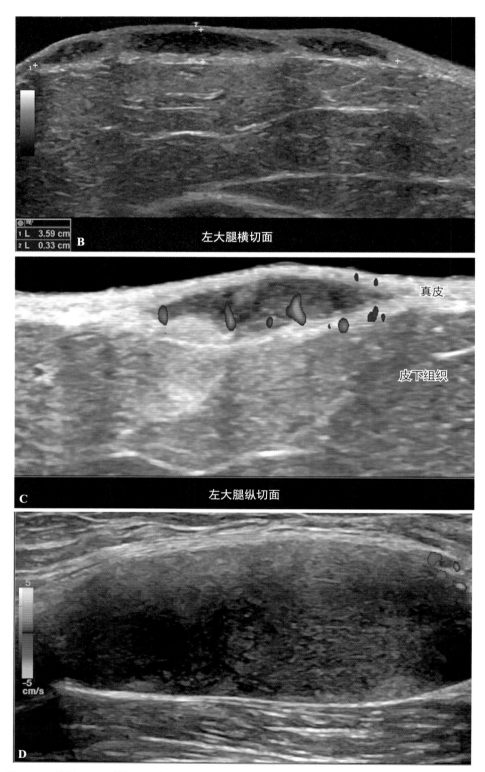

▲ 图 3-25（续） Ⅰ型神经纤维瘤病，同一患者存在的弥漫型、局限型、丛状型神经纤维瘤

B. 弥漫型，超声（左大腿，灰阶横切面）示，真皮层内查见相邻的 3 个低回声结节，整体测量大小约 3.59cm（长）× 0.33cm（宽），向浅面突出于皮肤表面；C. 弥漫型，彩色多普勒（左大腿，纵切面）示，病变内可见血流信号；D. 结节型，彩色多普勒（左侧腹股沟区，纵切面），皮下筋膜层下查见低回声结节，椭圆形，边界清楚，其周边可见少量血流信号

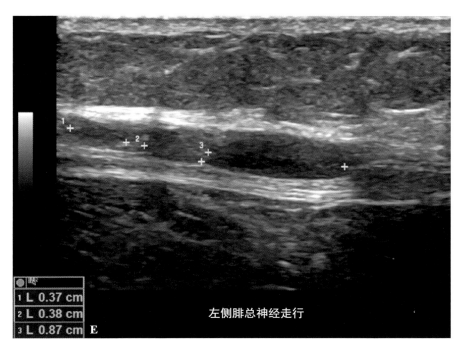

左侧腓总神经走行

▲ 图 3-25（续）　Ⅰ型神经纤维瘤病，同一患者存在的弥漫型、局限型、丛状型神经纤维瘤

E. 丛状型，超声（左腿近端外侧区，灰阶纵切面），沿左侧腓总神经走行区查见 3 个边界清楚的低回声结节，其大小分别为 3.7mm、3.8mm 和 8.7mm

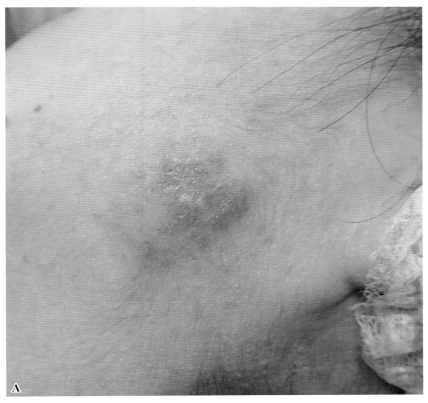

▲ 图 3-26　弥漫性Ⅰ型神经纤维瘤病

A. 下颌区病变的照片

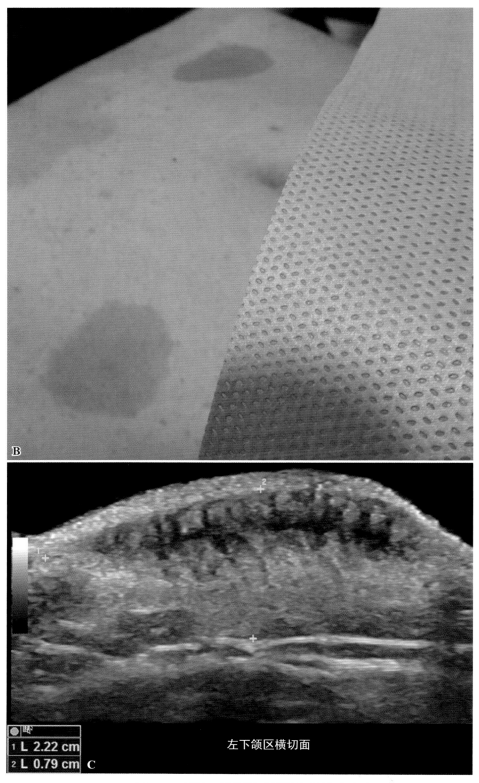

▲ 图 3-26（续） 弥漫性 I 型神经纤维瘤病

　　B. 同一患者腹壁的牛奶咖啡斑；C. 下颌区超声（灰阶横切面）示，真皮层及皮下组织内查见大小约 2.22cm（长）×0.79cm（宽）的结节，形态不规则，呈斑块状，内部回声不均匀，病变内可见累及毛囊的低回声管道状结构和累及真皮和皮下组织的高回声区

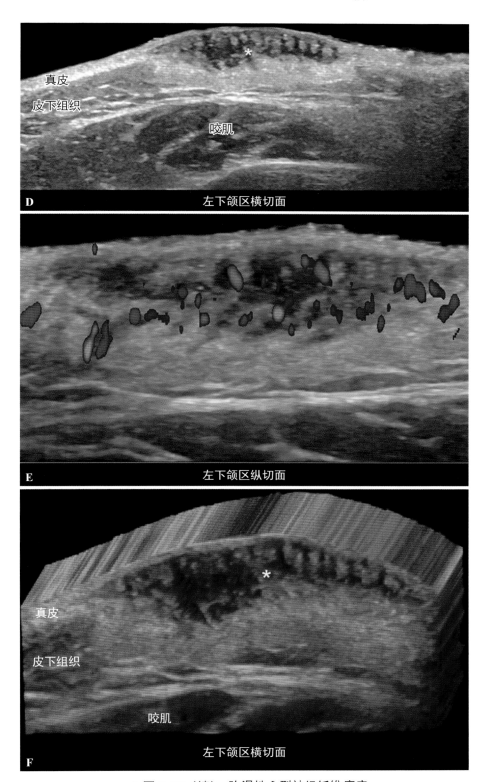

▲ 图 3-26（续） 弥漫性 I 型神经纤维瘤病

D. 下颌区超声（全景彩色滤镜图）示，真皮层及皮下组织内查见大小约 2.22cm（长）× 0.79cm（宽）的结节，形态不规则，呈斑块状，内部回声不均匀，病变内可见累及毛囊的低回声管道状结构和累及真皮和皮下组织的高回声；E. 彩色多普勒（下颌区，纵切面）示，结节内可见较丰富的血流信号；F. 下颌区病变三维重建图（★）。参见视频 3-8

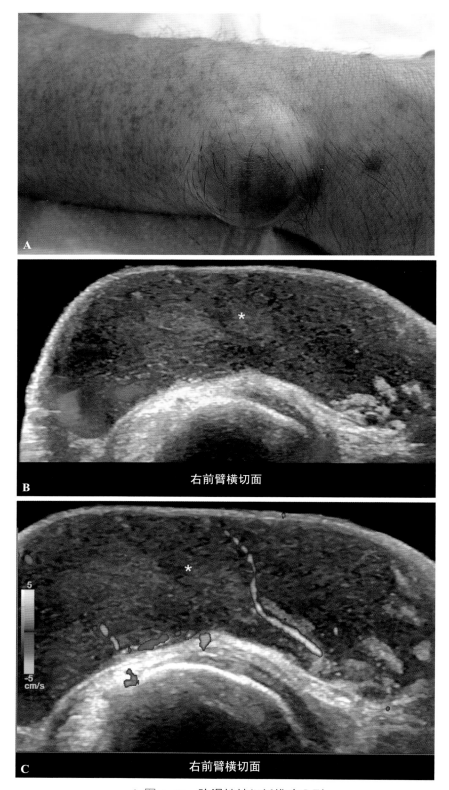

▲ 图 3-27 弥漫性神经纤维瘤 I 型

A. 神经纤维瘤病患者的右前臂照片；B. 右前臂超声（灰阶横切面，彩色滤镜图）示，真皮层和皮下组织内探及低回声结节，形态不规则，内见局限性高回声区域（图片右侧显示的放射状边缘）；C. 彩色多普勒（该区域的横切面）示，病变周围及内部可见血流信号（★）。参见视频 3-9

- 这些不同的超声表现可以同时出现在患者身体的同一部位或不同部位。

- 彩色多普勒：文献报道病变内可有不同程度的血流信号。

- 神经纤维瘤可突然发生瘤内出血并形成肿块，但非常罕见。此类病例可在真皮层和皮下组织内查见边界不清的不均质回声结节 [2, 41]。

【提示】

结节两端探及传入、传出神经束，可作为诊断神经纤维瘤的强有力证据，但此超声表现并不总是存在。检查时可寻找患者身上的牛奶 – 咖啡斑（图 3-26B），常见于 Ⅰ 型神经纤维瘤病。

（六）瘢痕疙瘩

【定义】

瘢痕疙瘩（keloid）是损伤部位的瘢痕组织异常增生，是创伤或炎症引起的过度的纤维化反应，表现为纤维化范围超出损伤范围 [43-49]。

【关键超声征象】

- 真皮层增厚，呈低回声，向浅面推挤使表皮层隆起。病变与皮肤平行。伴或不伴分层征，伴或不伴向深部组织的累及（图 3-28）。

- 彩色多普勒超声可用于追踪随访瘢痕疙瘩的活动性，如在病灶内发现血流，则提示瘢痕组织可能持续存在或进一步生长。活跃的瘢痕疙瘩内可显示低速动脉和（或）静脉血流（图 3-28D）。

- 病变内可见钙化形成的点状强回声和瘘管形成的带状低回声，这些表现可使瘢痕疙瘩的演变复杂化（图 3-28B）。

- 有时瘢痕疙瘩可同时累及真皮层和皮下组织，甚至也可累及筋膜、肌肉等更深层次的组织 [46]。

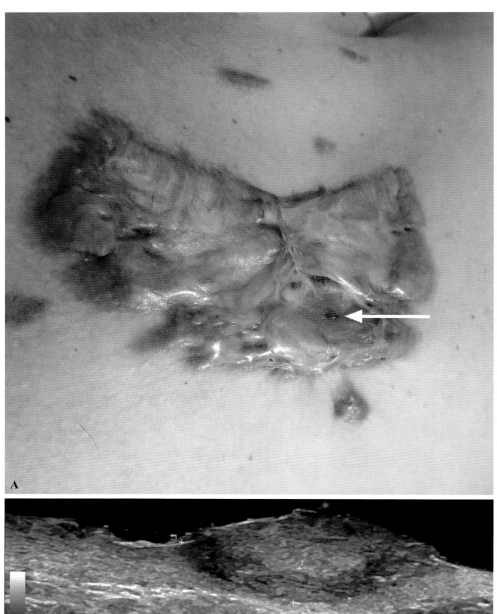

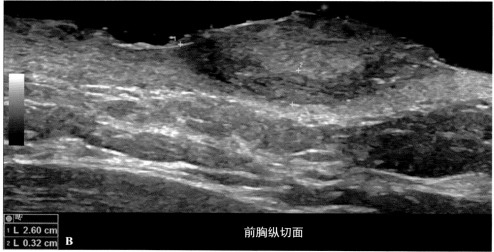

▲ 图 3-28 瘢痕疙瘩

A. 病变的临床照片，箭示血清液引流点；B. 超声（引流点纵切面）示，瘢痕疙瘩底部可见大小约 2.60cm（长）×0.32cm（宽）的带状结构，提示瘘管形成，注意真皮层增厚、回声减低，向上隆起使表皮层向上移位

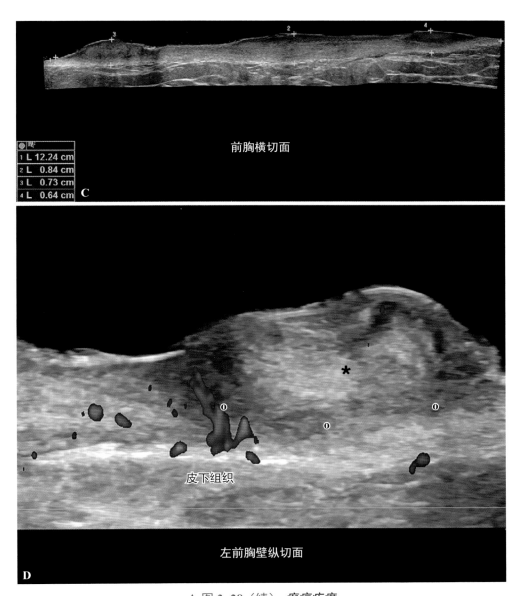

▲ 图 3-28（续）　瘢痕疙瘩

C. 超声（全景灰阶横切面）示，病灶长约 12.24cm，右侧厚约 8.4mm，中间厚约 7.3mm，左侧厚约 6.4mm，注意病变最表浅的区域可见明显的低回声区，深部可见片状高回声区；D. 彩色多普勒（病变左侧，纵切面）示，在低回声瘘管（o）的左侧，可见真皮层内瘢痕组织血流信号增多（★）

参考文献

[1] Wortsman X. Common applications of dermatologic sonography. J Ultrasound Med. 2012;31:97–111.

[2] Wortsman X, Bouer M. Common benign non-vascular skin tumors. In: Wortsman X, Jemec GBE, editors. Dermatologic ultrasound with clinical and histologic correlations. New York: Springer; 2013. p. 119–75.

[3] Huang CC, Ko SF, Huang HY, Ng SH, Lee TY, Lee YW, Chen MC. Epidermal cysts in the superficial soft tissue: sonographic features with an emphasis

on the pseudotestis pattern. J Ultrasound Med. 2011;30:11–7.

[4] Yuan WH, Hsu HC, Lai YC, Chou YH, Li AF. Differences in sonographic features of ruptured and unruptured epidermal cysts. J Ultrasound Med. 2012;31:265–72.

[5] Jin W, Ryu KN, Kim GY, Kim HC, Lee JH, Park JS. Sonographic findings of ruptured epidermal inclusion cysts in superficial soft tissue: emphasis on shapes, pericystic changes, and pericystic vascularity. J Ultrasound Med. 2008;27:171–6.

[6] Tellechea O, Cardoso JC, Reis JP, Ramos L, Gameiro AR, Coutinho I, Baptista AP. Benign follicular tumors. An Bras Dermatol. 2015;90:780–96. quiz 797–8.

[7] Chang SJ, Sims J, Murtagh FR, McCaffrey JC, Messina JL. Proliferating trichilemmal cysts of the scalp on CT. AJNR Am J Neuroradiol. 2006;27:712–4.

[8] Kim HJ, Kim TS, Lee KH, Kim YM, Suh CH. Proliferating trichilemmal tumors: CT and MR imaging findings in two cases, one with malignant transformation. AJNR Am J Neuroradiol. 2001; 22:180–3.

[9] Wortsman X, Reyes C, Ferreira-Wortsman C, Uribe A, Misad C, Gonzalez S. Sonographic characteristics of apocrine nodular hidradenoma of the skin. J Ultrasound Med. 2017. https://doi.org/10.1002/jum.14379.

[10] Balaban M, Idilman IS, Unal O, Dumlu EG, Yazgan A, Ipek A. Sonographic and sonoelastographic findings of a rarely seen soft tissue tumor: eccrine spiradenoma. J Med Ultrason (2001). 2015; 42:587–90.

[11] Martínez-Morán C, Khedaoui R, Echeverría-García B, Borbujo J. Ultrasound image of poroid hidradenoma. Actas Dermosifiliogr. 2016;107:349–51.

[12] Horie K, Ito K. Ultrasonographic diagnosis of nodular hidradenoma. J Dermatol. 2016;43:449–50.

[13] Sarabi K, Khachemoune A. Hidrocystomas – a brief review. Med Gen Med. 2006;8:57.

[14] Carlisle RT, Digiovanni J. Differential diagnosis of the swollen red eyelid. Am Fam Physician. 2015;92:106–12.

[15] Pe'er J. Pathology of eyelid tumors. Indian J Ophthalmol. 2016;64:177–90.

[16] Orozco-Covarrubias L, Lara-Carpio R, Saez-De-Ocariz M, Duran- McKinster C, Palacios-Lopez C, Ruiz-Maldonado R. Dermoid cysts: a report of 75 pediatric patients. Pediatr Dermatol. 2013;30: 706–11.

[17] Al-Khateeb TH, Al-Masri NM, Al-Zoubi F. Cutaneous cysts of the head and neck. J Oral Maxillofac Surg. 2009;67:52–7.

[18] Wortsman X, Castro A, Morales C, Franco C, Figueroa A. Sonographic comparison of morphologic characteristics between pilonidal cysts and hidradenitis suppurativa. J Ultrasound Med. 2017;36:2403–18.

[19] Solivetti FM, Elia F, Panetta C, Teoli M, Bucher S, Di Carlo A. Preoperative advantages of HF sonography of pilonidal sinus. G Ital Dermatol Venereol. 2012;147:407–11.

[20] Mentes O, Oysul A, Harlak A, Zeybek N, Kozak O, Tufan T. Ultrasonography accurately evaluates the dimension and shape of the pilonidal sinus. Clinics (Sao Paulo). 2009;64:189–92.

[21] Kransdorf MJ. Benign soft-tissue tumors in a large referral population: distribution of specific diagnoses by age, sex, and location. AJR Am J Roentgenol. 1995;164:395–402.

[22] Wortsman X. The accuracy of ultrasonography on location of lipomas in forehead. Dermatol Surg. 2017;43:158–9.

[23] DiDomenico P, Middleton W. Sonographic evaluation of palpable superficial masses. Radiol Clin North Am. 2014;52:1295–305.

[24] Hung EH, Griffith JF. Pitfalls in ultrasonography of soft tissue tumors. Semin Musculoskelet Radiol. 2014;18:79–85.

[25] Lin SF, Xu SH, Xie ZL. Calcifying epithelioma of Malherbe (pilomatrixoma): clinical and sonographic features. J Clin Ultrasound. 2017. https://doi.org/10.1002/jcu.22517.

[26] Hwang JY, Lee SW, Lee SM. The common ultrasonographic features of pilomatricoma. J Ultrasound Med. 2005;24:1397–402.

[27] Choo HJ, Lee SJ, Lee YH, Lee JH, Oh M, Kim MH, et al. Pilomatricomas: the diagnostic value of ultrasound. Skeletal Radiol. 2010;39:243–50.

[28] Solivetti FM, Elia F, Drusco A, Panetta C, Amantea A, Di Carlo A. Epithelioma of Malherbe: new ultrasound patterns. J Exp Clin Cancer Res. 2010;29:42.

[29] Wortsman X, Wortsman J, Arellano J, Oroz J, Giugliano C, Benavides MI, Bordon C. Pilomatrixomas presenting as vascular tumors on color Doppler ultrasound. J Pediatr Surg. 2010;45:2094–8.

[30] Alves JV, Matos DM, Barreiros HF, Bártolo EA. Variants of dermatofibroma – a histopathological study. An Bras Dermatol. 2014;89:472–7.

[31] Han TY, Chang HS, Lee JH, Lee WM, Son SJ. A clinical and histopathological study of 122 cases of dermatofibroma (benign fibrous histiocytoma). Ann Dermatol. 2011;23:185–92.

[32] Won KY, Park SY, Jin W, Lew BL. Dermatofibroma: sonographic findings and pathologic correlation. Acta Radiol. 2017;59(4):454–9. https://doi.org/10.1177/0284185117721263.

[33] Echeverría-García B, García-Donoso C, Tardío JC, Borbujo J. Doppler ultrasound of aneurysmal dermatofibroma. Actas Dermosifiliogr. 2017;108: 159–61.

[34] Zarchi K, Kromann CB, Wortsman X, Jemec GB. Usefulness of ultrasound for the diagnosis of dermatofibroma. Med Ultrason. 2016;18:132–3.

[35] Yen HH, Chiou HJ, Chou YH, Chen CH, Guo WY. Nodular fasciitis: sonographic-pathologic correlation. Ultrasound Med Biol. 2017;43:860–7.

[36] Lee KJ, Jin W, Kim GY, Rhee SJ, Park SY, Park JS, Ryu KN. Sonographic features of superficial-type nodular fasciitis in the musculoskeletal system. J Ultrasound Med. 2015;34:1465–71.

[37] Wortsman X, Wortsman J, Aranibar A. Congenital diseases of the skin. In: Wortsman X, Jemec GBE, editors. Dermatologic ultrasound with clinical and histologic correlations. New York: Springer; 2013. p. 39–72.

[38] Yilmaz S, Ozolek JA, Zammerilla LL, Fitz CR, Grunwaldt LJ, Crowley JJ. Neurofibromas with imaging characteristics resembling vascular anomalies. AJR Am J Roentgenol. 2014;203: W697–705.

[39] Machet L. High-frequency ultrasound imaging for cutaneous neurofibroma in patients with neurofibromatosis type I. Eur J Dermatol. 2017; 27:260–5.

[40] Karabacak E, Tekin L, Carlı AB, Akarsu S, Özçakar L. Ultrasound imaging for neurofibromatosis: from the dermatologist's perspective. J Dtsch Dermatol Ges. 2014;12:420–2.

[41] Wortsman X, Lobos N, De la Parra R, Carreno L. Multidimensional ultrasound and computed tomography imaging support in bleeding plexiform neurofibromatosis of the scalp: a case report and literature review. Indian J Dermatol. 2015;60:421.

[42] Zarchi K, Wortsman X, Jemec GB. Ultrasound as a diagnostic aid in identifying neurofibromas. Pediatr Dermatol. 2014;31:535–7.

[43] Andrews JP, Marttala J, Macarak E, Rosenbloom J, Uitto J. Keloids: the paradigm of skin fibrosis – pathomechanisms and treatment. Matrix Biol. 2016;51:37–46.

[44] Arno AI, Gauglitz GG, Barret JP, Jeschke MG. Up-to-date approach to manage keloids and hypertrophic scars: a useful guide. Burns. 2014; 40:1255–66.

[45] Thompson CM, Sood RF, Honari S, Carrougher GJ. What score on the Vancouver Scar Scale constitutes a hypertrophic scar? Results from a survey of North American burn-care providers. Burns. 2015;41:1442.

[46] Lobos N, Wortsman X, Valenzuela F, Alonso F. Color Doppler ultrasound assessment of activity in keloids. Dermatol Surg. 2017;43:817–25.

[47] Reinholz M, Schwaiger H, Poetschke J, Epple A, Ruzicka T, Von Braunmühl T, Gauglitz GG. Objective and subjective treatment evaluation of scars using optical coherence tomography, sonography, photography, and standardised questionnaires. Eur J Dermatol. 2016;26:599–608.

[48] Acosta S, Ureta E, Yañez R, Oliva N, Searle S, Guerra C. Effectiveness of intralesional triamcinolone in the treatment of keloids in children. Pediatr Dermatol. 2016;33:75–9.

[49] Fraccalvieri M, Sarno A, Gasperini S, Zingarelli E, Fava R, Salomone M, Bruschi S. Can single use negative pressure wound therapy be an alternative method to manage keloid scarring? A preliminary report of a clinical and ultrasound/colour-power-Doppler study. Int Wound J. 2013;10:340–4.

第4章 常见血管病变的超声检查 *
Ultrasound of Common Vascular Lesions

Ximena Wortsman **著**

陈佳佳 **译** 戴九龙 **校**

国际血管异常研究学会（International Society for the Study of Vascular Anomalies，ISSVA）2014 年更新的分类 [1] 将血管异常分为两大类，即血管肿瘤和血管畸形。其中，血管肿瘤可分为良性、交界性和恶性三类。血管畸形分为单纯畸形、混合畸形、大血管畸形及与其他异常相关的畸形。不过，还存在一些尚未分类的血管病变（通常不太常见），如血管角化瘤、疣状血管瘤、多灶性淋巴管内皮瘤病伴血小板减少症（multifocal lymphangioendotheliomatosis with thrombocytopenia，MLT）、角质样血管瘤病伴血小板减少症（cutaneovisceral angiomatosis with thrombocytopenia，CAT）、卡波西型淋巴管瘤病和 PTEN 型软组织错构瘤 [1-8]。本章将对最常见的血管病变进行叙述。

一、血管肿瘤

血管肿瘤（vascular tumor）以血管内皮细胞增生为特征，可分为良性血管瘤、局部侵袭性 / 交界性血管瘤和恶性血管瘤，其中最常见的是良性血管瘤，包括婴儿期血管瘤、先天性血管瘤、反应性增生性血管病变和其他血管瘤 [1-3]。

（一）婴儿期血管瘤

【定义】

婴儿期血管瘤（infantile hemangioma，IH）是一种良性的血管内皮细胞增生性病变，葡

---

*. 本章配有视频，可自行登录 https://link.springer.com/chapter/10.1007/978-3-319-89614-4_4 在线观看。

萄糖转运蛋白 –1（GLUT-1）呈阳性。婴儿期血管瘤是小儿期最常见的肿瘤，占所有小儿肿瘤超过 5%。临床上，肿瘤在出生后进入快速生长期，亦称增殖期，此为其早期临床特征。随后肿瘤的生长进入平台期，再之后，开始部分或完全（或几乎完全）退化进而消退 [2-8]。

【同义词】

婴儿血管瘤（hemangioma of infancy）。

【分类】

通常可按以下规则分类。

- 按分布模式分类：单病灶；多病灶；节段性分布；分布位置不定。
- 按浸润的深度层次：皮肤层，亦称为浅表 IH；皮下或更深层，亦称为深部 IH；混合型（真皮 – 浅表混合型和皮下组织 – 深部组织混合型）。

【相关综合征】

婴儿期血管瘤，尤其是当病灶很大或为节段性病变时，可能还会涉及一些其他血管性或非血管性异常，包括一些我们熟知的综合征 [2-8]。

- PHACE 综合征：颅后窝脑畸形、血管瘤、动脉异常、心血管缺陷和眼部异常，伴或不伴腹部中线缺损，如胸骨裂或脐上裂。
- LUMBAR 综合征：下半身血管瘤、泌尿生殖道异常 / 溃疡、肌病、骨畸形、肛肠或动脉异常及肾异常。

【关键超声征象】

IH 的超声表现（回声和血管化程度）随病变的分期而变化（图 4–1）[9-16]。增殖期和部分退化期均被认为是增殖的活跃阶段，区别在于血管化程度不同 [11-13]。

- 增殖期超声表现
  - 边界不清的实性低回声肿块样结构，血流丰富。
  - 频谱曲线分析显示动脉和静脉频谱，有时可见动静脉短路。
  - 偶尔可以显示病变的直接供血动脉，为中等管径动脉的分支。超声报告中描述这一发现很重要。
  - 报告血管瘤病变的厚度和累及层次甚有意义（图 4–2 至图 4–4，视频 4–1 至视频 4–3）。
- 部分消退期超声表现
  - 为边界不清的不均质实性肿块样结构，有混合型血流模式，可有富血供区域和乏血供区域（图 4–5，视频 4–4）。
- 完全消退期超声表现
  - 表现为乏血供或无血流显示的边界不清的结构。受累的皮下组织常呈高回声，但局部也可检测到真皮层变薄和肥厚性皮下脂肪营养不良（图 4-6）。

- 这一阶段的超声表现可能因患者在超声检查前接受的治疗方法而异。如使用类固醇治疗的病灶往往表现出更多的萎缩征象。已被外科手术部分切除的病灶可能表现为低回声的瘢痕组织，有时表现为层状结构和（或）扭曲的非均质区（图 4-7）。

【提示】

- 如有 5 个以上的皮肤血管瘤，建议扩大扫查范围，排查肝脏血管瘤。
- 对 6 月龄以下且合并中线病变的患儿，建议扩大扫查范围，同时扫查脑和脊髓。大龄儿的脑部超声扫查取决于其前囟门的大小（超声检查时声波的入路），而前囟门通常在儿童 1 岁左右关闭。
- 脊髓的扫描取决于脊柱的骨化程度，6 月龄以上的儿童骨化程度通常会增加。因此，超声检查一般仅适用于检查 6 月龄以下儿童的脊髓。
- 由于颅骨和脊柱的正常骨化阻止了超声波的传播，所以大龄儿的大脑和脊髓不能在超声上完全显示。

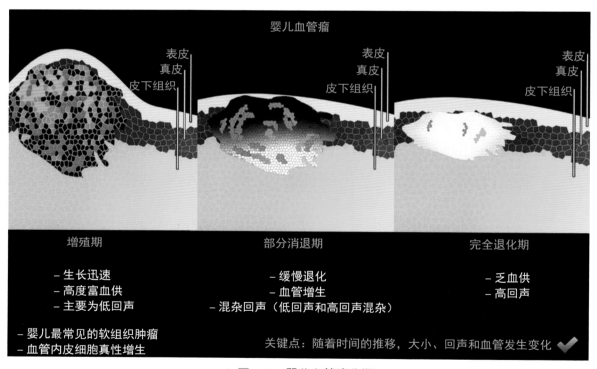

▲ 图 4-1　婴儿血管瘤分期

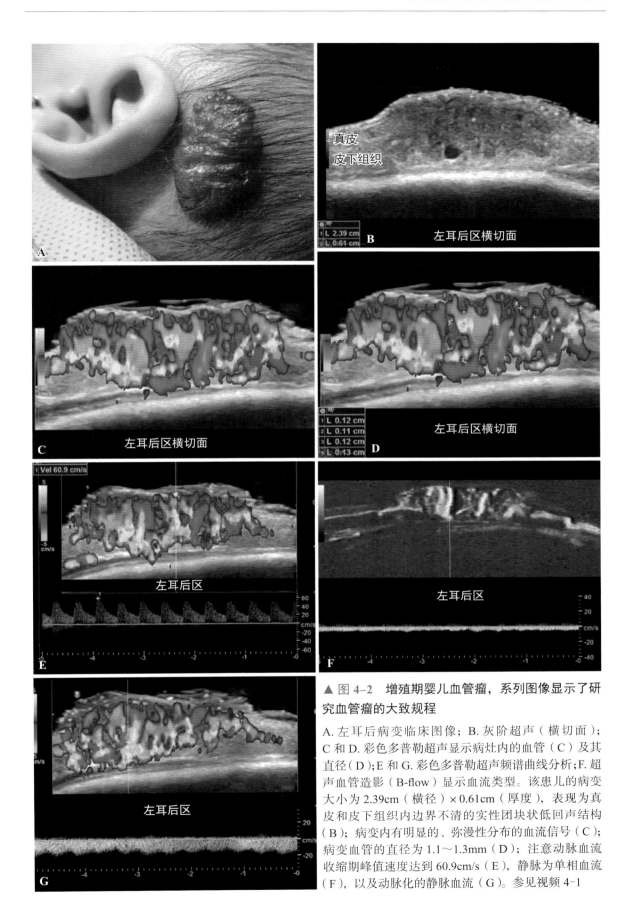

▲ 图 4–2　增殖期婴儿血管瘤，系列图像显示了研究血管瘤的大致规程

A. 左耳后病变临床图像；B. 灰阶超声（横切面）；C 和 D. 彩色多普勒超声显示病灶内的血管（C）及其直径（D）；E 和 G. 彩色多普勒超声频谱曲线分析；F. 超声血管造影（B-flow）显示血流类型。该患儿的病变大小为 2.39cm（横径）×0.61cm（厚度），表现为真皮和皮下组织内边界不清的实性团块状低回声结构（B）；病变内有明显的、弥漫性分布的血流信号（C）；病变血管的直径为 1.1～1.3mm（D）；注意动脉血流收缩期峰值速度达到 60.9cm/s（E），静脉为单相血流（F），以及动脉化的静脉血流（G）。参见视频 4-1

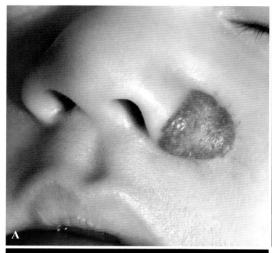

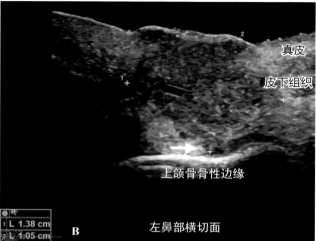

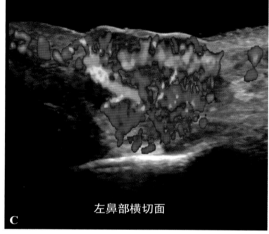

▲ 图 4-3　增殖期婴儿血管瘤

A. 左侧鼻部和鼻旁病变的临床图像；B 和 C. 灰阶和彩色多普勒超声（横切面；左鼻部）显示真皮和皮下组织内大小约 1.38cm（横径）×1.05cm（厚度）的边界不清的低回声组织。在病变外侧缘（B，箭；图像的右侧），病变累及肌肉，与左上颌骨骨缘接触。彩色多普勒显示病灶所有区域均有明显的血流信号（C）。参见视频 4-2

（二）先天性血管瘤

【定义】

先天性血管瘤（congenital hemangioma，CH）是一种葡萄糖转运体 -1（GLUT-1）阴性的血管内皮细胞增生性病变，通常出生时即存在。先天性血管瘤并不像婴儿期血管瘤那么常见。

【分类】

先天性血管瘤可根据其演变分类[12, 17-19]。

- 快速消退型先天性血管瘤（rapidly involuting congenital hemangioma，RICH）：通常在出生后 6～18 个月内消退。

- 非消退型先天性血管瘤(non-involuting congenital hemangioma，NICH)：不会自发性消退。

- 部分消退型先天性血管瘤（partially involuting congenital hemangiomas，PICH）：最初出现退化，然后呈部分消退。

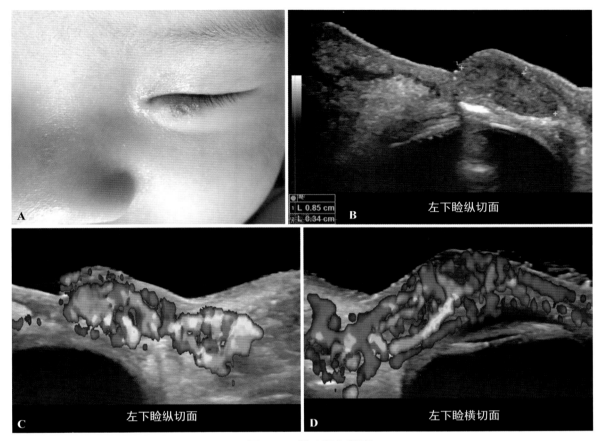

▲ 图 4-4　增殖期血管瘤

A. 左下睑病变的临床图像；B 至 D. 灰阶和彩色多普勒超声（C 为纵切面，D 为横切面）上病变表现为一个边界不清的低回声结构（测量标记之间），大小约 8.5mm（长度）×3.4mm（厚度），累及下睑的眼轮匝肌，注意弥漫性的血管增生累及真皮、眼轮匝肌和下睑的后侧（C 和 D）。在纵切面（C）中可见面颊上部真皮和皮下组织受累。参见视频 4-3

【关键超声征象】

- 快速消退型先天性血管瘤（RICH）

  - 在出生时，这些血管瘤表现为边界欠清或边界清楚的低回声结构，累及真皮层，亦常累及皮下组织和深层组织。病变内血流丰富，可检测到动脉和静脉血流，其中静脉血流较婴儿期血管瘤更为显著。

  - 与婴儿期血管瘤相比，RICH 倾向于在出生后迅速自发地出现体积缩小、回声增强和血供减少。这种自发的消退过程通常发生在出生后的第一年（图 4-8 至图 4-10，视频 4-5 至视频 4-7）。

- 非消退型先天性血管瘤（NICH）

  - 非消退型先天性血管瘤在声像图上与 RICH 相似，但它们可能有更多的扩张静脉，有时会出现强回声的钙化沉积（图 4-11 和图 4-12，视频 4-8 和视频 4-9）。

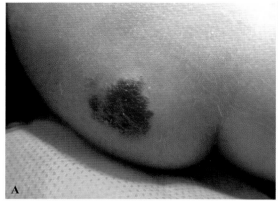

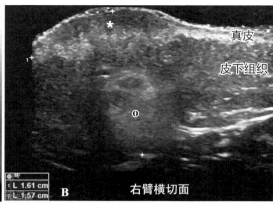

右臂横切面

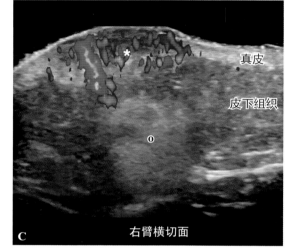

右臂横切面

▲ 图 4-5　部分退化型血管瘤

A. 10 月龄婴儿右臂隆起性病变的临床图像；B 和 C. 灰阶和彩色多普勒超声（右臂，横切面）显示为真皮和皮下组织内大小约 1.6cm（横径）× 1.6cm（厚度）的边界不清的、隆起的团块状组织，伴真皮增厚，浅部（ ★ ）主要为低回声，深部（ o ）主要为高回声。在彩色多普勒（ C ）上，浅表部分（增殖期）为富血供，深部（消退期）为乏血供。参见视频 4-4

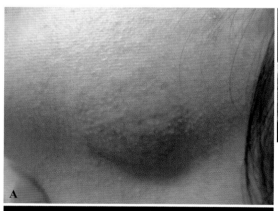

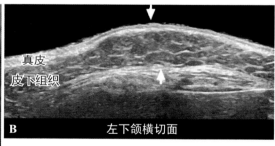

左下颌横切面

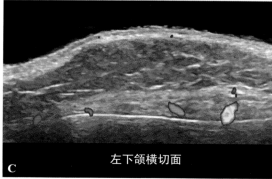

左下颌横切面

▲ 图 4-6　左下颌区完全消退型的血管瘤，残留真皮萎缩和肥厚性皮下脂肪营养不良

A. 左下颌区病变的临床图像；B 和 C. 灰阶（彩色滤镜图）和彩色多普勒超声（横切面；左下颌区）显示局部区域（箭）真皮层厚度减低，皮下脂肪厚度增加（肥厚性脂肪营养不良）；此病灶在彩色多普勒（ C ）上乏血流信号

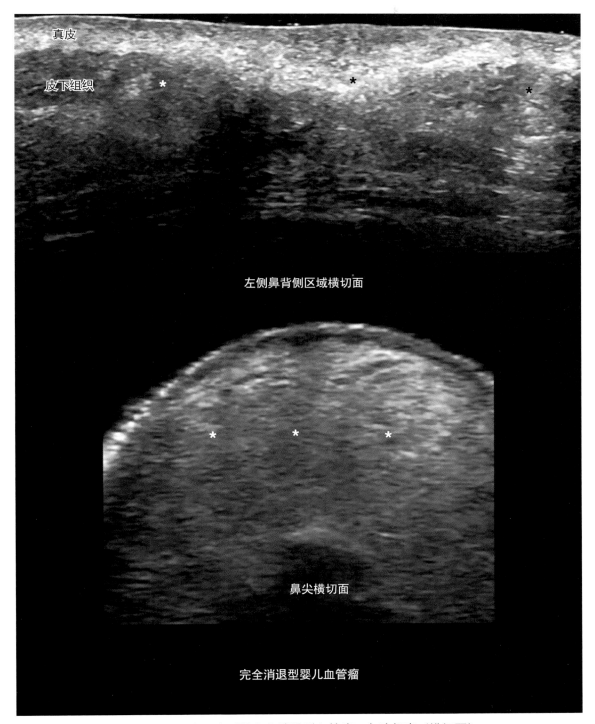

真皮

皮下组织

左侧鼻背侧区域横切面

鼻尖横切面

完全消退型婴儿血管瘤

▲ 图 4-7　高回声型的完全消退型血管瘤，灰阶超声（横切面）

在顶部（鼻背），残留的真皮和皮下纤维脂肪组织（★）与病灶中心的瘢痕形成和结构变形有关。这些超声表现源于血管瘤的部分切除。在底部（鼻部），残留的纤维脂肪组织（★）累及真皮、皮下组织和两侧鼻翼软骨（未检测到软骨）。这些信息对于修复手术至关重要

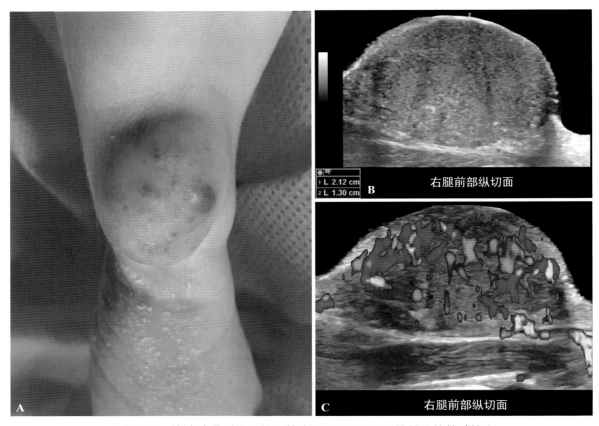

▲ 图 4-8　快速消退型先天性血管瘤（RICH），1 月龄婴儿的基础检查

A. 临床图像（右腿远端前部）；B 和 C. 灰阶超声和彩色多普勒超声（纵切面）显示真皮和皮下组织内大小约 2.12cm（长度）× 1.30cm（厚度）的低回声实性肿块样结构（标记之间）。在彩色多普勒（C）上，病灶内有明显的血流信号。参见视频 4-5

- 某些病例可以检测到病变的直接供血动脉，是来自主干动脉的分支。

- NICH 倾向于保持其超声特征，特别是病灶大小不会随着时间的推移而减小。但在某些情况下，它们可能变得更加不均质。

- 部分消退型先天性血管瘤（PICH）

- PICH 的超声表现与前两类的超声表现相似，病灶可表现出部分退化的征象，如体积缩小和血管数量减少，但不会完全消退。

- 某些病例可以检测到来自主干动脉的直接供血分支。

（三）毛细血管扩张性肉芽肿

【定义】

毛细血管扩张性肉芽肿（telangiectatic granuloma）是一种良性反应性血管内皮增生性病变，可累及皮肤和黏膜，与创伤、慢性刺激、药物和激素有关。本病在女性及面颊部更

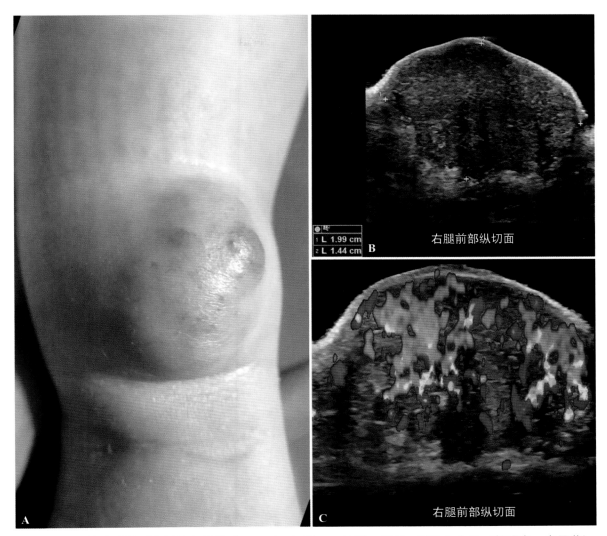

▲ 图 4-9　快速消退型先天性血管瘤（RICH），与图 4-8 为同一病例，随访 3 个月（仅观察，未用药）

A. 临床图像（右腿远端前侧）；B 和 C. 灰阶超声和彩色多普勒超声（纵切面）显示真皮和皮下组织内大小约 1.99cm（长度）×1.44cm（厚度）的低回声肿块样结构，注意病变外围回声增强而大小与前相似；彩色多普勒（C）上仍有明显的血流信号。参见视频 4-6

常见，亦可累及其他部位如手指，包括甲和甲周围区域。这种肿瘤常表现为快速生长，并有出血和溃疡倾向。这类肿瘤最常见者是毛细血管扩张性肉芽肿[12, 20, 21]。

【同义词】

化脓性肉芽肿，叶状毛细血管瘤。

【关键超声征象】

- 当病变累及皮肤时表现为外生性或息肉样的低回声实性组织（图 4-13，视频 4-10）。

- 位于甲床的病变常表现为边界不清的低回声组织，病变使甲板上移。骨缘的侵蚀并不常见，但在与感染相关的长期病变中，可见病变下方的骨缘不规则或受侵蚀。

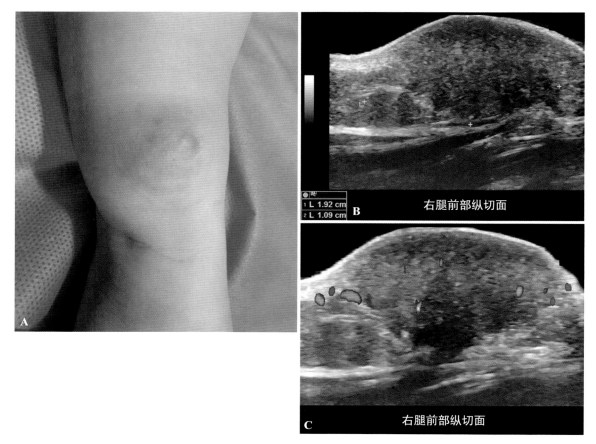

▲ 图 4-10　快速消退型先天性血管瘤（RICH），同一病例随访 6 个月（仅观察，未用药）

A. 临床图像（右腿远端前部）；B 和 C. 灰阶超声和彩色多普勒超声（纵切面）显示真皮和皮下组织内大小约 1.92cm（长）×1.09cm（厚）的边界更加不清的肿块样结构；与以往的检查相比，病灶的高回声和不均质性稍有增加，厚度也略有减少；彩色多普勒（C）显示肿块内血流信号显著减少。参见视频 4-7

- 毛细血管扩张性肉芽肿亦可累及甲周表皮和真皮层，多见于近端甲襞。

- 在彩色多普勒上，病变表现为动静脉混杂的丰富血流信号，常为低速血流（图 4-13）[12, 21]。

（四）其他血管瘤

　　其中包括簇状血管瘤（tufted angioma，TA）和卡波西样血管内皮瘤（Kaposiform hemangioendothelioma，KHE），它们在组织学上相似，淋巴管内皮标志物 D2-40 和 Prox1（Prospero 同源异型框蛋白 1）均呈阳性。两者都可能与消耗性凝血病有关，也称为 Kasabach-Merritt 现象（血小板减少、溶血性贫血和凝血异常）。这两种血管瘤的主要区别之一是卡波西样血管内皮瘤倾向于浸润皮下组织和肌肉[22, 23]。

　　在交界性或局部破坏性血管瘤中有 KHE 和其他罕见的血管瘤，如视网膜状血管内皮瘤、复合性血管内皮瘤和乳头状淋巴管内血管内皮瘤（Dabska 瘤）[22-25]。

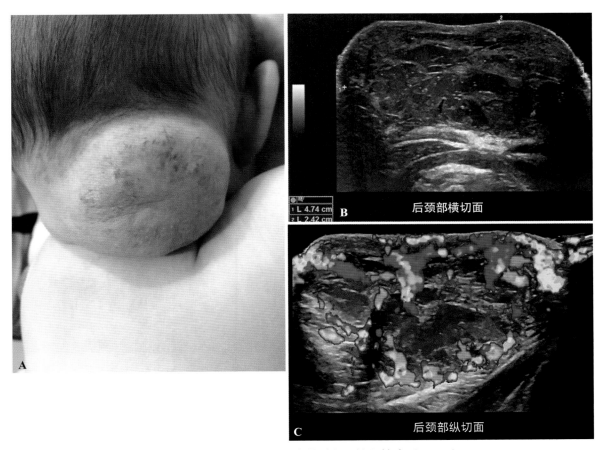

▲ 图 4-11 3 月龄患儿非消退型先天性血管瘤（NICH）

A. 临床图像（后颈）；B 和 C. 灰阶超声和彩色多普勒超声（B 为横切面，C 为纵切面）显示真皮和皮下组织内大小约 4.74cm（横径）×2.42cm（厚度）的低回声外生肿块样结构，其内可见无回声管道和腔隙。彩色多普勒（C）显示肿块内有明显的血流信号，含无动静脉分流的动脉和静脉血管。参见视频 4-8

　　恶性血管肿瘤包括血管肉瘤和上皮样血管内皮瘤（epithelioid hemangioendothelioma，EHE）。血管肉瘤最常见于头部、颈部和乳房，但也可见于其他部位，可在放疗后或慢性淋巴水肿后出现[26]。

　　1. 卡波西样血管内皮瘤

【定义】

卡波西样血管内皮瘤（KHE）为局部侵袭性的血管内皮增生，累及皮肤和皮下层[22, 23]。

【关键超声征象】

- 病变边界不清，回声不均，常累及真皮、皮下组织和肌肉层。

- 常有明显血流信号，可见低速动脉和静脉血管（图 4-14）。

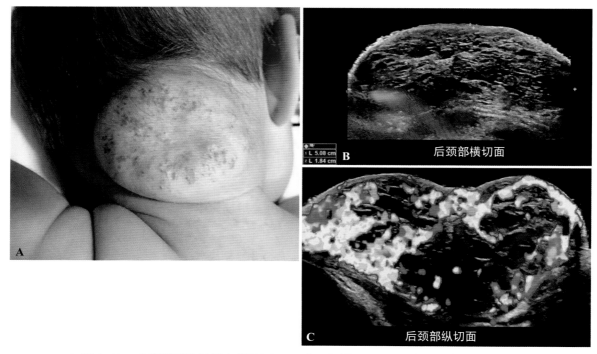

▲ 图 4-12　非消退型先天性血管瘤（NICH），与图 4-11 同一病例，随访 1 年 6 个月

A. 临床图像（后颈）；B 和 C. 灰阶超声和彩色多普勒超声（B 为横切面，C 为纵切面）显示真皮和皮下组织内大小约 5.08cm（长度）× 1.84cm（厚度）的低回声外生肿块样结构，大小无明显变化，其内无回声管道和腔隙仍在；在彩色多普勒（C）上，肿块内仍有明显的动、静脉血流信号，血流分布与前相似，无动静脉分流。参见视频 4-9

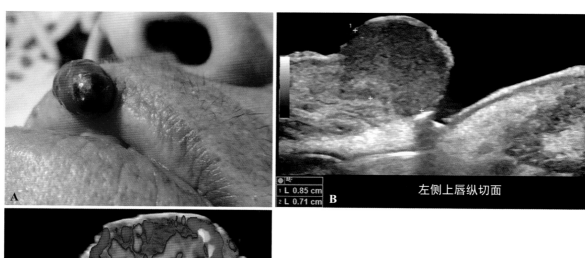

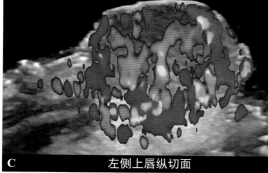

▲ 图 4-13　毛细血管扩张性肉芽肿

A. 上唇病变的临床图像；B 和 C. 灰阶超声和彩色多普勒超声（上唇左缘；纵切面）显示表皮和真皮层内大小约 8.5mm（长度）× 7.1mm（厚度）的外生性息肉样团块，彩色多普勒显示病灶内有丰富的弥漫分布的血流信号。参见视频 4-10

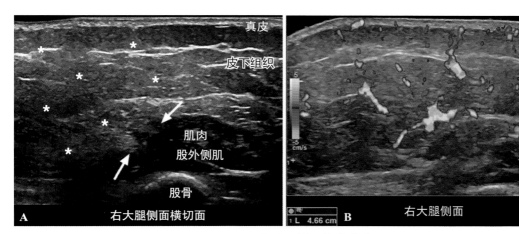

▲ 图 4-14　卡波西样血管内皮瘤（KHE）

A. 灰阶超声和彩色多普勒超声（右大腿外侧，横切面）显示皮下组织内边界不清的高回声区（★），病变累及筋膜层和股外侧肌外侧面；B. 彩色多普勒显示皮肤层和皮下组织内非对称性的血流信号，累及股外侧肌外侧表面的血管是迂曲不规则的

2. 皮肤血管肉瘤

【定义】

皮肤血管肉瘤（cutaneous angiosarcoma）为恶性血管内皮增生性病变，累及皮肤层和深层组织，可发生转移。最常见的受累部位是头皮、乳房和四肢；最常见的转移部位是肺。它可以表现为单个或多个病灶，也可以表现为以卫星灶为主要病变[12, 24-26]。

【关键超声征象】

- 真皮和皮下组织内边界不清的低回声或不均质回声实性肿块，边缘不规则或分叶状。
- 可见深部组织如肌腱、肌肉和骨骼病变。
- 彩色多普勒显示肿块整体或部分有明显的低速动、静脉血流信号，血管迂曲、不规则（图 4-15）。

二、血管畸形

【定义】

血管分化时出现错误，产生发育不良的血管。血管畸形（vascular malformation，VM）通常在出生时即出现，随着年龄增长而缓慢增大。

【分类】

血管畸形可按流量分类如下。

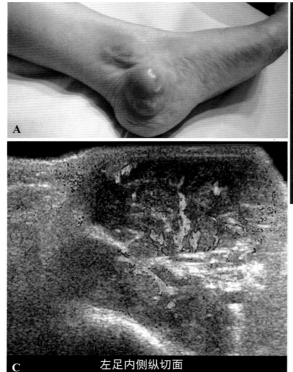

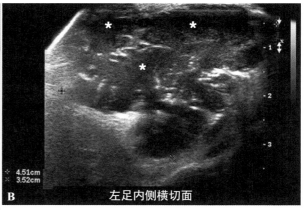

▲ 图 4-15 皮肤血管肉瘤

A. 左足内侧肿块的临床图像；B 和 C. 灰阶超声和彩色多普勒超声（B 为横切面，C 为纵切面）显示真皮和皮下组织内大小约 4.51cm（横径）× 3.52cm（厚度）的边界不清的低回声肿块 [✱，分叶状]；在彩色多普勒（C）上，病变内可见丰富血流信号，血流迂曲、不规则

- 高流量血管畸形。
  - 伴动静脉瘘或动静脉分流的动脉血管畸形和交通支畸形。
  - 非交通性的动静脉束。
- 低流量血管畸形（静脉、毛细血管、淋巴管或混合型）。

这几类血管畸形通常以不同方式治疗，因此超声检查提供诊断上的支持是非常有临床意义的 [1-3, 6, 8-10, 13, 27, 28]。

【相关综合征】

表 4-1 列出了几种存在血管畸形的先天性综合征。

毛细血管畸形也存在于粉黄色斑、遗传性出血性毛细血管扩张症（hereditary hemorrhagic telangiectasia，HHT）、先天性毛细血管扩张性大理石样皮肤和脑海绵状血管畸形（cerebral cavernous malformation，CCM）中，并且通常表现为角化过度的毛细血管畸形。

静脉畸形可见于家族性皮肤黏膜血管畸形（TIE2）、蓝色橡皮大疱性痣综合征和脑海绵状血管畸形。

动静脉血流见于血管球静脉畸形，是与血管球细胞相关的血管畸形。

淋巴管畸形（LVM）可分为大囊性、微囊性或混合性三种类型。这些见于 Gorham-Stout 病、Nonne-Milroy 综合征和原发性遗传性淋巴水肿，以及其他几种少见的综合征。

表 4-1　血管畸形相关综合征

综合征	血管畸形的类型
Klippel-Trenaunay 综合征	低流量血管畸形（VM）
M-CM 或 MCAP	低流量血管畸形，通常是毛细血管畸形
CLOVES	低或高流量血管畸形
Proteus	低流量血管畸形
Parkes Weber 综合征	低或高流量血管畸形，通常是毛细血管畸形或动静脉畸形
CM-AVM	低或高流量血管畸形
Sturge-Weber 综合征	面部毛细血管畸形
MICCAP	低流量血管畸形
Bannayan-Riley-Ruvalcaba 综合征	低或高流量血管畸形，通常是毛细管畸形
SOLAMEN	高流量血管畸形
Maffucci 综合征	低流量血管畸形，通常是静脉畸形
Servelle-Martorell 综合征	低流量血管畸形，通常是静脉畸形

CLOVES. 先天性脂肪瘤生长过度，血管畸形、表皮痣、脊柱 / 骨骼异常和脊柱侧弯；CM-AVM. 毛细血管畸形 –
动静脉畸形；MCAP. 巨颅毛细血管畸形；MICCAP. 小颅毛细血管畸形；SOLAMEN. 节段性脂肪瘤生长过度、动
静脉畸形和表皮痣

【关键超声征象】

- 迂曲的管状、腔隙状无回声结构。

- 无肿块样外观。

- 在彩色多普勒频谱分析中，可根据曲线的形状对 VM 进行分类（图 4-16 至图 4-22，视
  频 4-11 至视频 4-14）。动脉畸形表现为收缩期和舒张期峰值曲线，静脉畸形呈现为单相
  曲线，动静脉畸形则表现为动脉和静脉频谱混合，伴动静脉分流或动脉化静脉血流。淋
  巴管畸形没有连续性频谱。由于毛细管管径小，流速慢，所以在毛细管畸形中无法检测
  到血流频谱。

- 某些情况下可以看到不同类型血管畸形的组合。最常见的混合类型是静脉和动脉、静脉
  和淋巴、静脉和毛细血管。

- 静脉畸形通常是可压缩的，在某些区域可出现强回声钙化沉积（称为静脉石）。

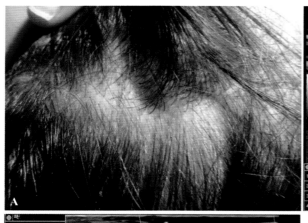

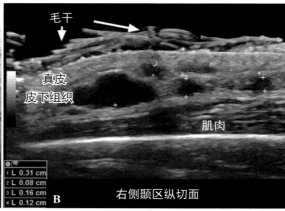

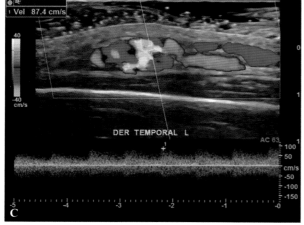

▲ 图 4-16　高流量动脉血管畸形

A. 右颞区头皮病变的临床图像；B. 灰阶超声（右颞区，纵切面）显示多个无回声腔隙交错于皮下（标号间），其厚度为 0.8～3.1mm；C. 彩色多普勒频谱曲线分析可显示收缩期动脉血流峰值（87.4cm/s），还可检测到来自右侧颞动脉的供血动脉。参见视频4-11

- 血管畸形通常在大小、回声和血管分布方面无显著变化，而倾向于与患儿的生长发育成比例生长。在某些部位有血栓形成，这在静脉畸形中更常见，因此可见部分血管扩张，呈低回声，不可压缩，彩色多普勒上无血流信号显示。

- 注意，当血流速度超过 2cm/s 时，在彩色多普勒上通常能检测到血流信号。

三、暂未分类的血管异常

（一）血管角化瘤

【定义】

血管角化瘤（angiokeratoma）是真皮浅层扩张毛细血管的良性增生及角化过度。最常见的类型是单发的红色或紫色疣状病变，但也可表现为多发病变或弥漫性生长，后者与 Fabry 病有关。常见的受累部位是四肢、外阴和阴囊，其他部位亦可发生[12, 29]。最近发现血管角化瘤与脑海绵状血管畸形相关[30]，因此，对这些病例进行 MRI 等脑成像研究是可取的。

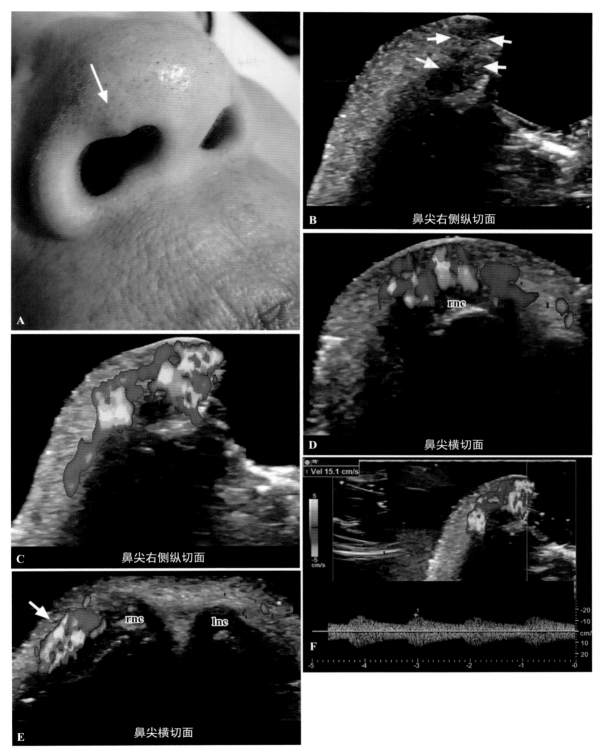

▲ 图 4-17　高流量动脉血管畸形

A. 临床图像显示鼻尖右侧病变（箭）；B. 灰阶超声；C 至 E. 彩色多普勒超声；F. 同一区域的血流频谱曲线分析，灰阶超声上为真皮层内边界不清的低回声区（B，箭），彩色多普勒（C 为纵切面；D 为横切面）上为迂曲的血管网。右鼻孔内壁前部真皮层增生的血管累及右侧鼻翼软骨表面（C 至 E）。频谱曲线分析（F）显示高速血流，收缩期峰值速度为 15.1cm/s。注意血管之间没有肿块样结构。参见视频 4-12。rnc. 右鼻翼软骨；lnc. 左鼻翼软骨

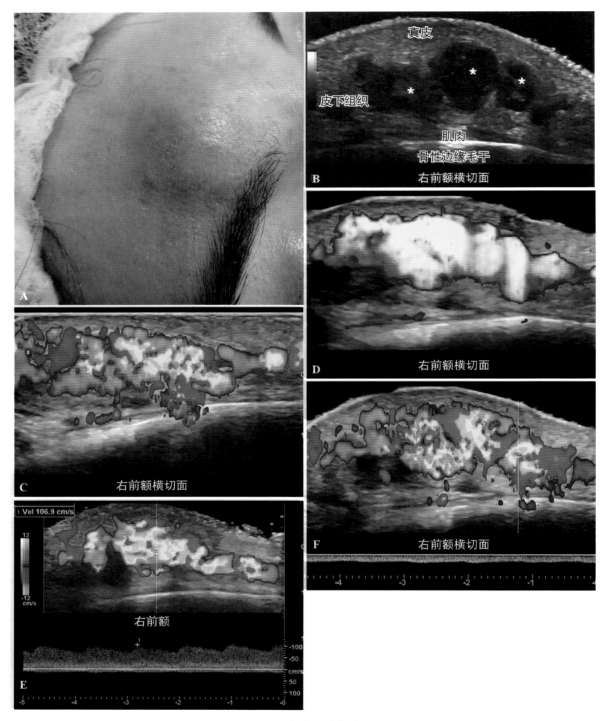

▲ 图 4-18　高流量动静脉畸形

A. 右前额病变的临床图像；B. 灰阶超声（横切面）显示皮下组织内低回声椭圆形结构（★），皮下组织回声增强；C 和 D. 彩色多普勒（C）和能量多普勒（D）（横切面）显示病变区域皮下血管网；E 和 F. 血流频谱曲线分析显示病灶中心有高速动脉化静脉血流，流速高达 106.9cm/s（E）；其他部位为静脉单相血流。参见视频 4-13

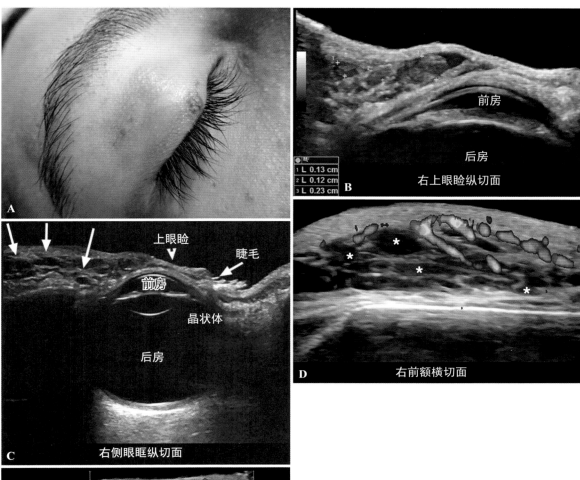

▲ 图 4-19　低流量静脉畸形伴局部血栓形成

A. 上眼睑病变的临床图像；B 和 C. 灰阶图像（纵切面，图 B 聚焦于眼睑；图 C 聚焦于眼眶）显示多个低回声及无回声的腔隙和管状结构（图 B 中测量标记之间），累及右上眼睑的眼轮匝肌及其前部，以及同侧上睑的后方，这些腔隙和管状结构的直径为1.2～2.3mm（B），延伸到右额叶区域的皮下组织（C，图像左侧的箭头），其中一些结构内的低回声提示血栓形成；D. 彩色多普勒超声（横切面）显示低回声（★）处无血流信号；E. 部分血管的频谱曲线分析显示静脉血流速度较低

【关键超声征象】

- 表皮和真皮的带状结构。

- 表皮增厚、起伏和不规则。

- 真皮层增厚，回声减弱（图 4-23）。

- 在彩色多普勒上显示为少血流信号。

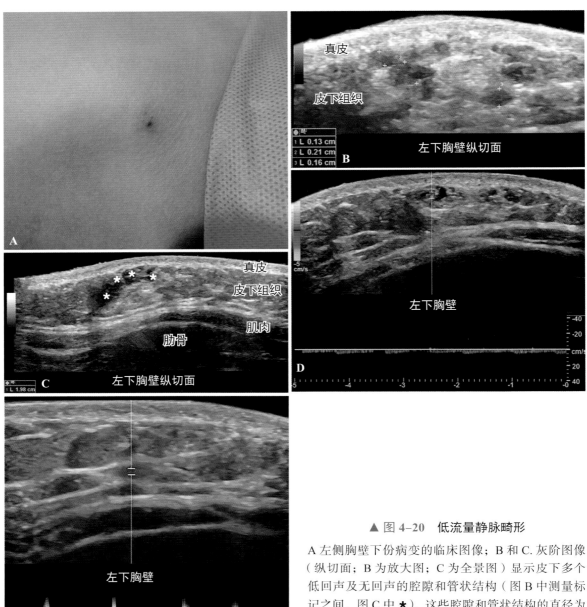

▲ 图 4-20　低流量静脉畸形

A 左侧胸壁下份病变的临床图像；B 和 C. 灰阶图像（纵切面；B 为放大图；C 为全景图）显示皮下多个低回声及无回声的腔隙和管状结构（图 B 中测量标记之间，图 C 中 ★），这些腔隙和管状结构的直径为 1.3～2.1mm（B），其中一些结构内的低回声提示血栓形成；D 和 E. 对血流的频谱曲线分析显示部分区域无血流信号，但加压后出现了低速血流（E）。参见视频 4-14

（二）疣状血管瘤

【定义】

疣状血管瘤（verrucous hemangioma）是真皮和皮下组织扩张毛细血管的良性增生，伴有表皮不同程度的过度角化。疣状血管瘤与血管角化瘤相似但病变深度更甚[12, 31]。

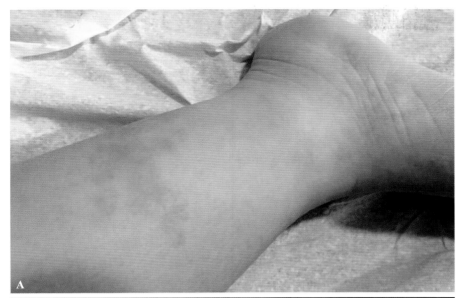

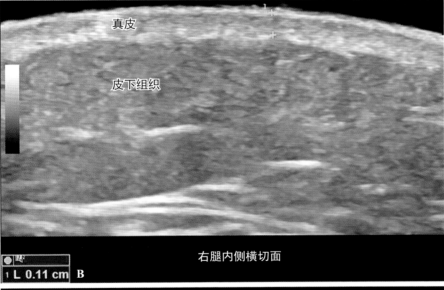

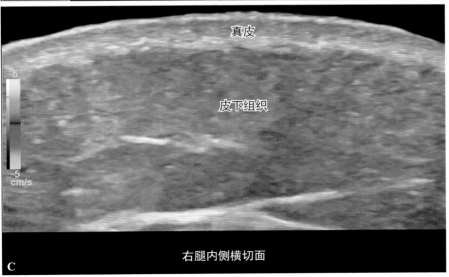

◀ 图 4-21　低流量毛细血管畸形

A. 右腿和右足内侧病变的临床图像；B 和 C. 灰阶超声和彩色多普勒超声（横切面）上表现为真皮浅层（B）回声稍减低，但在深层结构中未发现厚度异常或回声异常（B），亦未发现血管增生（C）

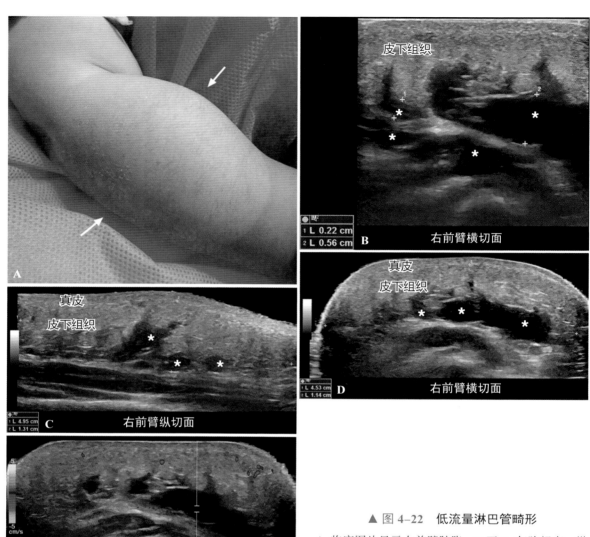

▲ 图 4-22　低流量淋巴管畸形

A. 临床图片显示右前臂肿胀；B 至 D. 灰阶超声，纵切面放大图（B）和横向全景视图（C）显示皮下多个不规则的无回声管状结构和充满无回声液体的腔隙（＊），直径 2.2～5.6mm。病变区域为 4.95cm（长度）×1.31cm（厚度）×4.53cm（横径）。注意局部皮下组织增厚，回声增强；E. 频谱曲线分析显示病变中没有可检测到的血流信号

【关键超声征象】

- 表皮不同程度地增厚、起伏，形态不规则。

- 真皮增厚，回声减弱（图 4-24）。

- 皮下组织回声增强，边界不清。

- 在彩色多普勒上，由于毛细血管流速缓慢而显示为少血流信号。

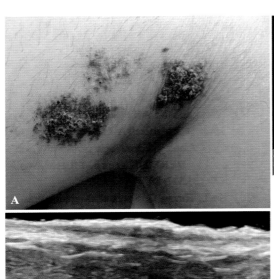

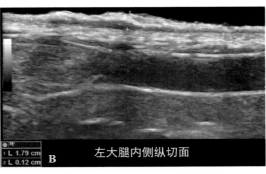

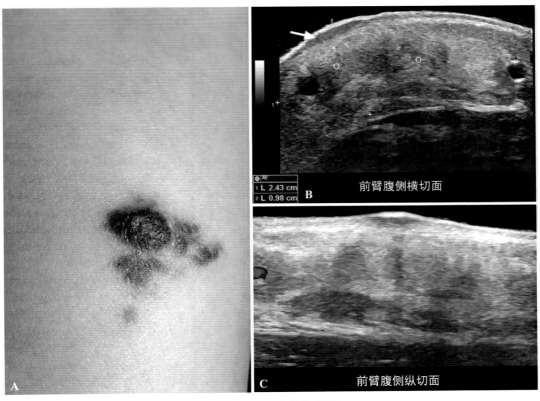

▲ 图 4-23 血管角化瘤

A. 临床图片显示大腿远端内侧皮肤病变；B 和 C. 灰阶超声和彩色多普勒（纵切面）显示表皮增厚，呈起伏状，真皮浅层回声减低。彩色多普勒显示病变处血流信号少

▲ 图 4-24 疣状血管瘤

A. 临床照片；B 和 C. 右前臂腹侧的灰阶超声（横切面）和彩色多普勒超声（纵切面）显示真皮和皮下组织增厚，呈混杂回声（O），表皮向上移位，真皮浅层回声减低（箭），而皮下组织回声增强、不均质，此回声异常的组织大小约 2.43cm（横径）× 0.98cm（厚度）。彩色多普勒（C）上，该区域未见明显血流信号

参考文献

[1] International Society for the Study of Vascular Anomalies. ISSVA classification for vascular anomalies (Approved at the 20th ISSVA Workshop, Melbourne, April 2014). http://www.issva.org/UserFiles/file/Classifications-2014-Final.pdf. Accessed 4 Dec 2017.

[2] Jahnke MN. Vascular lesions. Pediatr Ann. 2016;45:e299–305.

[3] Garzon MC, Weitz N, Powell J. Vascular anomalies: differential diagnosis and mimickers. Semin Cutan Med Surg. 2016;35:170–6.

[4] Smith CJF, Friedlander SF, Guma M, Kavanaugh A, Chambers CD. Infantile hemangiomas: an updated review on risk factors, pathogenesis, and treatment. Birth Defects Res. 2017;109:809–15.

[5] Hoeger PH, Colmenero I. Vascular tumours in infants. Part I: benign vascular tumours other than infantile haemangioma. Br J Dermatol. 2014;171:466–73.

[6] Merrow AC, Gupta A, Patel MN, Adams DM. 2014 revised classification of vascular lesions from the international society for the study of vascular anomalies: radiologic-pathologic update. Radiographics. 2016;36:1494–516.

[7] Miller DD, Gupta A. Histopathology of vascular anomalies: update based on the revised 2014 ISSVA classification. Semin Cutan Med Surg. 2016;35:137–46.

[8] Steiner JE, Drolet BA. Classification of vascular anomalies: an update. Semin Interv Radiol. 2017;34:225–32.

[9] Wortsman X. Common applications of dermatologic sonography. J Ultrasound Med. 2012;31:97–111.

[10] Wortsman X. Ultrasound in dermatology: why, how and when? Semin Ultrasound CT MR. 2013;34:177–95.

[11] Kutz AM, Aranibar L, Lobos N, Wortsman X. Color Doppler ultrasound follow-up of infantile hemangiomas and peripheral vascularity in patients treated with propranolol. Pediatr Dermatol. 2015;32:468–75.

[12] Wortsman X, Carreño L, Morales C. Cutaneous vascular tumors. In: Wortsman X, Jemec GBE, editors. Dermatologic ultrasound with clinical and histologic correlations. New York: Springer; 2013. p. 235–48.

[13] Peer S, Wortsman X. Hemangiomas and vascular malformations. In: Wortsman X, Jemec GBE, editors. Dermatologic ultrasound with clinical and histologic correlations. New York: Springer; 2013. p. 183–234.

[14] Wortsman X, Alfageme F, Roustan G, Arias-Santiago S, Martorell A, Catalano O, et al. Guidelines for performing dermatologic ultrasound examinations by the DERMUS group. J Ultrasound Med. 2016;35:577–80.

[15] He L, Huang G. Spectral Doppler ultrasound for predicting longterm response to topical timolol in children with infantile hemangioma. J Clin Ultrasound. 2017;45:480–7.

[16] García-Martínez FJ, Muñoz-Garza FZ, Hernández-Martín A. [Ultrasound in pediatric dermatology]. Actas Dermosifiliogr. 2015;106(Suppl 1):76–86.

[17] Amouri M, Mesrati H, Chaaben H, Masmoudi A, Mseddi M, Turki H. Congenital hemangioma. Cutis. 2017;99:E31–3.

[18] Wortsman X, Wortsman J, Aranibar L. Congenital diseases of the skin. In: Wortsman X, Jemec GBE, editors. Dermatologic ultrasound with clinical and histologic correlations. New York: Springer; 2013. p. 39–72.

[19] Chen CP, Chen CY, Chang TY, Yang HY, Chen YN, Chen SW, Wang W. Prenatal imaging findings of a rapidly involuting congenital hemangioma (RICH) over right flank in a fetus with a favorable outcome. Taiwan J Obstet Gynecol. 2016;55:745–7.

[20] Koo MG, Lee SH, Han SE. Pyogenic granuloma: a retrospective analysis of cases treated over a 10–year. Arch Craniofac Surg. 2017;18:16–20.

[21] Silva-Feistner M, Ortiz E, Alvarez-Véliz S, Wortsman X. Amelanotic subungual melanoma mimicking telangiectatic granuloma: clinical, histologic, and radiologic correlations. Actas Dermosifiliogr. 2017;108:785–7.

[22] Croteau SE, Gupta D. The clinical spectrum of kaposiform hemangioendothelioma and tufted angioma. Semin Cutan Med Surg. 2016;35:147–52.

[23] Ryu YJ, Choi YH, Cheon JE, Kim WS, Kim IO, Park JE, Kim YJ. Imaging findings of kaposiform hemangioendothelioma in children. Eur J Radiol. 2017;86:198–205.

[24] Colmenero I, Hoeger PH. Vascular tumours in infants. Part II: vascular tumours of intermediate malignancy [corrected] and malignant tumours. Br J Dermatol. 2014;171:474–84.

[25] Nozaki T, Matsusako M, Mimura H, Osuga K,

Matsui M, Eto H, et al. Imaging of vascular tumors with an emphasis on ISSVA classification. Jpn J Radiol. 2013;31:775–85.

[26] Gaballah AH, Jensen CT, Palmquist S, Pickhardt PJ, Duran A, Broering G, Elsayes KM. Angiosarcoma: clinical and imaging features from head to toe. Br J Radiol. 2017;90:20170039.

[27] Sun RW, Tuchin VV, Zharov VP, Galanzha EI, Richter GT. Current status, pitfalls and future directions in the diagnosis and therapy of lymphatic malformation. J Biophotonics. 2017. https://doi. org/10.1002/jbio.201700124. [Epub ahead of print].

[28] Acord M, Srinivasan AS, Cahill AM. Percutaneous treatment of lymphatic malformations. Tech Vasc Interv Radiol. 2016;19:305–11.

[29] Lidove O, Jaussaud R, Aractingi S. Dermatological and soft-tissue manifestations of Fabry disease: characteristics and response to enzyme replacement therapy. In: Mehta A, Beck M, Sunder- Plassmann G, editors. Fabry disease: perspectives from 5 years of FOS, chap. 24. Oxford: Oxford PharmaGenesis; 2006.

[30] Whitworth WW, Hick RW, Nelson KC, Sidhu-Malik NK. Cerebral cavernous malformations associated with cutaneous angiokeratomas and hemangiomas. Cutis. 2015;96:329–32.

[31] Singh J, Sharma P, Tandon S, Sinha S. Multiple verrucous hemangiomas: a case report with new therapeutic insight. Indian Dermatol Online J. 2017;8:254–6.

第 5 章　皮肤癌超声诊断
Ultrasound of Skin Cancer

Ximena Wortsman　**著**

李　娟　**译**　　戴九龙　**校**

一、概述

最常见的皮肤恶性肿瘤可分为黑色素瘤和非黑色素瘤皮肤癌。非黑色素瘤皮肤癌是人类最常见的恶性肿瘤，其中最常见的是皮肤基底细胞癌，其次是皮肤鳞状细胞癌。每年新发皮肤癌比乳腺癌、前列腺癌、肺癌和结肠癌的总和还多[1, 2]。

二、非黑色素瘤皮肤癌

（一）基底细胞癌

【定义】

基底细胞癌（basal cell carcinoma，BCC）是具有低度恶性潜能的表皮恶性肿瘤，起源于基底细胞。它是最常见的皮肤癌，通常发生于长期暴露于日照的皮肤部位。

【同义词】

基底细胞上皮瘤；基底细胞瘤。

【临床概况】

约85%的皮肤基底细胞癌位于头部和颈部。皮肤基底细胞癌很少致命，但由于常发生于面部，因而有毁容可能。转移非常罕见[1-4]。

超声是皮肤基底细胞癌首选的影像学检查方法，因为它可以显示原发病灶的准确位置、声像特征和累及范围（包括病变厚度），而声波穿透不受限制[5-8]。

【关键超声征象】

- 位于真皮和（或）皮下组织的椭圆形或带状低回声结构，边缘轻度不规则，常有斑点状强回声。这些斑点状强回声对应着肿瘤细胞形成的致密癌巢，而似乎与钙质沉积或角化囊肿无关（图 5-1 至图 5-4）[5-14]。

- 肿瘤可呈沙漏状或蝶形，或分叶状、不对称状、不规则状，或隆起[8]。

- 病变中出现 7 个或更多强回声点与基底细胞癌复发风险高的组织学亚型有关，如小结节型、硬化型、浸润型、硬斑型和不典型增生亚型等（图 5-5 至图 5-7）。复发风险低的组织学亚型包括大结节型或结节型、浅表型、腺样囊性癌型和 Pinkus 纤维上皮瘤[7]。

- 偶尔也会发现肌肉或软骨受累，最常见于鼻、眼睑、耳和唇等处的病变[5-8, 10]。

- 彩色多普勒显示，病变内部或底部有低至中度的血流分布，动、静脉血流速度较低[5-8, 10]。

- 受当前超声设备所用上限频率为 15～24MHz 的可变频探头的清晰度限制，由小于 0.1mm 的癌巢组成的浅表型和结节型基底细胞癌可能不会显示强回声点[5]。

- 在同一病变中可检测到具有高、低复发风险的不同基底细胞癌亚型。在这些病变内，不同区域的强回声点密度有差异。对于这种混合了不同亚型的病变，识别其声像特征对于指导活检部位和手术类型的选择均有所裨益[9]。

（二）鳞状细胞癌

【定义】

鳞状细胞癌（squamous cell carcinoma，SCC）为第二常见的非黑色素瘤皮肤癌，通常发生于长期暴露于日照的皮肤部位，如头皮或面部[1-5]。

【同义词】

棘细胞癌；棘细胞上皮瘤；棘细胞瘤。

【关键超声征象】

- 真皮层和（或）皮下组织内的低回声椭圆形结构、带状结构（图 5-8 至图 5-10）。

- 鳞状细胞癌的病灶内通常不显示强回声点。

- 彩色多普勒可见病变内部及周围血流信号丰富。

- 与基底细胞癌相比，深部浸润更为常见。

- 可有局部转移，并可能侵犯肿瘤的淋巴引流路径[5, 6, 15]。

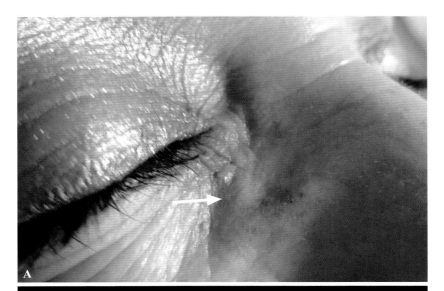

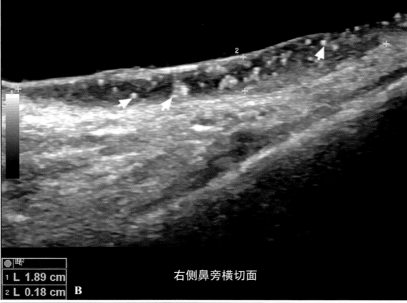

右侧鼻旁横切面

1 L 1.89 cm
2 L 0.18 cm

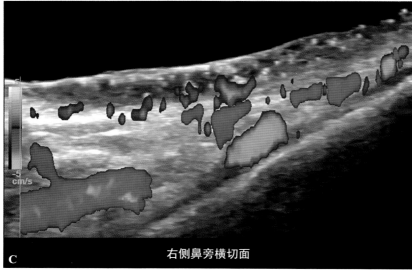

右侧鼻旁横切面

◀ 图 5–1　高复发风险亚型的基底细胞癌

A. 临床图像；B 和 C. 灰阶超声及彩色多普勒超声（横切面）示右侧鼻旁真皮层内大小约 18.9mm（横切面）× 1.8mm（厚度）的低回声带，提示为高复发风险亚型；注意病变内有超过 7 个强回声点（箭）（组织学亚型为硬斑型）；彩色多普勒显示病变内血流信号丰富

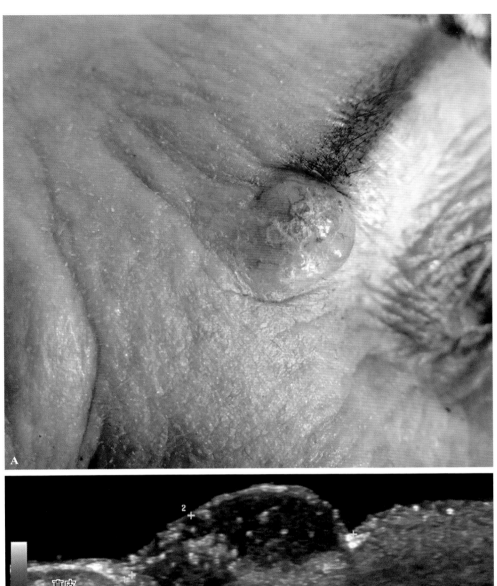

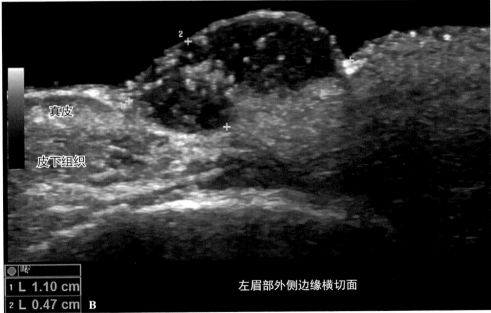

▲ 图 5-2 高复发风险亚型和低复发风险亚型混合的基底细胞癌

A. 临床图像；B. 灰阶超声

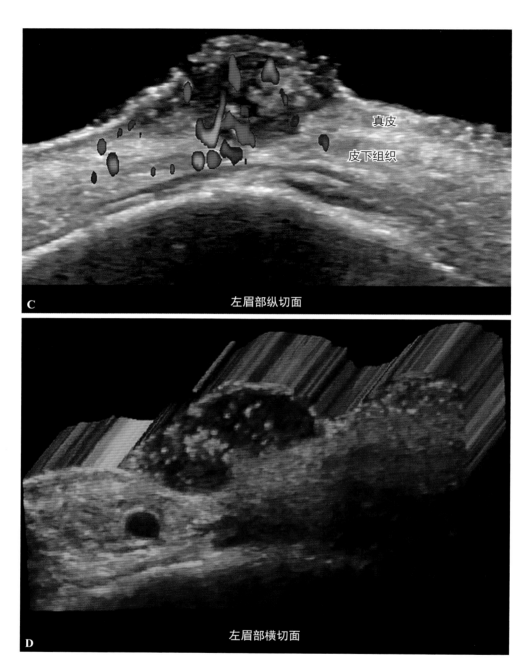

▲ 图 5-2（续）　高复发风险亚型和低复发风险亚型混合的基底细胞癌

C. 彩色多普勒（纵切面）；D. 三维重建超声（左眉部横切面）。混合型病灶表现为小结节型（高
复发风险）和结节型（低复发风险）；高复发风险亚型为强回声点集中程度较高的区域；彩色
多普勒显示病变内部和周围血流信号丰富，有纤细动脉和静脉血管

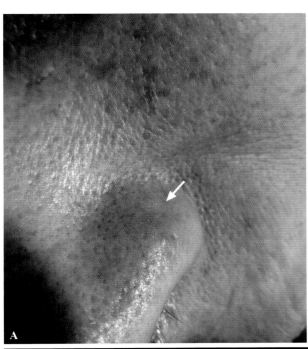

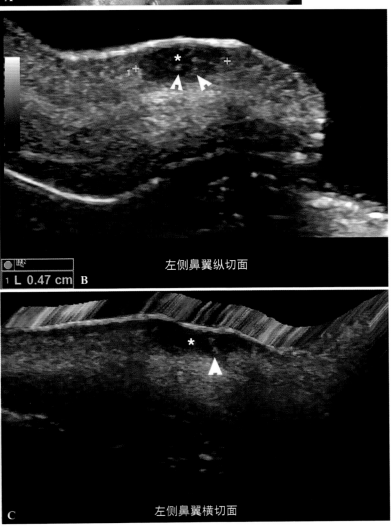

◀ 图 5-3　低复发风险亚型基底细胞癌

A. 临床图像；B 和 C. 灰阶超声和三维重建超声
（左鼻翼横切面）显示边界清晰的椭圆形低回声病
变（＊），提示低复发风险亚型（组织学亚型为结
节型）；注意病灶内有少量强回声点（箭头）

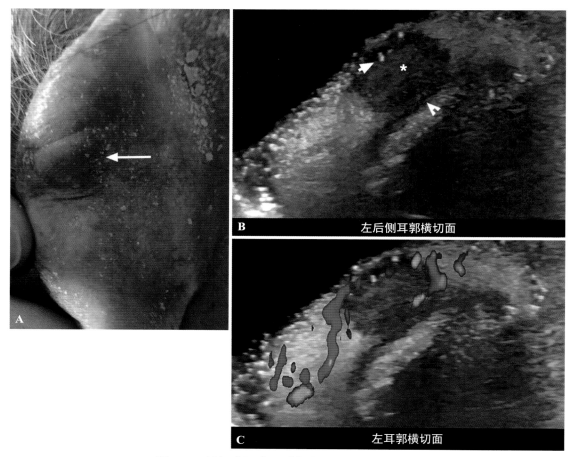

▲ 图 5-4　低复发风险亚型基底细胞癌，累及耳软骨

A. 临床图像可见肿块形成的皮肤病灶；B 和 C. 灰阶超声和彩色多普勒超声（横切面）显示左耳郭真皮层内圆形低回声结构（★），累及耳软骨表面（箭头）；病灶内可见少量强回声点（箭）；彩色多普勒可显示稍丰富血流信号，主要分布于病变外周；组织学亚型为结节型

三、黑色素瘤

【定义】

黑色素瘤（melanoma）是最致命的皮肤癌，由黑素细胞的恶性增生引起，通常表现为边缘不规则的色素沉着性病变[1, 2, 16]。

【同义词】

恶性皮肤黑色素瘤。

【临床共识】

- 皮肤黑色素瘤患者的预后与原发肿瘤的组织学厚度高度相关。病变的组织学厚度也被称为 Breslow 指数（Breslow index）（表 5-1）。

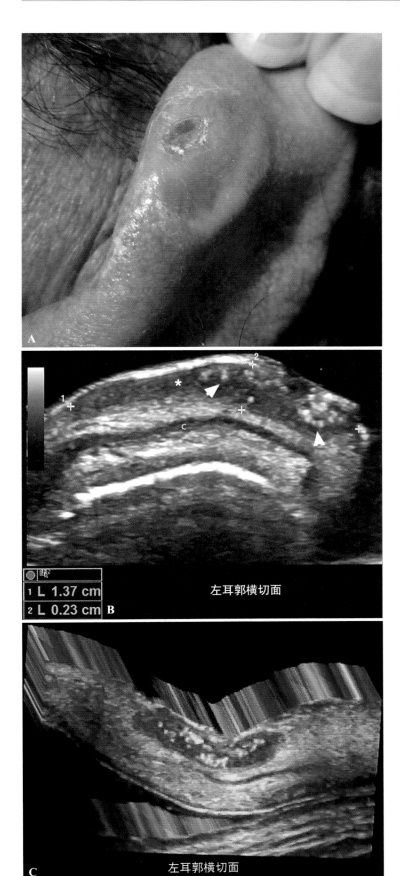

◀ 图 5-5　高复发风险亚型的基底
细胞癌，未累及耳软骨

A. 临床图像；B. 灰阶超声；C. 三维重
建超声（左耳郭横切面）

- 黑色素瘤的侵袭程度根据 Clark 分类进行分类（表 5-2）。

- 肿瘤厚度 ≥ 1mm，表明需要进行前哨淋巴结检查，以明确局部扩散程度。

- 超声可用于原发灶的检查（包括测量病变厚度）和局部区域分期[16-32]。

- 此外，超声可以帮助定位前哨淋巴结，并可指导细胞学（细针抽吸）或组织学活检。

- 黑色素瘤偶尔表现为非色素性病变，被称为无色素性黑色素瘤，是由于肿瘤在组织学上呈肉瘤样病变，隐藏了色素的踪迹。

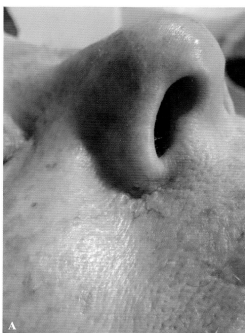

◀ 图 5-6　高复发风险亚型基底细胞癌，累及真皮和皮下组织
A. 临床图像；B. 皮肤镜图像

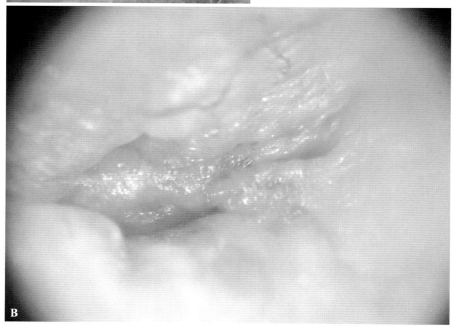

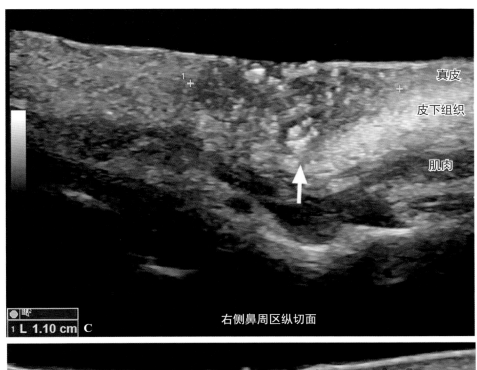

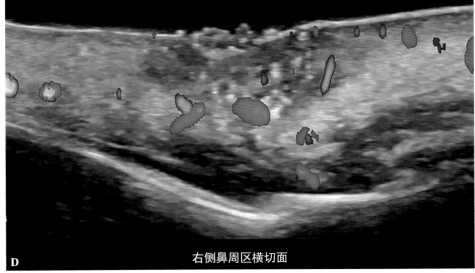

▲ 图 5-6（续）　高复发风险亚型基底细胞癌，累及真皮和皮下组织

C 和 D. 灰阶超声（右侧鼻周区纵切面）和彩色多普勒超声（右侧鼻周区横切面）显示真皮和皮下组织内金字塔形的低回声病变，金字塔顶（箭）位于病变的深部，病变内有多个强回声点，提示高风险复发亚型；彩色多普勒显示病灶底部血流信号丰富；组织学亚型为硬斑型

- 黑色素瘤可以发生卫星转移（距原发肿瘤不超过 2cm）、途中转移（距原发肿瘤超过 2cm）、淋巴结转移（淋巴结）和其他器官（如肝、脑或骨）的远处转移[19-24]。

【关键超声征象】

- 真皮和（或）皮下组织的低回声结构，常呈梭形。

- 彩色多普勒可见肿瘤内部和周围常有丰富血流信号（图 5-11 和图 5-12）。

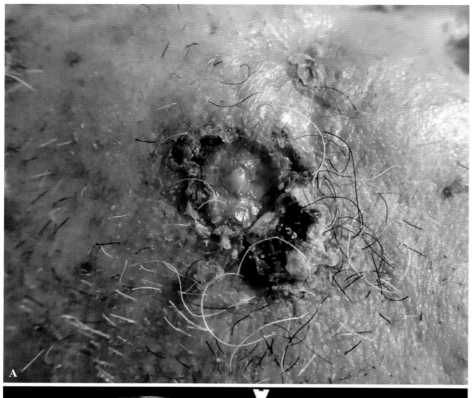

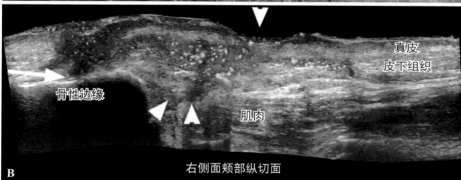

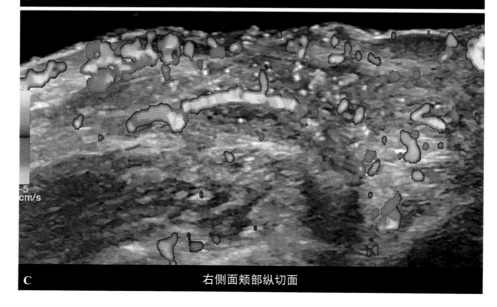

◀ 图 5-7 高复发风险的溃疡型基底细胞癌，累及真皮、颧大肌浅部和上部（箭头），毗邻骨缘

A. 临床图像；B 和 C. 灰阶超声（彩色滤镜，右面颊纵切面）和彩色多普勒超声显示不规则的低回声结构，边缘有毛刺，内部有多个强回声点，提示高风险复发亚型；注意溃疡（B 中向下箭头）、颧大肌受累（B 中向上箭头）、毗邻骨缘（B 中水平箭）；彩色多普勒显示真皮层、皮下组织和部分颧大肌血流信号丰富

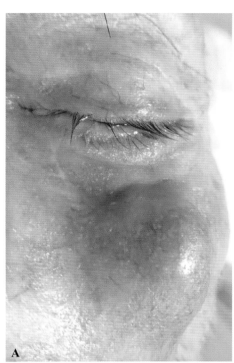

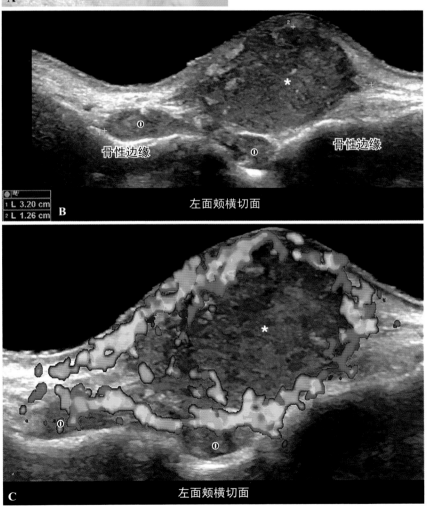

◀ 图 5-8　鳞状细胞癌伴卫星灶
（距原发肿瘤＜ 2cm）和周围神经
受累

A. 临床图像；B 和 C. 灰阶图像和
彩色多普勒超声（左面颊横切面）
显示真皮和皮下组织内边界不清的
椭圆形低回声实性肿块（★），累及
颧大肌和颧小肌，并见两个边界清
楚的椭圆形卫星灶（o）；病变累及
骨缘和眶下神经出口；彩色多普勒
可见病灶内部及周围均有丰富血流
信号（★）

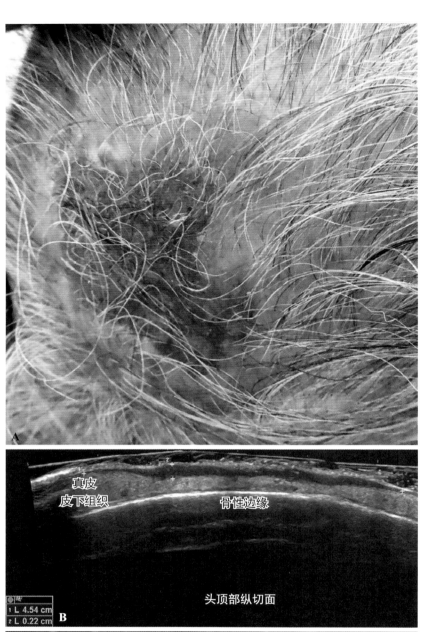

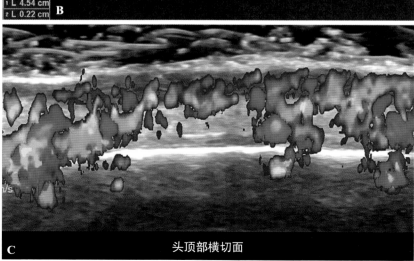

◀ 图 5–9 头皮鳞状细胞癌
A. 临床图像；B 和 C. 灰阶超声（纵切面）和彩色多普勒超声（横切面）显示 4.54cm（长轴）×0.22cm（厚度）的低回声带，累及真皮层和皮下组织

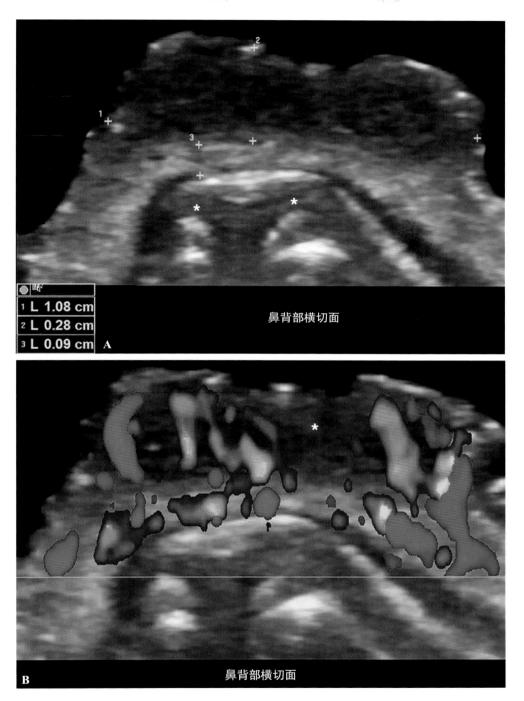

▲ 图 5-10　鼻部鳞状细胞癌

灰阶图像（A）和彩色多普勒超声（B，鼻背横切面）显示 1.08cm（横径）×0.28cm（厚度）的低回声病变（标记之间），边界不清，病变深缘距鼻肌约 0.9mm，未见鼻软骨受累征象；彩色多普勒显示病灶内血流信号丰富

表 5-1　Breslow 指数

肿瘤深度（mm）	5 年生存率（%）
＜ 1	95～100
1～2	80～96
2.1～4	60～75
＞ 4	50

表 5-2　Clark 黑色素瘤侵袭程度分类

级　别	组织学分层（累及层次）
I	瘤细胞限于基底膜以上的表皮内
II	瘤细胞突破基底膜侵犯到真皮乳头层
III	瘤细胞充满真皮乳头层，并进一步向下侵犯，但未到真皮网状层
IV	瘤细胞已侵犯到真皮网状层
V	瘤细胞已穿过真皮网状层，侵犯到皮下脂肪层

- 卫星转移和途中转移通常沿着肿瘤的淋巴和静脉引流路径发生，为皮下组织内的椭圆形、低回声结构，通常被高回声的皮下脂肪组织包围。黑色素瘤转移灶在彩色多普勒中常有丰富血流信号。
- 卫星转移、在途转移和淋巴结转移均可能出现无回声区，这与恶性肿瘤细胞紧密堆积相关，而非肿瘤坏死所致。
- 可行超声引导下细胞学（细针抽吸）或组织学活检。
- 可行超声引导下前哨淋巴结活检 [16-32]。

四、皮肤隆突性纤维肉瘤

【定义】

皮肤隆突性纤维肉瘤（dermatofibrosarcoma protuberans，DFSP）为中低度恶性的纤维肉瘤，局部复发率高，转移风险低。本病最常见于躯干和近端肢体，但也可发生于其他部位，如面部和颈部。

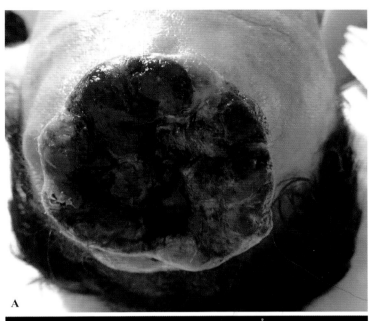

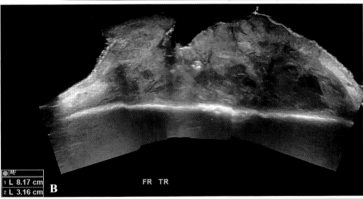

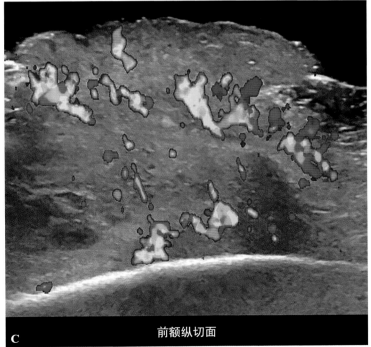

◀ 图 5-11 晚期头皮黑色素瘤

A. 临床图像；B 和 C. 灰阶宽景超声（横切面）和彩色多普勒超声（纵切面）显示大小约 8.17cm（横径）×3.16cm（厚度）的低回声肿块，边界不清，形态不规则，累及真皮、皮下组织和肌肉腱膜层；彩色多普勒显示病灶内血流信号丰富

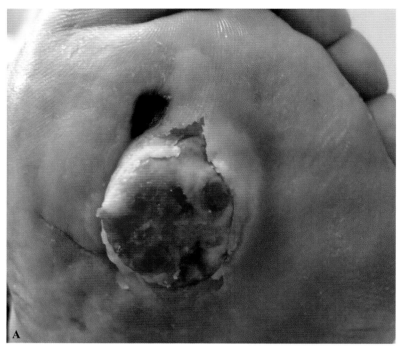

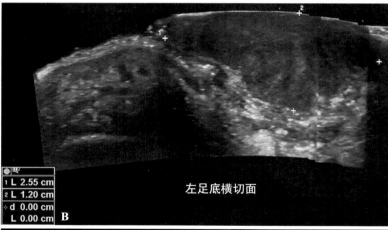

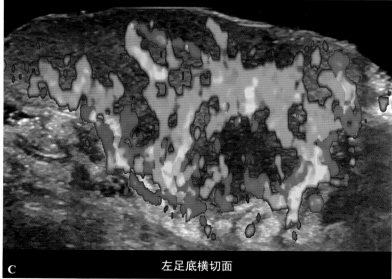

◀ 图 5-12　足底黑色素瘤

A. 黑色素瘤的临床照片，大部分为无色素性病变；B 和 C. 灰阶超声和彩色多普勒超声（横切面）显示边界不清的低回声肿块，累及真皮和皮下组织；彩色多普勒显示病灶内血流丰富

【关键超声征象】

- 边界不清的混合回声肿块。真皮和（或）皮下的肿瘤表浅部分呈带状或结节状，低回声；皮下的肿瘤深在部分呈隆突状或假足状，高回声[5, 33-37]。
- 病变内血流程度各不相同，多有中等程度的低速动静脉血流（图 5-13 和图 5-14）。
- 可累及筋膜和肌肉层，并可出现卫星转移（即位于距原发肿瘤不超过 2cm 处的转移），在病灶附近检测到低回声结节。

五、梅克尔细胞癌

【定义】

梅克尔细胞癌（Merkel cell carcinoma，MCC）是致命的侵袭性皮肤癌，进展迅速。

【关键超声征象】

- 真皮和（或）皮下组织内边界不清的低回声病变，彩色多普勒可见血流信号丰富（图 5-15）[38, 39]。
- 肿瘤可侵犯更深层次，如肌肉或骨骼。

六、恶性淋巴结

【定义】

恶性淋巴结，即肿瘤细胞浸润淋巴结。

【关键超声征象】

- 正常或良性淋巴结呈卵圆形，内含高回声髓质和薄而清晰的低回声皮质。淋巴门通常位于淋巴结一侧，主要血管分支主要位于髓质（图 5-16）。良性炎症或反应性淋巴结可见皮质增厚，但仍保持正常淋巴结的主要超声特征。
- 恶性淋巴结的超声征象如下（图 5-17 和图 5-18）。
    - 圆形。
    - 皮髓质部分或全部分界不清。
    - 皮质不均匀性增厚。
    - 弥漫性低回声。

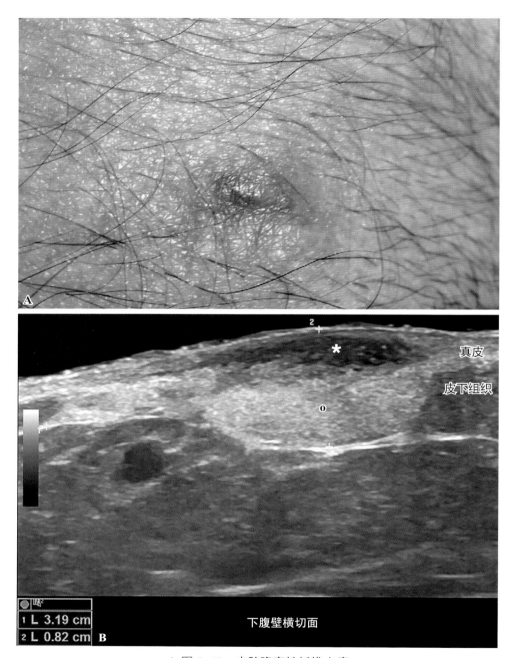

真皮

皮下组织

下腹壁横切面

1 L 3.19 cm	
2 L 0.82 cm	**B**

▲ 图 5-13　皮肤隆突性纤维肉瘤

A. 右下腹壁病变，类似瘢痕疙瘩；B. 灰阶图像（横断面）显示混合回声病变，病变位于真皮和皮下组织浅层的部分呈低回声（★），病变位于皮下组织深层的部分呈高回声（o）；注意肿瘤深部的分叶状和隆突形边界；在能量多普勒上，病灶内血流信号增多，主要集中在上部

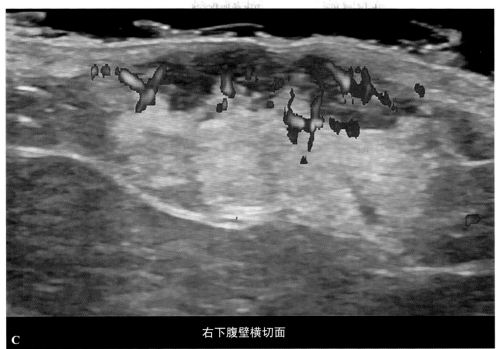

右下腹壁横切面

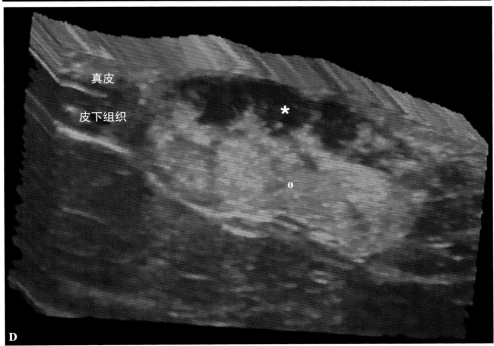

▲ 图 5–13（续）　皮肤隆突性纤维肉瘤

C 和 D. 灰阶图像能量多普勒（C）和三维重建超声（D）显示混合回声病变，病变位于真皮和皮下组织浅层的部分呈低回声（★），病变位于皮下组织深层的部分呈高回声（o）；注意肿瘤深部的分叶状和隆突形边界；在能量多普勒上，病灶内血流信号增多，主要集中在上部

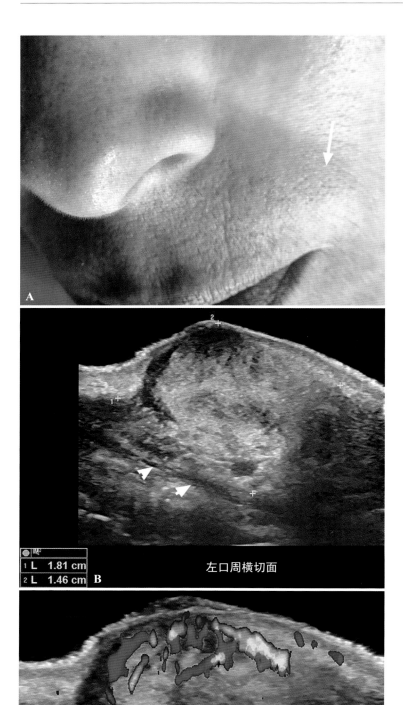

◀ 图 5-14　皮肤隆突性纤维肉瘤

A. 左口周区肿块的临床照片；B 和 C. 灰阶超声和彩色多普勒超声（横切面）显示 1.81cm（横径）×1.46cm（厚度）的混合回声病变，累及真皮和皮下组织，边界不清，椭圆形；注意病变浅部呈低回声，深部呈高回声；口轮匝肌左缘有浸润（箭头）；彩色多普勒可见肿块有丰富血流信号

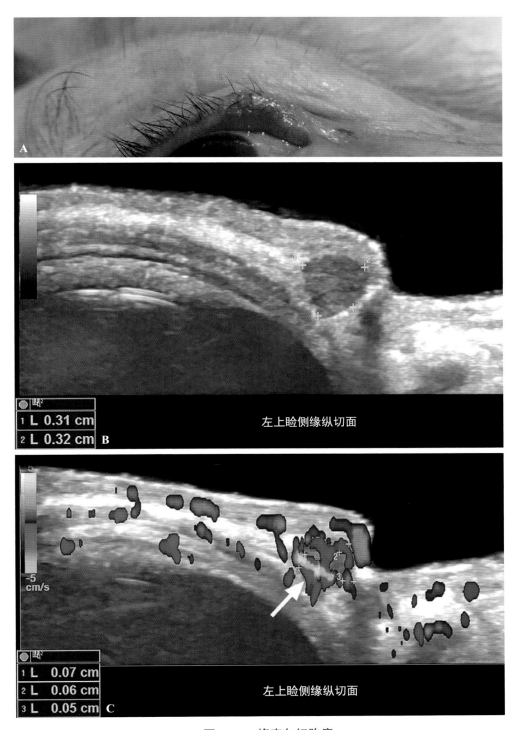

▲ 图 5-15　梅克尔细胞癌

A. 临床图像；B 和 C. 灰阶超声和彩色多普勒超声显示 3.1mm（纵径）× 3.2mm（厚度）的椭圆形低回声结节，累及上睑外侧下份的真皮边缘；彩色多普勒显示病灶周围及病灶内有丰富血流信号；病灶的厚度为 0.5～0.7mm

- 淋巴结周围皮下组织回声增强。

- 横径大于 1cm 视为淋巴结肿大，尽管在某些区域（如侧颈部、腋窝和腹股沟区）属正常大小。

- 彩色多普勒显示皮质区或整个淋巴结血流信号增多，血管迂曲、不规则和(或)粗大[40-49]。

- 超声引导下细针抽吸或粗针活检可以协助诊断。

- 文献报道定性和定量弹性成像有助于良恶性鉴别，定量弹性成像（剪切波）具有更高的灵敏度。

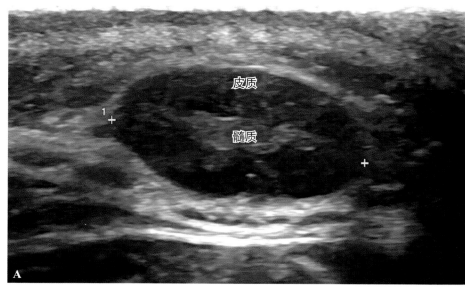

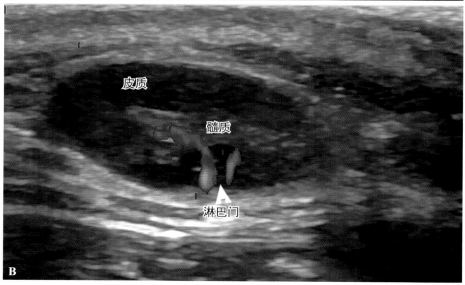

▲ 图 5-16　良性淋巴结的超声形态

灰阶图像（A）和彩色多普勒（B）显示清晰的椭圆形结构，外周为低回声的皮质，中心为高回声的髓质。在彩色多普勒中，淋巴门位于一侧边缘，血管趋于向心性分布

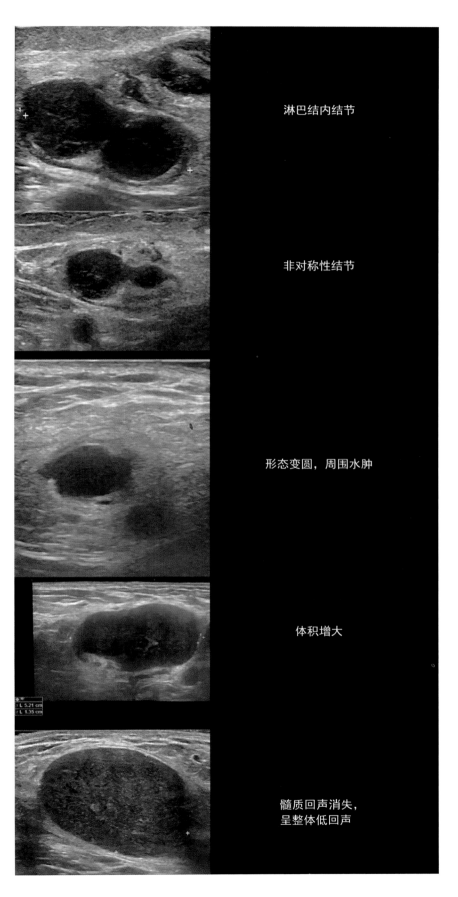

淋巴结内结节

非对称性结节

形态变圆，周围水肿

体积增大

髓质回声消失，
呈整体低回声

◀ 图 5-17　灰阶超声上
的形态、回声改变，提
示为恶性淋巴结

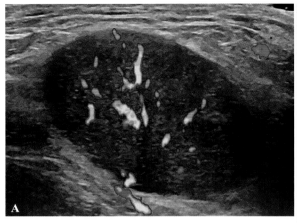

▲ 图 5–18　恶性淋巴结外周血流信号

A. 周围血流信号稀少；B. 周围血流信号丰富

参 考 文 献

[1] Rogers HW, Weinstock MA, Feldman SR, Coldiron BM. Incidence estimate of nonmelanoma skin cancer (keratinocyte carcinomas) in the US population, 2012. JAMA Dermatol. 2015;151:1081–6.

[2] American Cancer Society. Cancer facts and figures 2017. Atlanta: American Cancer Society; 2017. http://www.cancer.org/acs/ groups/content/@ editorial/documents/document/acspc-048738. pdf. Accessed 5 Dec 2017.

[3] Lear W, Dahlke E, Murray CA. Basal cell carcinoma: review of epidemiology, pathogenesis, and associated risk factors. J Cutan Med Surg. 2007;11:19–30.

[4] Kwasniak LA, Garcia-Zuazaga J. Basal cell carcinoma: evidencebased medicine and review of treatment modalities. Int J Dermatol. 2011;50:645–58.

[5] Wortsman X, Carreño L, Morales C. Skin cancer: the primary tumors. In: Wortsman X, Jemec GBE, editors. Dermatologic ultrasound with clinical and histologic correlations. New York: Springer; 2013. p. 249–82.

[6] MacFarlane D, Shah K, Wysong A, Wortsman X, Humphreys TR. The role of imaging in the management of patients with nonmelanoma skin cancer. J Am Acad Dermatol. 2017;76:579–88.

[7] Wortsman X, Vergara P, Castro A, Saavedra D, Bobadilla F, Sazunic I, et al. Ultrasound as predictor of histologic subtypes linked to recurrence in basal cell carcinoma of the skin. J Eur Acad Dermatol Venereol. 2015;29:702–7.

[8] Wortsman X. Sonography of facial cutaneous basal cell carcinoma: a first-line imaging technique. J Ultrasound Med. 2013;32:567–72.

[9] Vega N, Wortsman X, Navarrete N, Sazunic I. Color Doppler ultrasound supports early diagnosis of mixed high and low risk of recurrence subtypes in the same basal cell carcinoma lesion. Dermatol Surg. 2017. https://doi.org/10.1097/DSS.0000000000001328. [Epub ahead of print].

[10] Bobadilla F, Wortsman X, Muñoz C, Segovia L, Espinoza M, Jemec GB. Pre-surgical high resolution ultrasound of facial basal cell carcinoma: correlation with histology. Cancer Imaging. 2008;8:163–72.

[11] Hernández-Ibáñez C, Blazquez-Sánchez N, Aguilar-Bernier M, Fúnez-Liébana R, Rivas-Ruiz F, de Troya-Martín M. Usefulness of high-frequency ultrasound in the classification of histologic subtypes of primary basal cell carcinoma. Actas Dermosifiliogr. 2017;108:42–51.

[12] Pasquali P, Freites-Martinez A, Fortuño-Mar A. Ex vivo highfrequency ultrasound: A novel proposal

for management of surgical margins in patients with non-melanoma skin cancer. J Am Acad Dermatol. 2016;74:1278–80.

[13] Barcaui Ede O, Carvalho AC, Valiante PM, Barcaui CB. Highfrequency ultrasound associated with dermoscopy in preoperative evaluation of basal cell carcinoma. An Bras Dermatol. 2014;89:828–31.

[14] Hernández-Ibáñez C, Aguilar-Bernier M, Fúnez-Liébana R, Del Boz J, Blázquez N, de Troya M. The usefulness of high- resolution ultrasound in detecting invasive disease in recurrent basal cell carcinoma after nonsurgical treatment. Actas Dermosifiliogr. 2014;105:935–9.

[15] Ruiz ES, Karia PS, Morgan FC, Schmults CD. The positive impact of radiologic imaging on high-stage cutaneous squamous cell carcinoma management. J Am Acad Dermatol. 2017;76:217–25.

[16] Nazarian LN, Alexander AA, Rawool NM, Kurtz AB, Maguire HC, Mastrangelo MJ. Malignant melanoma: impact of superficial US on management. Radiology. 1996;199:273–7.

[17] Nazarian LN, Alexander AA, Kurtz AB, Capuzzi DM Jr, Rawool NM, Gilbert KR, Mastrangelo MJ. Superficial melanoma metastases: appearances on gray-scale and color Doppler sonography. AJR Am J Roentgenol. 1998;170:459–63.

[18] Forsberg F, Ro RJ, Liu JB, Lipcan KJ, Potoczek M, Nazarian LN. Monitoring angiogenesis in human melanoma xenograft model using contrast-enhanced ultrasound imaging. Ultrason Imaging. 2008;30:237–46.

[19] Catalano O, Caracò C, Mozzillo N, Siani A. Locoregional spread of cutaneous melanoma: sonography findings. AJR Am J Roentgenol. 2010;194:735–45.

[20] Catalano O, Setola SV, Vallone P, Raso MM, D'Errico AG. Sonography for locoregional staging and follow-up of cutaneous melanoma: how we do it. J Ultrasound Med. 2010;29:791–802.

[21] Catalano O. Critical analysis of the ultrasonographic criteria for diagnosing lymph node metastasis in patients with cutaneous melanoma: a systematic review. J Ultrasound Med. 2011;30:547–60.

[22] Catalano O, Voit C, Sandomenico F, Mandato Y, Petrillo M, Franco R, et al. Previously reported sonographic appearances of regional melanoma metastases are not likely due to necrosis. J Ultrasound Med. 2011;30:1041–9.

[23] Marone U, Catalano O, Caracò C, Anniciello AM, Sandomenico F, Di Monta G, et al. Can high-resolution ultrasound avoid the sentinel lymph-node biopsy procedure in the staging process of patients with stage I-II cutaneous melanoma? Ultraschall Med. 2012;33:E179–85.

[24] Wortsman X. Sonography of the primary cutaneous melanoma: a review. Radiol Res Pract. 2012;2012:814396.

[25] Crisan M, Crisan D, Sannino G, Lupsor M, Badea R, Amzica F. Ultrasonographic staging of cutaneous malignant tumors: an ultrasonographic depth index. Arch Dermatol Res. 2013;305:305–13.

[26] Badea R, Crişan M, Lupşor M, Fodor L. Diagnosis and characterization of cutaneous tumors using combined ultrasonographic procedures (conventional and high resolution ultrasonography). Med Ultrason. 2010;12:317–22.

[27] Fernández Canedo I, de Troya Martín M, Fúnez Liébana R, Rivas Ruiz F, Blanco Eguren G, Blázquez Sánchez N. Preoperative 15–MHz ultrasound assessment of tumor thickness in malignant melanoma. Actas Dermosifiliogr. 2013;104:227–31.

[28] Music MM, Hertl K, Kadivec M, Pavlović MD, Hocevar M. Preoperative ultrasound with a 12–15 MHz linear probe reliably differentiates between melanoma thicker and thinner than 1mm. J Eur Acad Dermatol Venereol. 2010;24:1105–8.

[29] Lassau N, Mercier S, Koscielny S, Avril MF, Margulis A, Mamelle G, et al. Prognostic value of high-frequency sonography and color Doppler sonography for the preoperative assessment of melanomas. AJR Am J Roentgenol. 1999;172:457–61.

[30] Lassau N, Koscielny S, Avril MF, Margulis A, Duvillard P, De Baere T, et al. Prognostic value of angiogenesis evaluated with highfrequency and color Doppler sonography for preoperative assessment of melanomas. AJR Am J Roentgenol. 2002;178:1547–51.

[31] Lassau N, Spatz A, Avril MF, Tardivon A, Margulis A, Mamelle G, et al. Value of high-frequency US for preoperative assessment of skin tumors. Radiographics. 1997;17:1559–65.

[32] Voit C, Van Akkooi AC, Schäfer-Hesterberg G, Schoengen A, Kowalczyk K, Roewert JC, et al. Ultrasound morphology criteria predict metastatic disease of the sentinel nodes in patients with melanoma. J Clin Oncol. 2010;28:847–52.

[33] Llombart B, Serra-Guillén C, Monteagudo C, López Guerrero JA, Sanmartín O. Dermatofibrosarcoma

protuberans: a comprehensive review and update on diagnosis and management. Semin Diagn Pathol. 2013;30:13–28.

[34] Sung TH, Tam AC, Khoo JL. Dermatofibrosarcoma protuberans: a comprehensive review on the spectrum of clinico-radiological presentations. J Med Imaging Radiat Oncol. 2017;61:9–17.

[35] Bae SH, Lee JY. Imaging features of breast dermatofibrosarcoma protuberans in various modalities including FDG-PET CT. Iran J Radiol. 2016;13:e33916.

[36] Zhang L, Liu QY, Cao Y, Zhong JS, Zhang WD. Dermatofibrosarcoma protuberans: computed tomography and magnetic resonance imaging findings. Medicine (Baltimore). 2015;94:e1001.

[37] Shin YR, Kim JY, Sung MS, Jung JH. Sonographic findings of dermato fibrosarcoma protuberans with pathologic correlation. J Ultrasound Med. 2008;27:269–74.

[38] Catalano O, Alfageme Roldán F, Scotto di Santolo M, Solivetti FM, Wortsman X. Color Doppler sonography of Merkel cell carcinoma. J Ultrasound Med. 2018;37:285–92. https://doi.org/10.1002/jum.14329.

[39] Hernández-Aragüés I, Vázquez-Osorio I, Alfageme F, Ciudad- Blanco C, Casas-Férnandez L, Rodríguez-Blanco MI, Suárez- Fernández R. Skin ultrasound features of Merkel cell carcinoma. J Eur Acad Dermatol Venereol. 2017;31:e315–8.

[40] Ying M, Bhatia KS, Lee YP, Yuen HY, Ahuja AT. Review of ultrasonography of malignant neck nodes: greyscale, Doppler, contrast enhancement and elastography. Cancer Imaging. 2014;13:658–69.

[41] Vassallo P, Wernecke K, Roos N, Peters PE. Differentiation of benign from malignant superficial lymphadenopathy: the role of high-resolution US. Radiology. 1992;183:215–20.

[42] Ying M, Ahuja A, Brook F, Metreweli C. Power Doppler sonography of normal cervical lymph nodes. J Ultrasound Med. 2000;19:511–7.

[43] Dragoni F, Cartoni C, Pescarmona E, Chiarotti F, Puopolo M, Orsi E, et al. The role of high resolution pulsed and color Doppler ultrasound in the differential diagnosis of benign and malignant lymphadenopathy: results of multivariate analysis. Cancer. 1999;85:2485–90.

[44] Chang DB, Yuan A, Yu CJ, Luh KT, Kuo SH, Yang PC. Differentiation of benign and malignant cervical lymph nodes with color Doppler sonography. AJR Am J Roentgenol. 1994;162:965–8.

[45] Adibelli ZH, Unal G, Gul E, Uslu F, Kocak U, Abali Y. Differentiation of benign and malignant cervical lymph nodes: value of B-mode and color Doppler sonography. Eur J Radiol. 1998;28:230–4.

[46] Ying L, Hou Y, Zheng HM, Lin X, Xie ZL, Hu YP. Real-time elastography for the differentiation of benign and malignant superficial lymph nodes: a meta-analysis. Eur J Radiol. 2012;81:2576–84.

[47] Wortsman X, Azocar P, Bouffard JA. Conditions that can mimic dermatologic diseases. In: Wortsman X, Jemec GBE, editors. Dermatologic ultrasound with clinical and histologic correlations. New York: Springer; 2013. p. 505–69.

[48] Wortsman X, Revuz J, Jemec GBE. Lymph nodes in hidradenitis suppurativa. Dermatology. 2009;219:32–41.

[49] Prativadi R, Dahiya N, Kamaya A, Bhatt S. Chapter 5 ultrasound characteristics of benign vs malignant cervical lymph nodes. Semin Ultrasound CT MR. 2017;38:506–15.

第6章 面部超声解剖在无创整形美容外科的应用

Facial Ultrasound Anatomy for Non-invasive Cosmetic and Plastic Surgery Procedures

Ximena Wortsman　　Camila Ferreira-Wortsman　　Natacha Quezada　**著**

陈　燕　**译**　　戴九龙　**校**

一、超声在整形美容外科中的作用

面部的某些解剖结构对整形美容外科手术而言至关重要。例如，在错误的部位注射 A 型肉毒杆菌毒素可能会产生不想要的效果，如眼睑下垂。如意外注射填充物至眉间或鼻周区域的血管内，可能会导致失明和皮肤坏死，这是不良反应的另一个例子[1]。幸运的是，尽管全世界进行了大量且仍在不断增加的整形美容手术，严重的不良反应似乎很少发生；大多数不良反应是暂时且可控的。然而，了解这些结构精确的定位和解剖特征，有助于预防或早期发现那些棘手的问题，以及具有破坏性的那些不良反应[2, 3]。

超声可以显示肌肉、动脉、静脉、腺体的位置和厚度，以及这些结构所存在的解剖变异。它还可以对睑、鼻和唇进行无创成像，并可以检测填充物等外源性物质的存在和位置[4]。

二、面部主要解剖层次

面部主要由以下层次构成[1-3]。

- 皮肤，包括表皮、真皮和皮下组织以及浅表脂肪垫。
- 浅表肌腱膜系统（superficial muscular-aponeurotic system，SMAS），为具有纤维和弹性成分的结缔组织网络，位于皮肤和肌肉之间。
- 肌肉。

- 骨骼。

在这些层次之间，有深部脂肪垫、动脉、静脉、神经、腺体和软骨。图 6-1 至图 6-10 说明并描述了相关的面部解剖结构。另外，衰老过程在面部解剖层次上留下的改变，常见的纹路或皱纹就是明证（图 6-11）。

（一）面部肌肉

大多数美容手术都涉及所谓面部表情肌的处理 [5-8]。这些"表情肌"包括眼、口等面部主要空腔周围的肌肉。有趣的是，其中一些肌肉（如颧肌或笑肌）非常薄，纤维成分较为显著。其他肌肉（如眼轮匝肌）松散地插入皮下纤维脂肪内，或者终止于一个共同的肌肉部位，如颊周肌肉的交叉处。这些肌肉通过扮演激动剂和拮抗剂中的角色来支持情绪的表达，并且大多由面神经分支支配。所谓美容操作，举例来说，如肉毒素的注射，主要是通过减弱肌肉的力量来减少因强力收缩导致的不想要的皮肤纹路或皱纹。

图 6-2 展示了面部肌肉的解剖位置。表 6-1 汇总了面部肌肉的起源、走行和运动，以及由这些运动产生的皱纹 [9-18]。

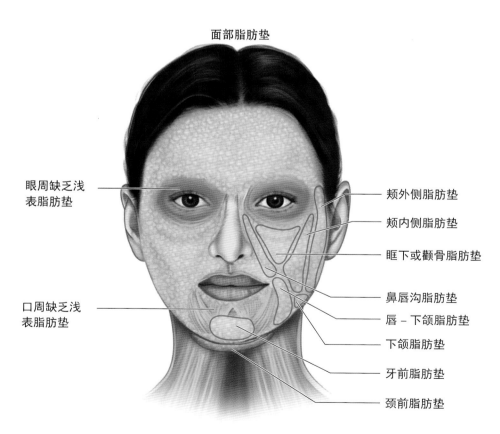

面部脂肪垫

眼周缺乏浅表脂肪垫

口周缺乏浅表脂肪垫

颊外侧脂肪垫

颊内侧脂肪垫

眶下或颧骨脂肪垫

鼻唇沟脂肪垫

唇 – 下颌脂肪垫

下颌脂肪垫

牙前脂肪垫

颈前脂肪垫

▲ 图 6-1　面部浅表脂肪垫（前面观）

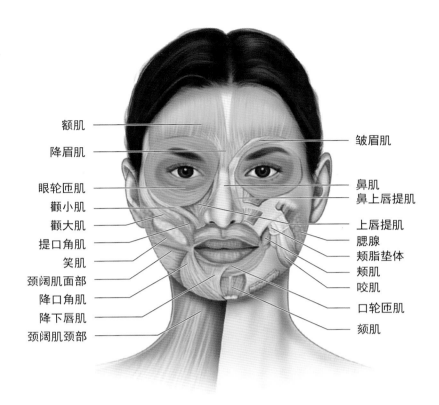

额肌
降眉肌
眼轮匝肌
颧小肌
颧大肌
提口角肌
笑肌
颈阔肌面部
降口角肌
降下唇肌
颈阔肌颈部

皱眉肌
鼻肌
鼻上唇提肌
上唇提肌
腮腺
颊脂垫体
颊肌
咬肌
口轮匝肌
颏肌

▲ 图 6-2 面部肌肉（前面观）

深层面部脂肪垫

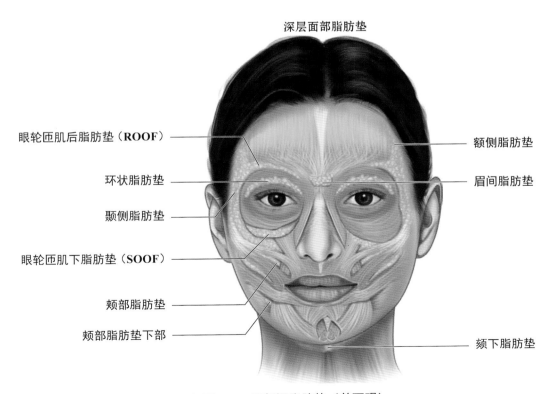

眼轮匝肌后脂肪垫（ROOF）
环状脂肪垫
颞侧脂肪垫
眼轮匝肌下脂肪垫（SOOF）
颊部脂肪垫
颊部脂肪垫下部

额侧脂肪垫
眉间脂肪垫

颏下脂肪垫

▲ 图 6-3 面部深脂肪垫（前面观）

133

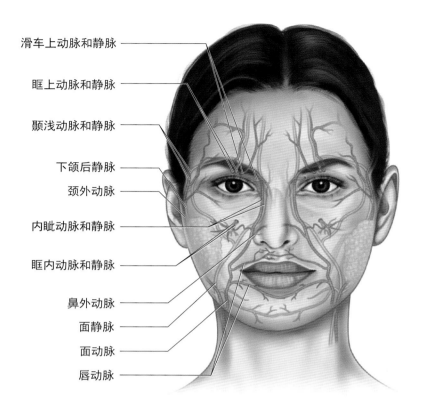

滑车上动脉和静脉

眶上动脉和静脉

颞浅动脉和静脉

下颌后静脉

颈外动脉

内眦动脉和静脉

眶内动脉和静脉

鼻外动脉

面静脉

面动脉

唇动脉

▲ 图 6-4　面部血管（前面观）

面部和头皮的浅表动脉和静脉

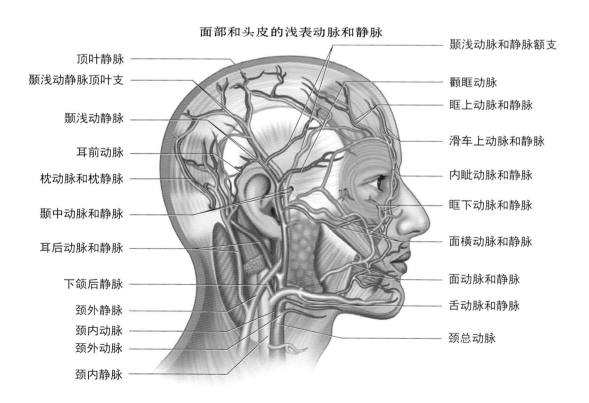

顶叶静脉

颞浅动静脉顶叶支

颞浅动静脉

耳前动脉

枕动脉和枕静脉

颞中动脉和静脉

耳后动脉和静脉

下颌后静脉

颈外静脉

颈内动脉

颈外动脉

颈内静脉

颞浅动脉和静脉额支

颧眶动脉

眶上动脉和静脉

滑车上动脉和静脉

内眦动脉和静脉

眶下动脉和静脉

面横动脉和静脉

面动脉和静脉

舌动脉和静脉

颈总动脉

▲ 图 6-5　面部和头皮血管（侧面观）

经典路径

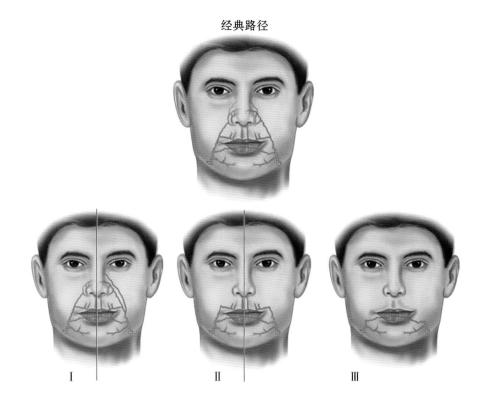

▲ 图 6-6　面动脉及其口角支、唇支的经典走行路径（上图）及其变异类型（下排图Ⅰ至Ⅲ）

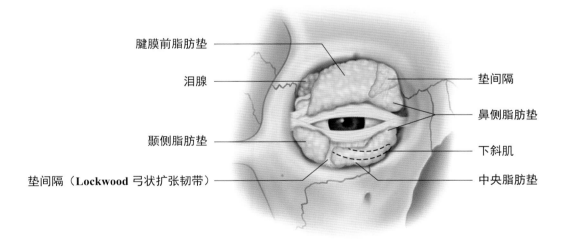

▲ 图 6-7　眶周脂肪垫及相关结构

（二）面部主要血管

一些血管所处的位置，给整形美容外科手术带来了风险。其中与手术风险最为相关的血管是面动脉及其分支，如角动脉和唇动脉。图 6-4 至图 6-6 展示了面部主要血管及面动

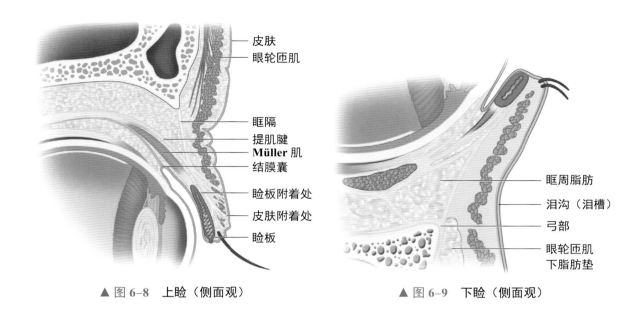

▲ 图 6-8 上睑（侧面观）　　　　　　　▲ 图 6-9 下睑（侧面观）

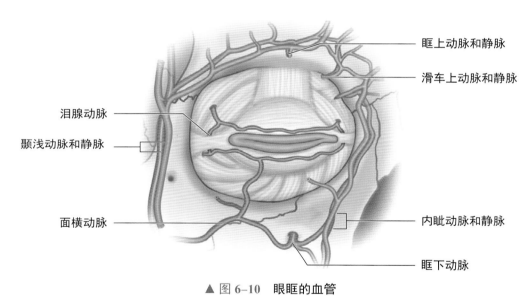

▲ 图 6-10 眼眶的血管

左侧为外侧的血管；右侧为内侧的血管

脉和唇动脉的一些解剖变异[19-22]。

（三）眼睑及眼周组织的解剖

一些整形美容外科手术是在眼睑及眼周进行的[23, 24]，因此了解该区域的解剖也至关重要。图 6-7 至图 6-10 展示了这一区域的解剖结构。

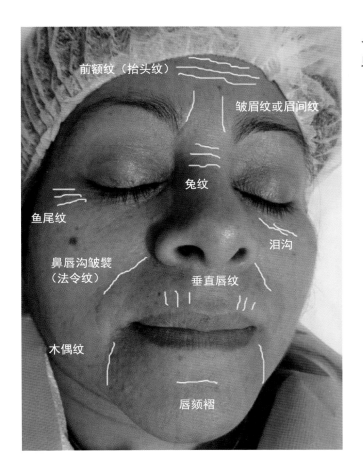

◀ 图 6-11　面部常见的皱纹和纹路

前额纹（抬头纹）
皱眉纹或眉间纹
兔纹
鱼尾纹
泪沟
鼻唇沟皱襞（法令纹）
垂直唇纹
木偶纹
唇颏褶

三、面部结构的超声评估

面部结构的超声评估可能包括局部解剖学评价和对面部组织结构的营养不良、解剖学变异的排查，此外，还有学者利用超声研究了面神经麻痹的影响[25-30]。已证实，超声在评估咬肌在磨牙症中所起的作用及磨牙症对下面部形态的影响方面是有用的[31]。这些超声数据有助于更精确地规划该区域的整形美容手术。

图 6-12 至图 6-30 展示了临床表现与超声图像的关联。这些展示中也包括如何放置探头，以便快速找到需要了解的面部结构。一旦在推荐的切面中探及相应结构，即可旋转探头来研究同一结构的垂直切面。

表 6-1　面部肌肉

肌肉名称	起源	走行	动作	评论	皱纹
额肌或枕额肌	• 帽状腱膜	• 眼轮匝肌 • 降眉间肌 • 眉部皮下	• 抬眉	• 无骨性附着点 • 88%的个体有分支，这其中的46%在分支处或上方显示出微小的肌肉纤维	• 水平走行的抬头纹
皱眉肌	• 眶上内侧46% • 额骨内侧31% • 眼眶内侧17% • 上鼻突7%	• 眉部皮下组织的内侧半	• 皱眉生气的表情 • 牵拉聚集眉部内侧半	• 上，外侧纤维与额肌交叉	• 垂直的眉间纹
眼轮匝肌	• 额骨 • 上颌骨	• 眼睑的纤维脂肪组织 • 眼睑韧带	• 眶部：眼睑主动闭合 • 睑部：眼睑不自主闭合（眨眼反射） • 泪腺部：压迫泪囊，促使眼泪流动	环形肌肉分三部分： • 眶部：椭圆形，外侧部 • 睑部：在上，下眼睑区 • 泪腺或抗阻肌：上睑提肌	• 鱼尾纹 • 泪沟 • 鼻唇沟
降眉间肌	• 鼻骨上的筋膜	• 眉部皮下纤维脂肪组织及额肌肌腱膜	• 向下皱眉：非常生气的表情	• 下拉眉间部分，张开鼻孔，形成一个三角形	• 水平的兔子纹
颧大肌	• 颧骨	• 口角轴	• 微笑	• 将嘴角向上，外抬高 • 34%的人在颧小肌外侧可见双裂结构	• 鼻唇及面中部的纹路及皱纹
颧小肌	• 颧骨	• 皮下纤维脂肪组织	• 悲伤的表情	• 使上唇向后，向上，向外移动 • 有纤维成分	• 鼻唇沟
提上唇肌	• 眶下内侧缘	• 口轮匝肌 • 上唇纤维脂肪组织	• 上唇抬高	• 一些纤维会与降眉间肌合并	• 上唇垂直纹 • 鼻唇沟
提上唇鼻翼肌	• 鼻骨及上颌骨	• 鼻孔、鼻翼软骨的横向纤维脂肪组织和上唇的肌肉层	• 鼻孔扩张 • 上唇抬高 • 鼻翼抬高	• 与鼻肌纤维合并 • 由于其运动效果，它被称为"猫王肌"，以纪念歌手猫王常用的表演表情	• 鼻颊沟

（续表）

肌肉名称	起源	走行	动作	评论	皱纹
提口角肌	• 上颌骨尖牙窝	• 口角轴	• 微笑 • 上唇抬高	• 又称犬齿肌	
笑肌	• 腮腺筋膜 • 咬肌筋膜 • 颈阔肌	• 口角轴	• 横向微笑 • 后拉嘴角	• 肌束较薄，纤维成分明显 • 可能覆盖部分咬肌	
口轮匝肌	• 上颌骨 • 下颌骨	• 唇的纤维脂肪组织	• 嘬嘴 • 亲吻	• 环状肌肉，在口角与其他肌肉相连	• 上唇垂直纹
降口角肌	• 下颌骨结节	• 口角轴	• 嘴角下拉、外移 • 悲伤时的表情	• 又称三角肌	• 木偶纹
降下唇肌	• 下颌骨斜线	• 下唇的纤维脂肪组织	• 下唇下降 • 悲伤的表情	• 又称方肌 • 纤维与口轮匝肌融合	
颏肌	• 下颌骨前部	• 下唇的纤维脂肪组织	• 下唇前突 • 下巴软组织抬高 • 嘬嘴表情	• 成对肌肉	• 唇颏褶
咬肌	• 颧弓 • 颧骨上颌突	• 下颌骨冠突支角部和侧面的表面	• 咀嚼	• 抬高下颌骨以闭合嘴唇 • 可使下面颊外侧份胀大	
颈阔肌	• 锁骨下及肩峰区的纤维脂肪组织 • 胸肌及三角肌的筋膜层	• 下颌骨前部及侧部 • 颏部纤维脂肪组织	• 降下颌及嘴角 • 面部及颈部的紧张表情 • 悲伤的表情	• 纤薄的肌束与胸锁乳突肌及三角肌重叠	• 木偶纹 • 颈中部垂直纹 • 颏部皱纹和凹陷
鼻肌	• 上颌骨内侧份	• 鼻骨	• 鼻孔上抬 • 鼻尖下移 • 鼻梁受压	有两个部分。 • 横部：覆盖鼻梁 • 翼部：附着于鼻翼软骨	

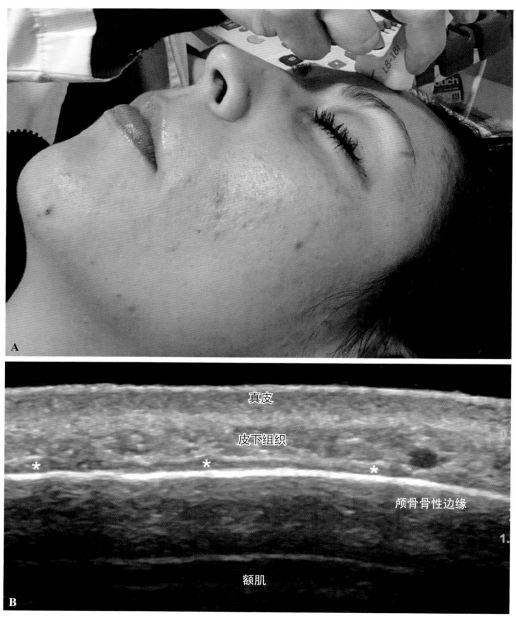

▲ 图 6-12　额肌

A. 临床图像显示探头位置；B. 超声（横切面）显示额肌的低回声结构（★），注意额部较薄的肌肉腱膜层

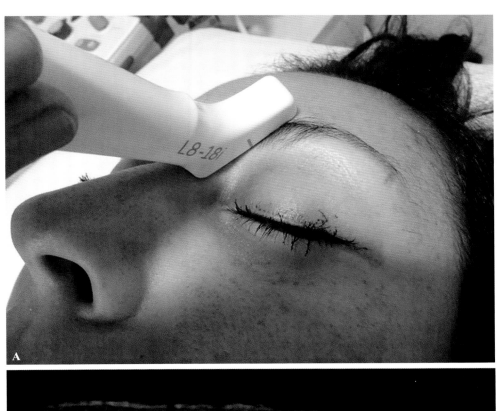

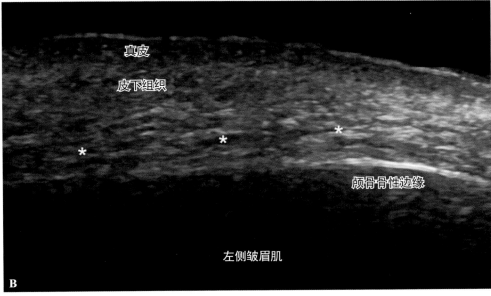

▲ 图 6-13　皱眉肌

A. 临床图像显示探头位置；B. 超声（斜切面）显示皱眉肌位置深在（★）

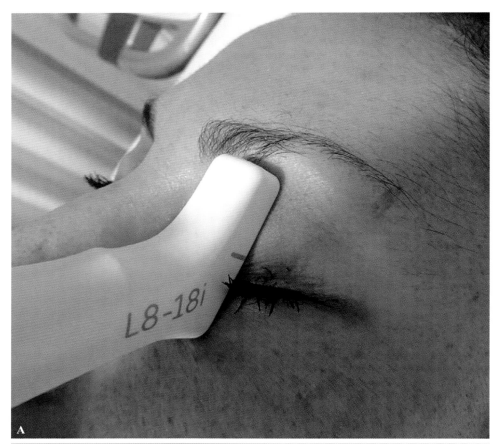

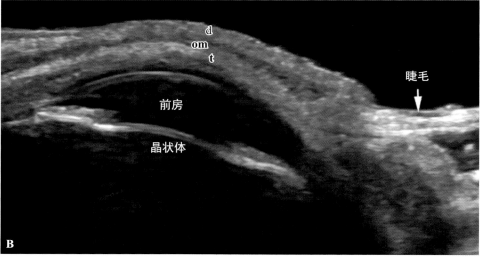

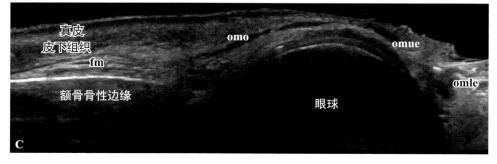

◀ 图 6-14 眼轮匝肌上部（眼眶及眼睑）

A. 临床图像显示探头位置；B. 超声（纵切面）显示眼轮匝肌上睑部（om），为纤薄的低回声带；C. 超声全景纵切面显示上眼轮匝肌眶部（omo）和睑部（omue），以及下眼轮匝肌（omle）。fm. 额肌；t. 睑板；d. 真皮层

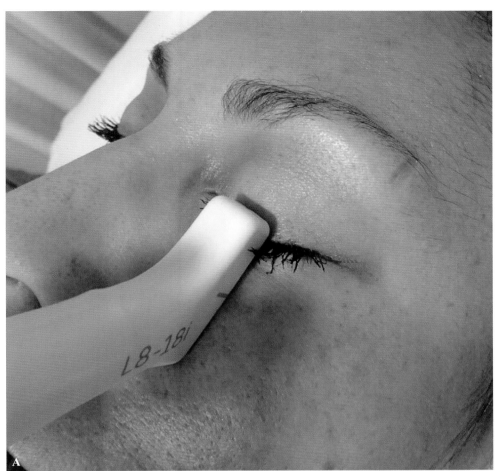

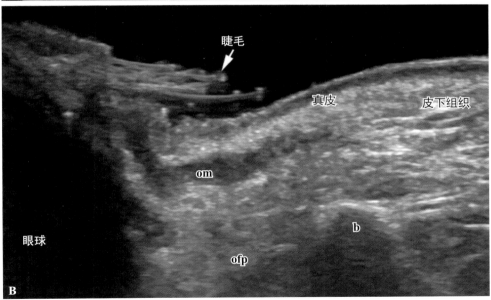

▲ 图 6–15　眼轮匝肌下部（眼睑和眼眶）

A. 临床图像显示探头位置；B. 超声（纵切面）显示眼睑部眼轮匝肌（om）的纤薄低回声带，注意眼轮匝肌末端插入皮下浅层纤维脂肪组织，注意睫毛（箭）。b. 骨性边缘；ofp. 眶脂垫

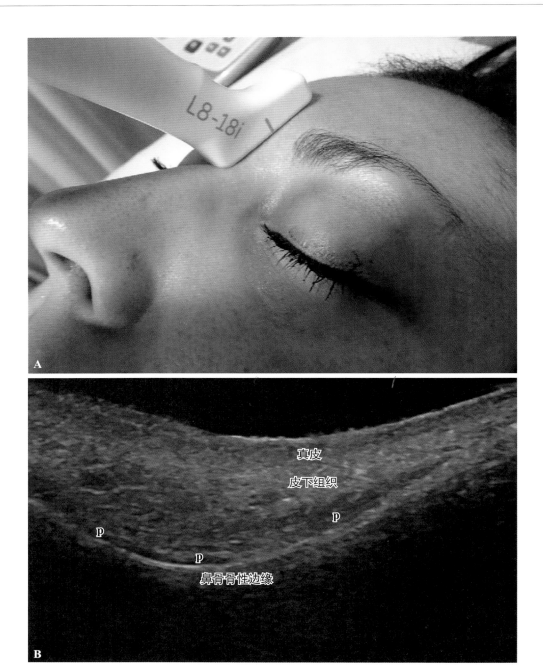

▲ 图 6-16　降眉间肌

A. 临床图像显示探头位置；B. 超声（纵切面）显示附着于鼻骨骨性边缘的降眉间肌（p），为纤薄低回声结构

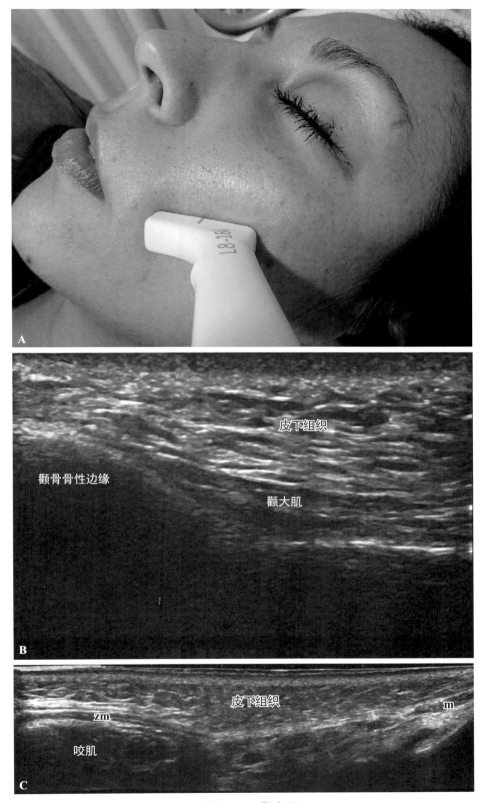

▲ 图 6-17　颧大肌

A. 临床图像显示探头位置；B 和 C. 超声近端纵斜切面（B）和全景视图（C）显示近端
颧大肌（zm）呈低回声薄层结构，口角轴（m）远端近末梢处呈薄的高回声带

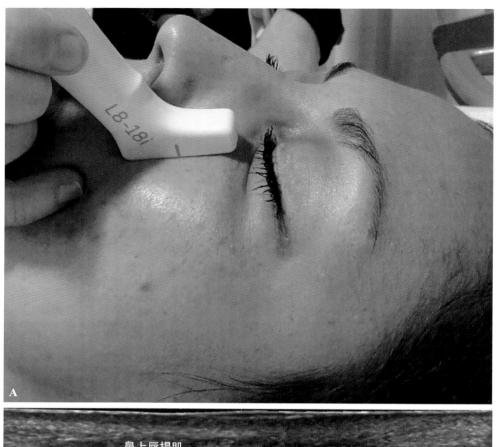

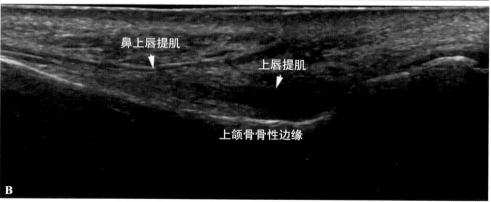

▲ 图 6-18 上唇提肌及鼻上唇提肌

A. 临床图像显示探头位置；B. 超声（纵切面）显示了提上唇肌的低回声带，注意在远端（箭头）、靠近浅表位置的提上唇肌及鼻上唇提肌较厚

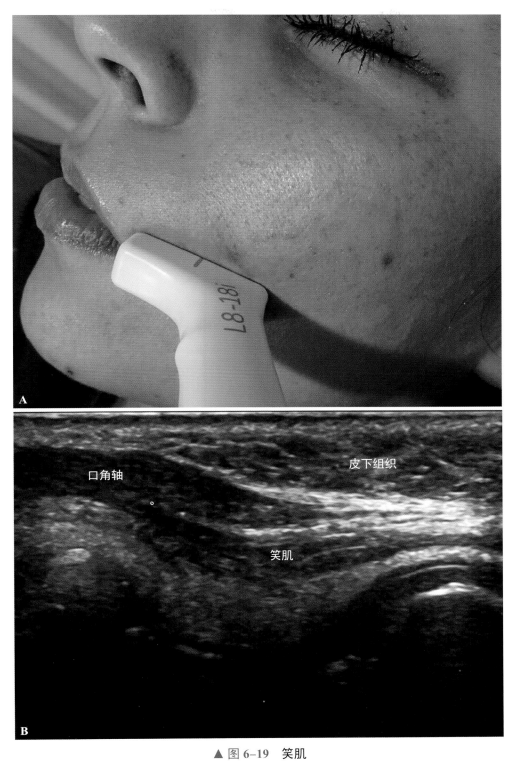

▲ 图 6-19　笑肌

A. 临床图像显示探头位置；B. 超声（纵切面）显示靠近口角轴区域的笑肌，为带状低回声

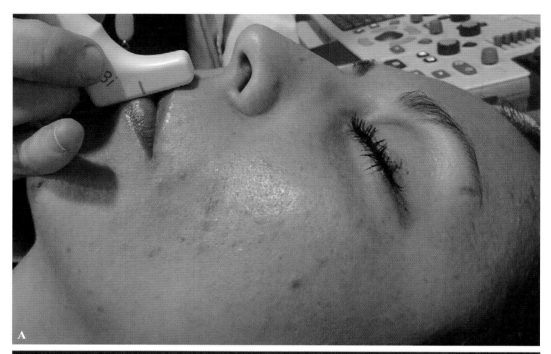

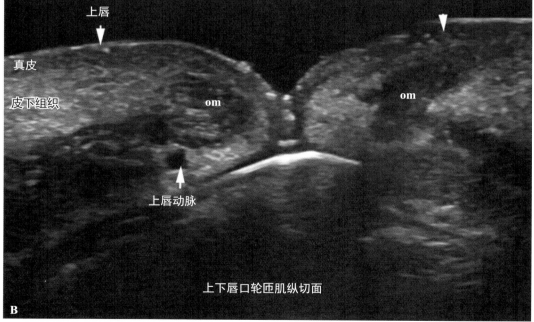

▲ 图 6-20　口轮匝肌的上、下部分

A. 临床图片显示探头位置；B. 超声（纵切面）显示口轮匝肌（om）上、下部分，为低回声带

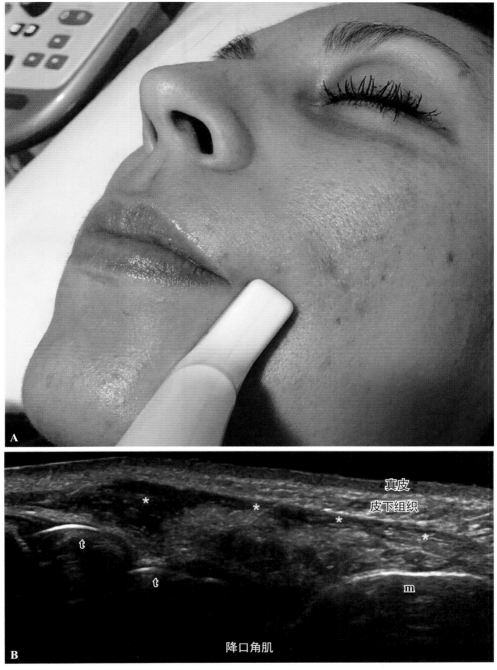

▲ 图 6–21　降口角肌

A. 临床图像显示探头位置；B. 超声（纵切面全景图）显示降口角肌的低回声结构，注意肌肉（★）在靠近口角轴区域的上部时（图像左侧部分）更宽。t. 牙齿；m. 下颌

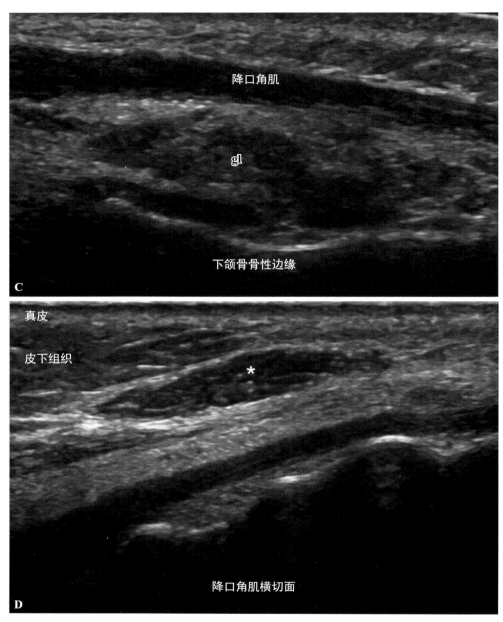

▲ 图 6-21（续）　降口角肌

C. 超声（纵切面近景）显示肌肉下方有少许小唾液腺（gl），注意不要与降部位置相混淆；D. 超
声（横切面）显示在靠近口角轴区域的近端，降口角肌（★）呈椭圆形

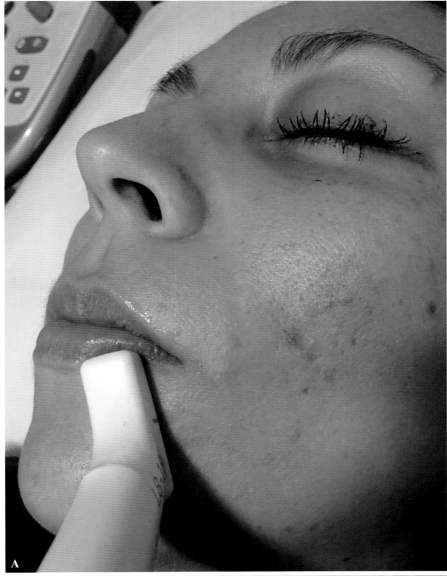

◀ 图 6-22 降下唇肌

A. 临床图像显示探头位置；B. 超声（纵斜切面）显示降下唇肌的高回声带位于降口角肌的下方及内侧；注意降口角肌和降下唇肌位置呈 V 形

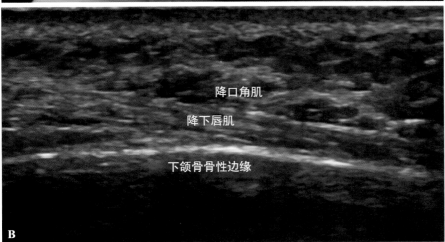

降口角肌

降下唇肌

下颌骨骨性边缘

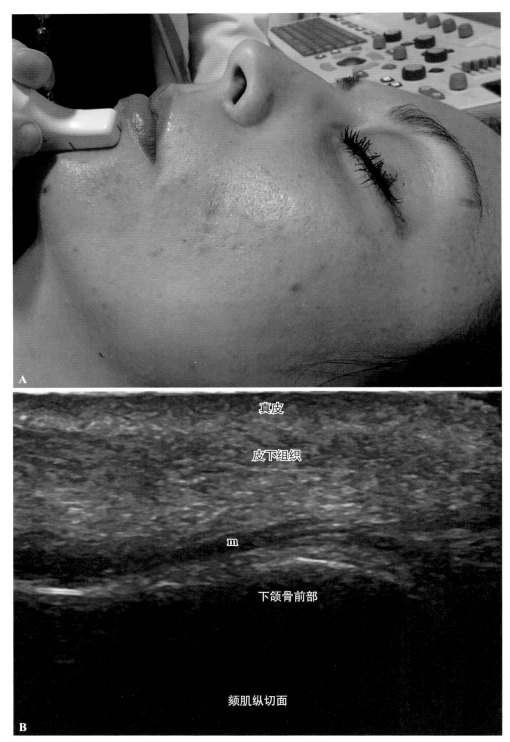

真皮

皮下组织

m

下颌骨前部

颏肌纵切面

▲ 图 6-23 颏肌

A. 临床图像显示探头位置；B. 超声（纵向斜切面）显示连接到下颌骨前部的颏肌（m）左侧，为低回声带

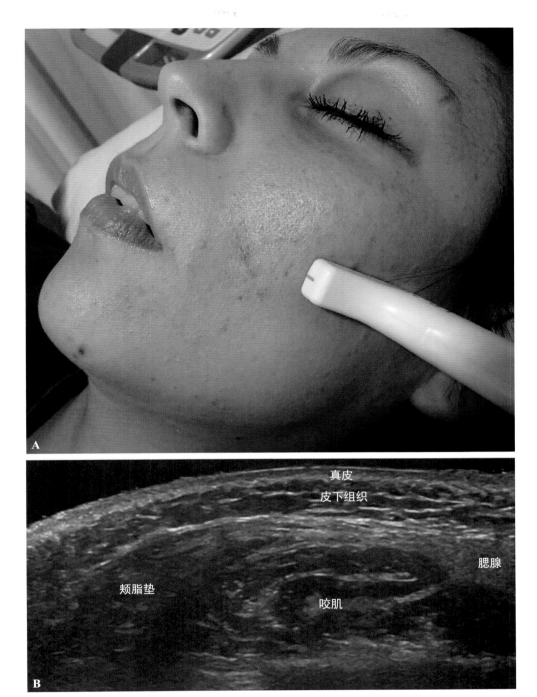

▲ 图 6-24　咬肌

A. 临床图像显示探头位置；B. 超声（横切面）显示咬肌的低回声结构，肌纤维中包含高回声间隔

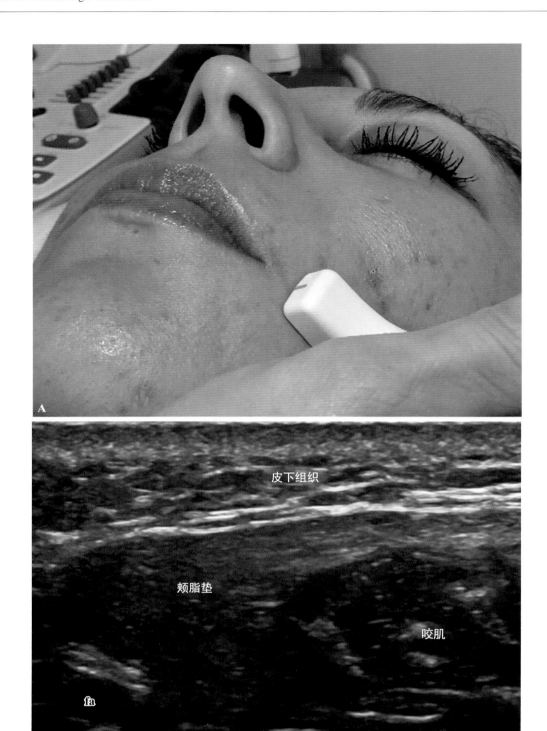

▲ 图 6-25　颊脂垫

A. 临床图像显示探头位置；B. 超声（横向斜切面）显示附着在咬肌前方的颊脂垫，为低回声结构，注意面动脉（fa）向前延伸至颊脂垫

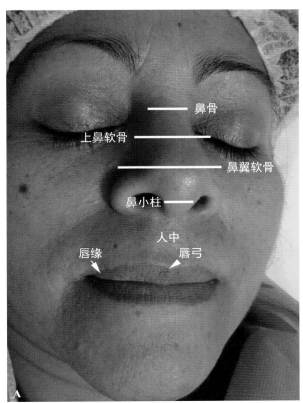

◀ 图 6–26 鼻与鼻唇区的结构

A. 临床图像显示浅层结构的名称及用于扫查上鼻软骨及鼻翼软骨（水平线）时探头的水平位置；B. 超声（横切面）显示上鼻软骨（c）均匀的低回声结构；C. 超声（横切面）显示鼻翼软骨的低回声结构

A 图标注：鼻骨、上鼻软骨、鼻翼软骨、鼻小柱、人中、唇缘、唇弓

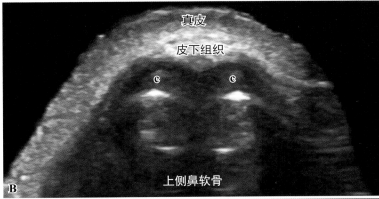

B 图标注：真皮、皮下组织、上侧鼻软骨

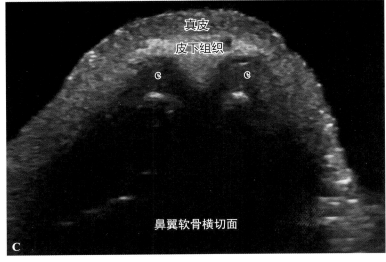

C 图标注：真皮、皮下组织、鼻翼软骨横切面

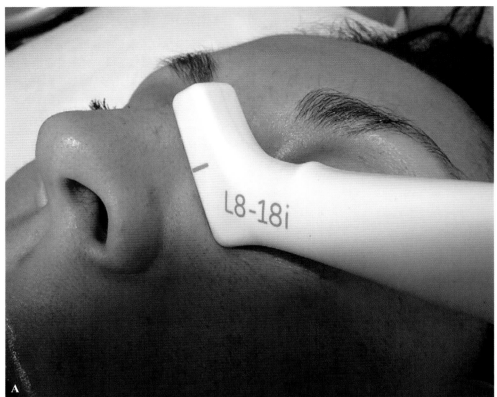

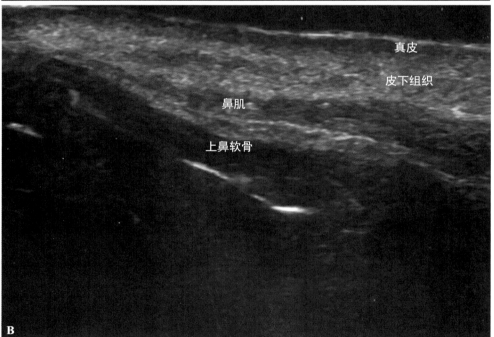

▲ 图 6-27　鼻肌

A. 临床图像显示扫查鼻肌时探头的位置；B. 超声（横切面）显示左侧鼻肌低回声结构

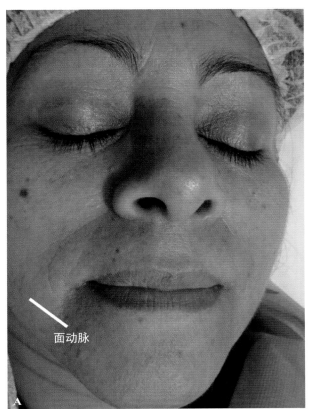

◀ 图 6-28　面动脉

A. 临床图像显示追踪面动脉的探头位置，要求先横向扫查再纵向扫查；B 和 C. 面动脉的多普勒超声，横断面（B）显示面动脉（红色）从颊脂垫前方穿过，纵切面（C）显示面动脉（彩色）走行迂曲，观察时可能需要让探头沿着动脉长轴呈角扫查

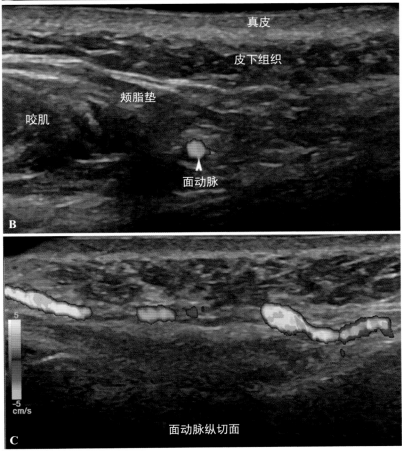

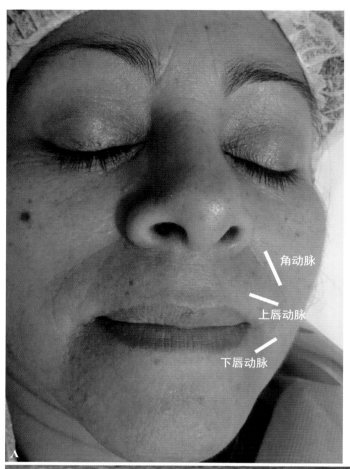

◀ 图 6-29　上唇动脉及角动脉

A. 临床图像显示用于追踪唇动脉和角动脉的探头的推荐位置；B 和 C. 彩色多普勒超声，横切面（B）可见上唇动脉，在上唇的左侧边缘，注意唇动脉的位置（颜色）靠近牙齿（t）浅面，纵切面（C）可见鼻旁的角动脉

角动脉

上唇动脉

下唇动脉

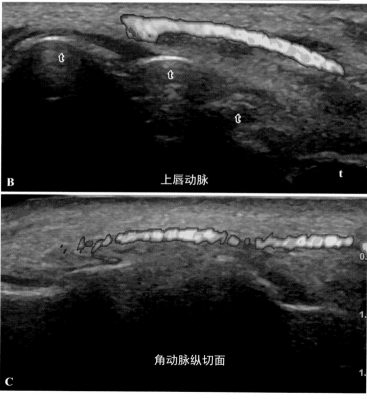

上唇动脉

角动脉纵切面

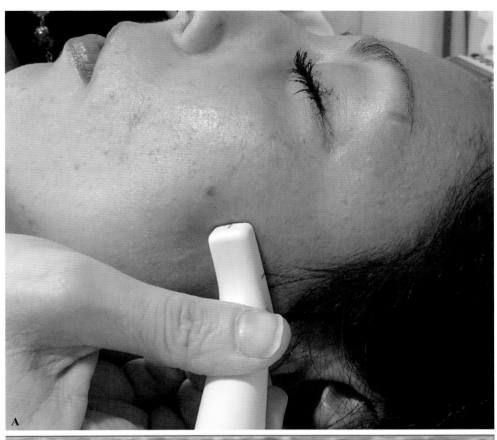

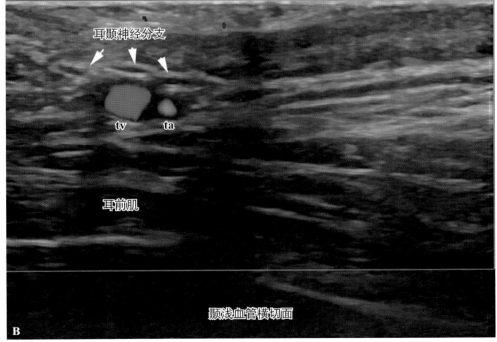

▲ 图 6-30 颞浅血管

A. 临床图像显示用于追踪颞浅血管推荐的探头位置；B. 彩色多普勒超声（横切面）显示静脉（tv）和动脉（ta）在耳前区的走行，注意耳颞神经的三个分支在横切面上为椭圆形、低回声的结构（箭头），在颞浅血管上方走行

参考文献

[1] Dayan SH. Complications from toxins and fillers in the dermatology clinic: recognition, prevention, and treatment. Facial Plast Surg Clin North Am. 2013;21:663–73.

[2] Prendergast PM. Anatomy of the face and neck. In: Shiffman MA, Di Giuseppe A, editors. Cosmetic surgery: art and techniques. Berlin: Springer; 2013. p. 29–45.

[3] Kim HJ, Seo KK, Lee HK, Kim J. Clinical anatomy of the face for filler and botulinum toxin injection. Singapore: Springer; 2015.

[4] Wortsman X, Wortsman J. Sonographic outcomes of cosmetic procedures. Am J Roentgenol. 2011;197:W910–8.

[5] Costin BR, Plesec TP, Sakolsatayadorn N, Rubinstein TJ, McBride JM, Perry JD. Anatomy and histology of the frontalis muscle. Ophthal Plast Reconstr Surg. 2015;31:66–72.

[6] Hwang K, Lee JH, Lim HJ. Anatomy of the corrugator muscle. J Craniofac Surg. 2017;28:524–7.

[7] Janis JE, Ghavami A, Lemmon JA, Leedy JE, Guyuron B. Anatomy of the corrugator supercilii muscle: part I. Corrugator topography. Plast Reconstr Surg. 2007;120:1647–53.

[8] Sand JP, Zhu BZ, Desai SC. Surgical anatomy of the eyelids. Facial Plast Surg Clin North Am. 2016;24:89–95.

[9] Hwang K, Kim HJ, Kim H, Kim DJ, Hwang SW. Origin of the lower orbicularis oculi muscle in relation to the nasojugal groove. J Craniofac Surg. 2015;26:1389–93.

[10] Pessa JE, Zadoo VP, Garza PA, Adrian EK Jr, Dewitt AI, Garza JR. Double or bifid zygomaticus major muscle: anatomy, incidence, and clinical correlation. Clin Anat. 1998;11:310–3.

[11] Bo C, Ningbei Y. Reconstruction of upper lip muscle system by anatomy, magnetic resonance imaging, and serial histological sections. J Craniofac Surg. 2014;25:48–54.

[12] Hur MS, Hu KS, Park JT, Youn KH, Kim HJ. New anatomical insight of the levator labii superioris alaeque nasi and the transverse part of the nasalis. Surg Radiol Anat. 2010;32:753–6.

[13] Abramo AC, Do Amaral TP, Lessio BP, De Lima GA. Anatomy of forehead, glabellar, nasal and orbital muscles, and their correlation with distinctive patterns of skin lines on the upper third

of the face: reviewing concepts. Aesthet Plast Surg. 2016;40:962–71.

[14] Koerte IK, Schroeder AS, Fietzek UM, Borggraefe I, Kerscher M, Berweck S, et al. Muscle atrophy beyond the clinical effect after a single dose of Onabotulinum toxin A injected in the procerus muscle: a study with magnetic resonance imaging. Dermatol Surg. 2013;39(5):761.

[15] Bae JH, Choi DY, Lee JG, Seo KK, Tansatit T, Kim HJ. The risorius muscle: anatomic considerations with reference to botulinum neurotoxin injection for masseteric hypertrophy. Dermatol Surg. 2014;40:1334–9.

[16] Choi YJ, Kim JS, Gil YC, Phetudom T, Kim HJ, Tansatit T, Hu KS. Anatomical considerations regarding the location and boundary of the depressor anguli oris muscle with reference to botulinum toxin injection. Plast Reconstr Surg. 2014;134:917–21.

[17] Hur MS, Kim HJ, Choi BY, Hu KS, Kim HJ, Lee KS. Morphology of the mentalis muscle and its relationship with the orbicularis oris and incisivus labii inferioris muscles. J Craniofac Surg. 2013;24:602–4.

[18] Kaya B, Apaydin N, Loukas M, Tubbs RS. The topographic anatomy of the masseteric nerve: A cadaveric study with an emphasis on the effective zone of botulinum toxin A injections in masseter. J Plast Reconstr Aesthet Surg. 2014;67:1663–8.

[19] Lohn JW, Penn JW, Norton J, Butler PE. The course and variation of the facial artery and vein: implications for facial transplantation and facial surgery. Ann Plast Surg. 2011;67:184–8.

[20] Cotofana S, Pretterklieber B, Lucius R, Frank K, Haas M, Schenck TL, et al. Distribution pattern of the superior and inferior labial arteries: impact for safe upper and lower lip augmentation procedures. Plast Reconstr Surg. 2017;139:1075–82.

[21] Tansatit T, Apinuntrum P, Phetudom T. Cadaveric assessment of lip injections: locating the serious threats. Aesthet Plast Surg. 2017;41:430–40.

[22] Gocmen-Mas N, Edizer M, Keles N, Aksu F, Magden O, Lafci S, et al. Morphometrical aspect on angular branch of facial artery. J Craniofac Surg. 2015;26:933–6.

[23] Lee WW, Erickson BP, Ko MJ, Liao SD, Neff A. Advanced singlestage eyelid reconstruction:

anatomy and techniques. Dermatol Surg. 2014;40(Suppl 9):S103–12.

[24] Karimnejad K, Walen S. Complications in eyelid surgery. Facial Plast Surg Clin North Am. 2016;24:193–203.

[25] Alfen NV, Gilhuis HJ, Keijzers JP, Pillen S, Van Dijk JP. Quantitative facial muscle ultrasound: feasibility and reproducibility. Muscle Nerve. 2013;48:375–80.

[26] Volk GF, Wystub N, Pohlmann M, Finkensieper M, Chalmers HJ, Guntinas-Lichius O. Quantitative ultrasonography of facial muscles. Muscle Nerve. 2013;47:878–83.

[27] Volk GF, Pohlmann M, Sauer M, Finkensieper M, Guntinas-Lichius O. Quantitative ultrasonography of facial muscles in patients with chronic facial palsy. Muscle Nerve. 2014;50:358–65.

[28] Volk GF, Pohlmann M, Finkensieper M, Chalmers HJ, Guntinas- Lichius O. 3D-Ultrasonography for evaluation of facial muscles in patients with chronic facial palsy or defective healing: a pilot study. BMC Ear Nose Throat Disord. 2014;14:4.

[29] Olszewski R, Liu Y, Duprez T, Xu TM, Reychler H. Threedimensional appearance of the lips muscles with three-dimensional isotropic MRI: in vivo study. Int J Comput Assist Radiol Surg. 2009;4:349–52.

[30] Tucunduva MJ, Tucunduva-Neto R, Saieg M, Costa AL, de Freitas C. Vascular mapping of the face: B-mode and doppler ultrasonography study. Med Oral Patol Oral Cir Bucal. 2016;21:e135–41.

[31] Quezada-Gaon N, Wortsman X, Peñaloza O, Carrasco JE. Comparison of clinical marking and ultrasound-guided injection of Botulinum type A toxin into the masseter muscles for treating bruxism and its cosmetic effects. J Cosmet Dermatol. 2016;15:238–44.

第7章 超声在美容和整形外科手术中的常见应用
Common Applications of Ultrasound in Cosmetic and Plastic Surgery Procedures

Ximena Wortsman **著**

梁 莹 **译**　戴九龙 **校**

一、检测光老化

【定义】

光老化（photoaging）被定义为在正常年龄增长过程中，由于慢性日光暴露产生的皮肤老化所表现出的临床和病理征象。皮肤受损后看起来更苍老，同时失去弹性，且癌变的概率也更高[1]。在组织学上，真皮乳头层（真皮的上层）内可检测到糖胺聚糖的沉积和缺陷弹力纤维的数量异常（弹性组织变性）[2]。

【关键超声征象】

在日光暴露区域如面部、颈部、前臂和腿部等处，真皮的浅层可探及低回声带［也称"表皮下低回声带"（subepidermal low echogenic band，SLEB）]（图 7-1）[3, 4]。

二、美容填充物

【定义】

美容填充物定义为针对皮肤塌陷、皱纹或为了重塑面部轮廓而注射的外源性材料。填充物主要分为两种类型，即可降解的或可吸收的（据称是暂时性的）、不可降解或不可吸收的（持久的或永久的）[5, 6]。

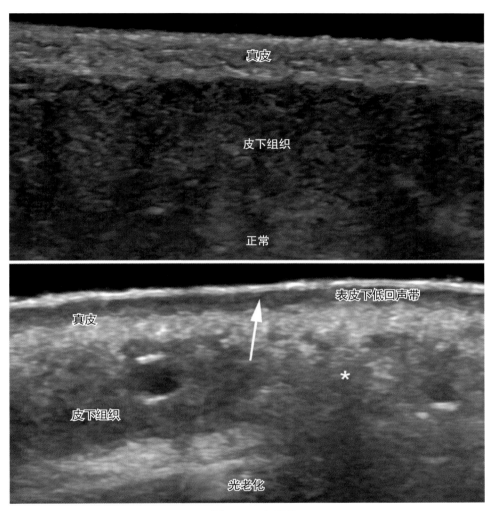

▲ 图 7–1　光老化

正常（上）和光老化（下）真皮的声像对比。注意表皮下真皮浅层的低回声带（箭），以及与硅油相关的强回声皮下沉积物（★）

【关键超声征象】

超声可检测美容填充物的使用及用量，并可识别出最常用的类型。

根据它们的回声，可以将它们分为无回声型（通常带有亲水性成分）和强回声型（主要是合成材料）。可以根据这些填充物固有的反射特性所形成的主要回声特征和伪影对其进行辨别[7-15]。在填充物周边，由于炎性改变，彩色多普勒超声可检测到血流增多。图 7-2 至图 7-8 展示了常用填充物的超声形态学表现。图 7-9 对这些常用填充物的形态学特征进行了总结。

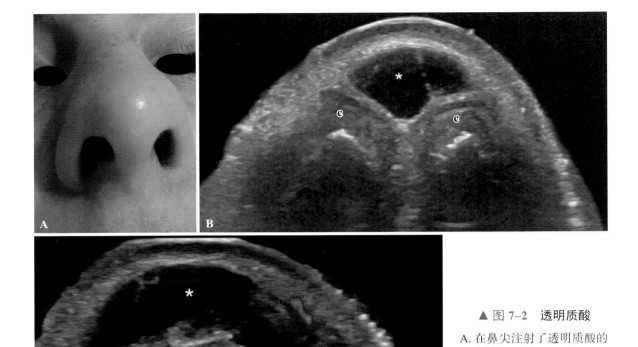

▲ 图 7-2　透明质酸

A. 在鼻尖注射了透明质酸的患者；B. 超声（灰阶，鼻尖横切面）显示鼻尖皮下无回声的假囊性沉积物（★），鼻翼鼻软骨（c）位于沉积物深面，回声增高；C. 彩色多普勒（鼻尖纵切面）显示，由于沉积物（★）周围炎症反应，血流信号增多

三、其他非手术美容操作

其他操作可能会在真皮层或皮下组织产生不同程度的炎症，在很多病例，这是为了通过炎症后期的胶原生成、瘢痕增生和纤维化来刺激皮肤从而使之紧致[16-18]。

（一）美索疗法

【定义】

美索疗法（mesotherapy）是指出于美容目的注射脂解剂或药妆制剂。该疗法被用来治疗蜂窝织炎、脱发，或用来驻颜和复壮。许多复合物被用于美索疗法，有一些是超适应证应用。常用制剂包括己酮可可碱、肉碱、香豆素、透明质酸酶/胶原酶、丙酮酸钙、氨茶碱/咖啡因、朝鲜蓟、苜蓿或银杏叶、多种维生素和 T_3/T_4[16-20]。

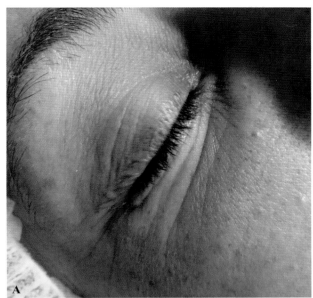

◀ 图 7-3　透明质酸

A. 临床照片，1 年前患者面颊部注射高密度透明质酸；B. 超声图像（灰阶，右侧面颊纵切面）显示多个小的无回声皮下沉积物（★）；由于炎症反应，沉积物邻近区域的皮下组织回声减低、模糊；C. 彩色多普勒超声（纵切面）显示沉积物周围血流增多。b. 上颌骨骨性边缘

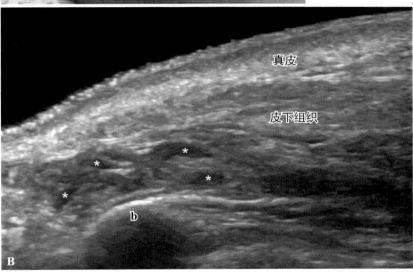

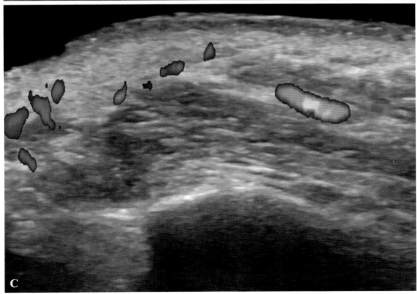

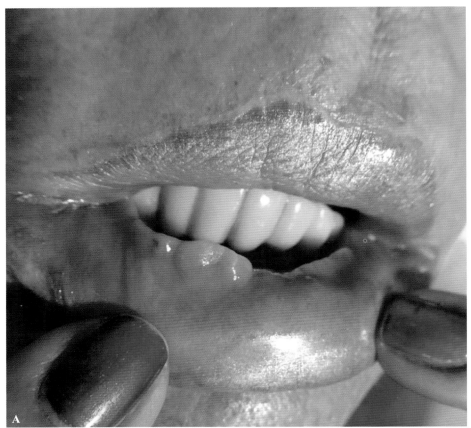

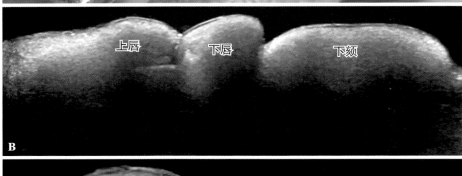

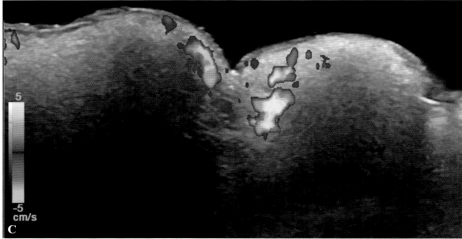

◀ 图 7-4　硅油

A. 临床照片，患者嘴唇肿胀隆起；

B. 超声（灰阶，嘴唇和下巴的纵切面）显示上下唇及下巴的大范围强回声沉积物，伴后方声影（也称为"暴风雪征"）；注意沉积物累及口轮匝肌；

C. 彩色多普勒超声检查（纵切面）显示，由于炎症，上、下唇皮肤的血流信号增加

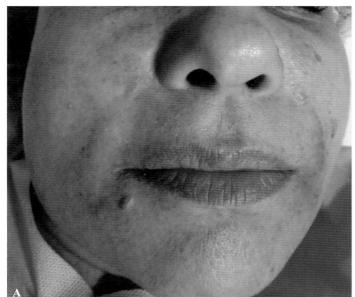

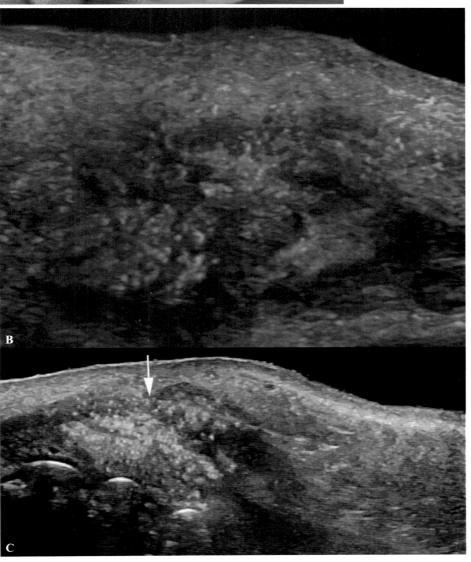

◀ 图 7–5　聚甲基丙烯酸甲酯（PMMA）

A. 临床照片，患者双侧鼻唇沟红肿；B. 超声（灰阶，左侧鼻唇沟区域横切面）显示口周肌肉、真皮层和皮下组织多个点状强回声，伴小彗星尾征；C. 全景超声滤镜图（横切面）显示沉积物的范围（箭）

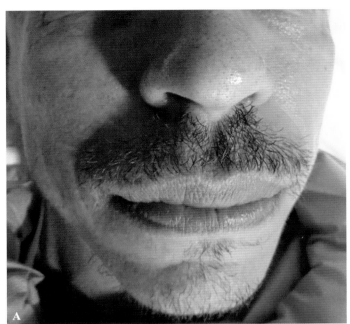

◀ 图 7–6　聚丙烯酰胺凝胶（PAAG）

A. 临床照片，患者双侧脸颊扪及肿块；
B. 超声（灰阶，右侧面颊）显示皮下圆形无回声结节（ ★ ），与 PAAG 沉积物相对应；
C. 超声（灰阶滤镜全景图，左侧面颊横切面）显示面颊部皮下多处圆形和椭圆形的无回声 PAAG 沉积物（ ★ ），注意沉积物后方回声增强

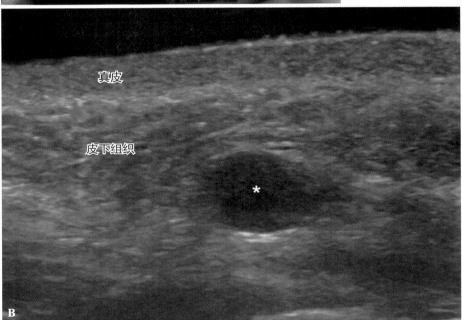

真皮

皮下组织

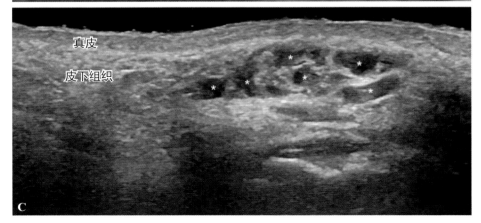

真皮

皮下组织

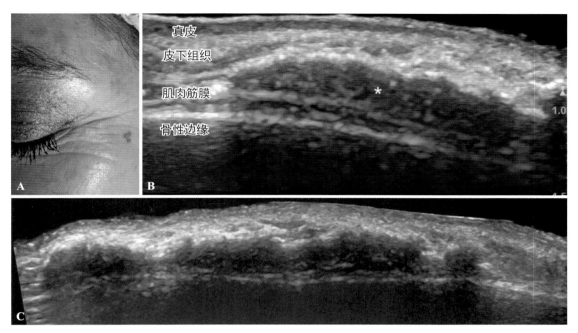

▲ 图 7-7 聚己内酯（PCL）

A. 临床照片，患者眉尾注入 PCL；B. 超声（灰阶，左眉横切面）显示低回声沉积物（★），内见多个点状强回声，伴彗星尾征，这些点状强回声也可在沉积物的周围探及；C. 超声（灰阶全景视图，左侧前额部）显示出沉积物的范围

【关键超声征象】

- 由于炎症和（或）淋巴水肿，真皮和皮下组织增厚，真皮层回声减低，皮下组织回声增高。

- 彩色多普勒可以显示炎症引起的血流增多（图 7-10）。

（二）冷冻溶脂术

【定义】

在非侵入性仪器操控下，将皮下脂肪组织暴露在非常低的温度下（通常为 –2～10℃）来减少脂肪量[21-24]。

【同义词】

酷塑冷冻溶脂（冷触雕脂）；脂肪冷冻；脂质冷冻。

【关键超声征象】

- 皮下组织增厚，回声增强；部分区域可见真皮层增厚，回声减低（图 7-11）。

- 在某些患者中，由于脂肪液化（脂肪坏死）、回声不均，皮下组织可能发现无回声的假囊性结节（图 7-12）。

- 彩色多普勒检查可探及从无血流到丰富血流的不同程度血流信号。

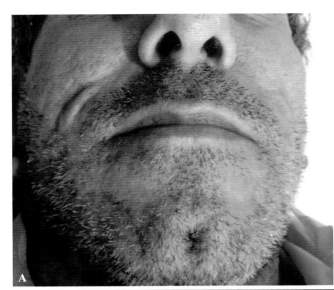

◀ 图 7-8　羟基磷灰石钙

A. 患者在双侧鼻唇沟注射过羟基磷灰石钙；
B. 超声（灰阶图，右鼻唇沟横切面）显示皮肤和皮下强回声沉积物，后方伴声影；C. 彩色多普勒超声检查（右鼻唇沟纵切面），注意沉积物周围彩色血流信号增多

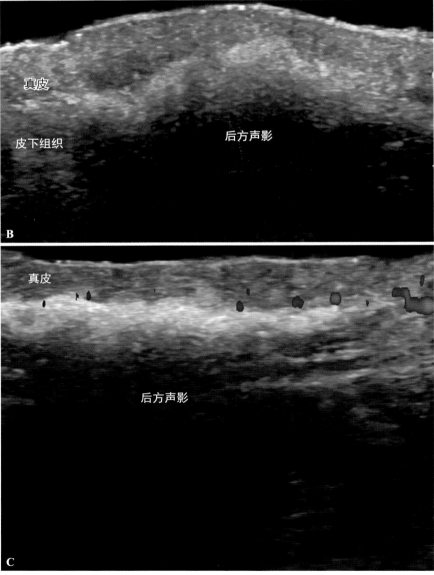

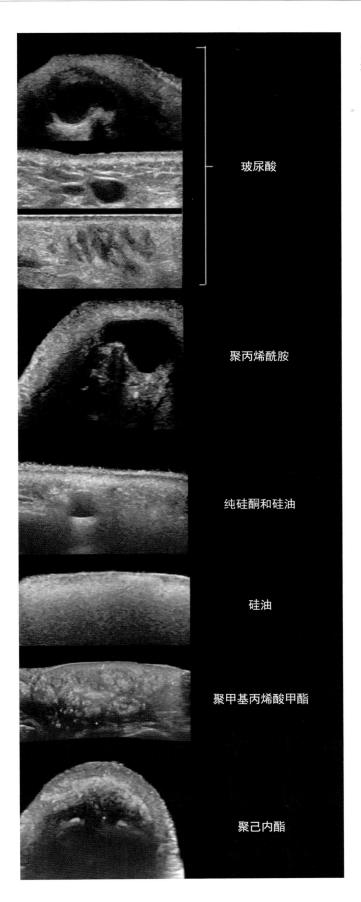

◀ 图 7-9　常用美容填充物的超声表现

玻尿酸

聚丙烯酰胺

纯硅酮和硅油

硅油

聚甲基丙烯酸甲酯

聚己内酯

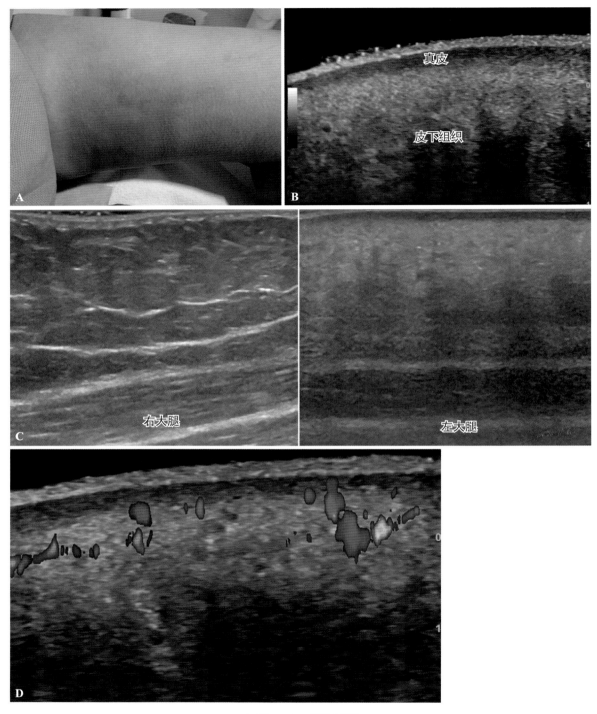

▲ 图 7-10 美索疗法

A. 美索疗法 2 周后，左大腿内侧出现红斑；B. 超声检查（灰阶，左侧大腿横切面）显示真皮和皮下组织增厚，皮肤层回声减低，皮下组织回声增高；C. 超声图像（灰阶，纵切面）并幅比较右大腿和左大腿；D. 彩色多普勒超声检查（左大腿横切面）显示真皮层和皮下组织的血流信号增加

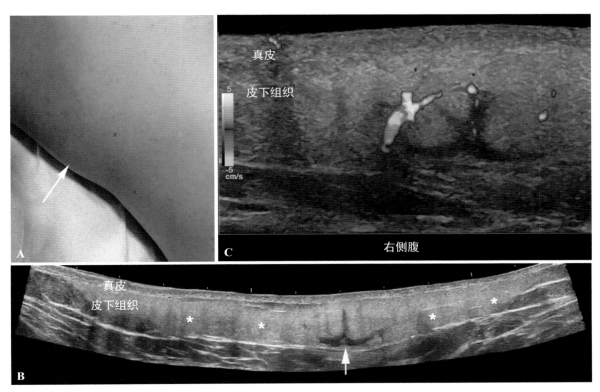

▲ 图 7-11 冷冻溶脂

A. 1 个月前接受冷冻溶脂的患者，尽管未出现红斑，但患者在右侧腹触及肿块（箭）；B. 超声（全景成像，右侧腹纵切面）显示皮下注射区域厚度增加、回声增强（★），中心区域显示小叶间隔增厚、回声减低（箭）；C. 彩色多普勒超声（右侧腹纵切面）显示中心区域血流增多

（三）射频治疗

【定义】

利用射频加热浅表组织（据信是真皮层）来治疗皮肤松弛。根据电极数量，该装置可分为单极、双极或三极几种类型[25, 26]。

【关键超声征象】

- 真皮层增厚，回声减低（图 7-13）。
- 彩色多普勒检查可无血流信号，亦可有多少不一的血流信号。

（四）自体脂肪移植

【定义】

注射脂肪来修复体积[27, 28]。

【同义词】

自体脂肪移植；脂肪移植；脂肪雕刻；脂肪填充。

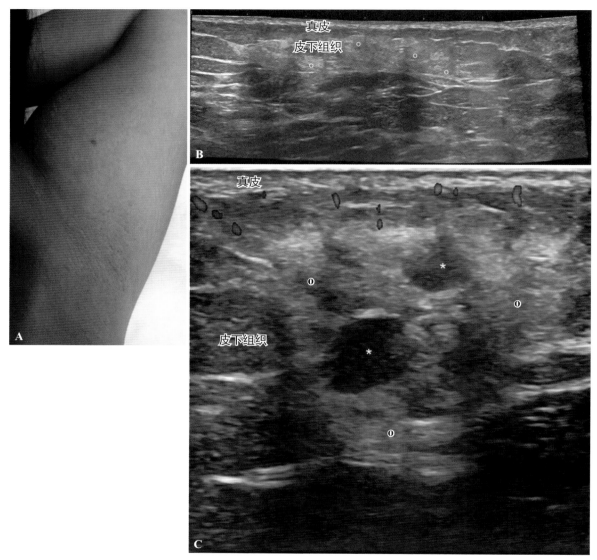

▲ 图 7-12 冷冻溶脂

A. 患者 6 个月前行冷冻溶脂术，在靠近腋窝区域的上臂内侧触及肿块；B. 超声检查（灰阶，左臂纵切面）显示皮下脂肪回声增强（o）；C. 彩色多普勒超声检查（左臂纵切面）显示皮下组织浅层血流略有增加（彩色）、由脂肪坏死（★）引起的无回声的假囊性结构及皮下回声增强（o）

【关键超声征象】

探及低回声结节或结构，伴强回声分隔。与正常皮下脂肪组织的回声相近或更低。与正常脂肪小叶相比，移植的脂肪组织会打乱皮肤层的层次和结构（图 7-14 和图 7-15）。

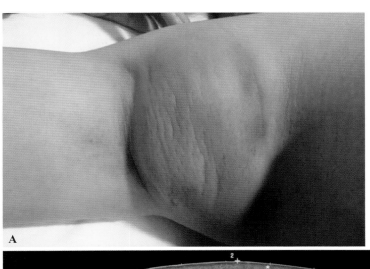

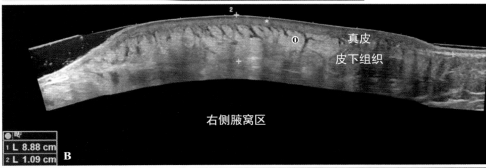

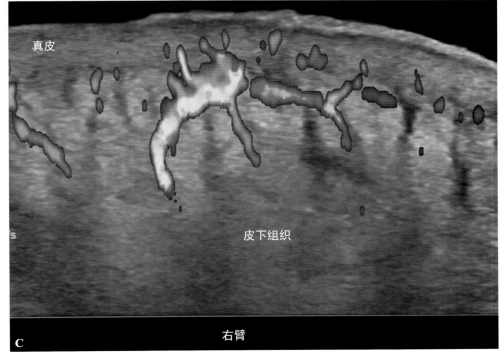

▲ 图 7-13　射频治疗

A. 右上臂内侧面行射频治疗 15 天后，照射区域出现红斑肿胀；B. 超声检查（灰阶全景图，右上臂与腋窝交界区纵切面）显示真皮层增厚、回声减低和皮下组织增厚、回声增强；C. 彩色多普勒（纵切面）

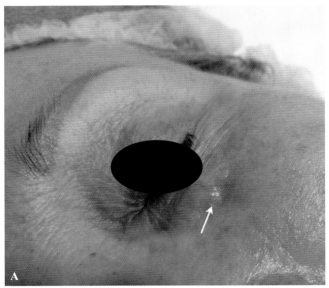

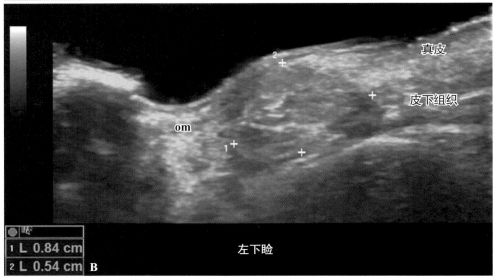

▲ 图 7-14　自体脂肪移植

A. 下睑注射自体脂肪后，显示可扪及的肿块（箭）；B. 超声（灰阶，左下睑纵切面）在脂肪
注射区域皮肤层和皮下层查见 8.4mm×5.4mm 的低回声结节

（五）张力线

【定义】

　　张力线的设计目的提拉松弛的皮肤，通常用于恢复面部轮廓，分为可吸收的或不可吸收的、带刺的或不带刺的几种类型。目前最常用的类型是可吸收螺纹线和无刺螺纹线。这些张力线使用的材料与 PDO 缝合线中使用的材料相似[29-33]。

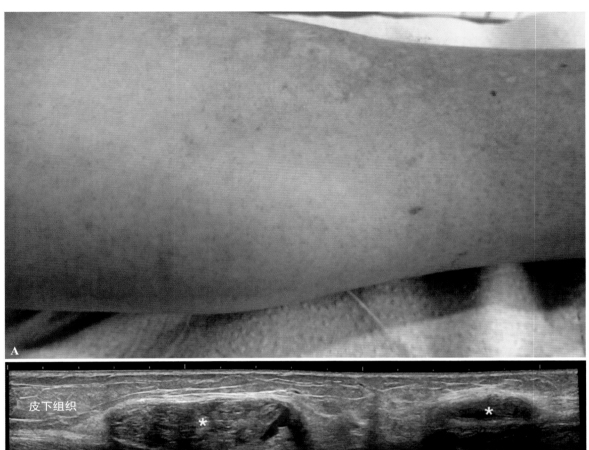

▲ 图 7–15 自体脂肪移植

A. 左小腿植入自体脂肪；B. 超声图像（灰阶滤镜全景图，左小腿纵切面）显示两个椭圆形、边界清晰的含有脂肪组织的低回声皮下结构（★）

【同义词】

锯齿线（早在 1964 年在俄罗斯获得专利，为不可吸收的锯齿线）；面部线；钢丝线。

【关键超声征象】

张力线在超声上显示为线状强回声，如有锯齿，则可能显示为强回声点。一些张力线可产生后方声影 [34, 35]（图 7–16）。

（六）植入物

【定义】

硅胶植入物破裂的征象在乳房植入物相关的文献中已有报道 [38, 39]。

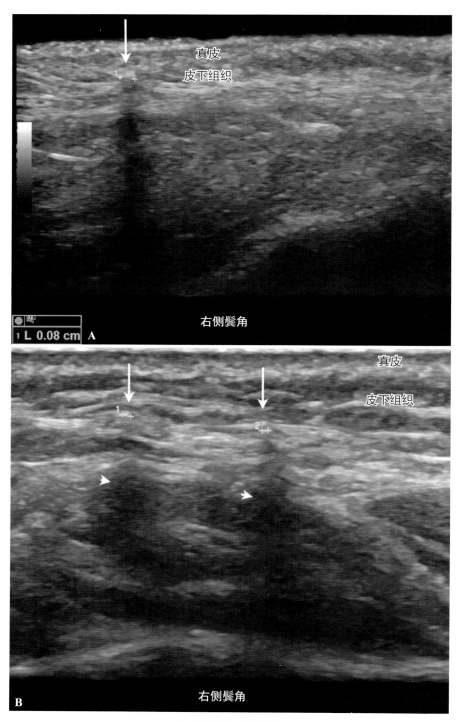

▲ 图 7-16 张力线

右侧鬓角（A）和右侧面颊（B）超声（灰阶，纵切面）显示强回声点，与聚二氧杂环酮张力线的横断面相对应（十字标记之间、垂直箭标记处），注意后方声影（B 中箭头）

　　囊内破裂是指用于恢复体积或轮廓的合成材料结构塌陷。除作为乳房假体外，合成材料还可应用到身体的其他部位，如鼻子、脸颊、下巴、臀部或小腿。最常见的假体是由纯硅胶或生理盐水组成，但也可以使用其他合成材料，如多孔的高密度聚乙烯，还可使用自体软骨或脂肪作为假体[34-40]。

【关键超声征象】

- 完整的有机硅假体在超声图像中显示为边界清晰的椭圆形无回声结构，具有高回声的单层、双层、三层结构（图 7-17）。

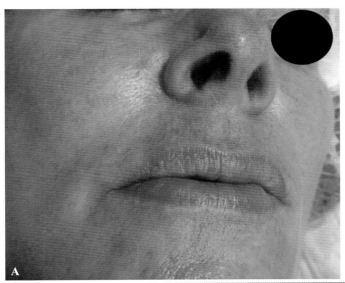

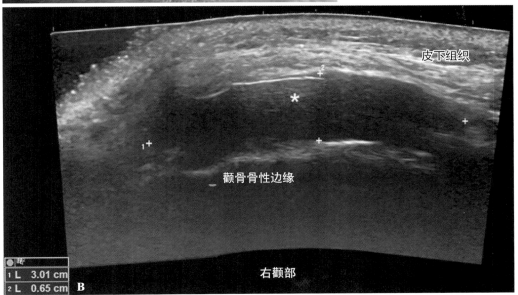

▲ 图 7-17　硅胶假体

A. 患者面颊部有硅胶假体；B. 超声检查（灰阶超声，右颧部横切面）显示椭圆形无回声结构，与颧骨边缘顶部的有机硅假体相对应

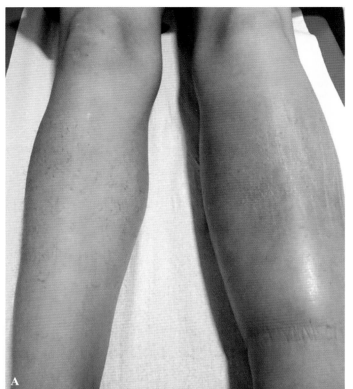

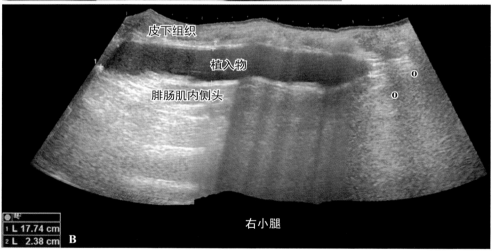

皮下组织

植入物

腓肠肌内侧头

右小腿

1 L 17.74 cm
2 L 2.38 cm

▲ 图 7-18　硅胶假体

A. 患者右小腿有硅胶假体，植入物的局部破裂并伴有炎症反应；B. 超声检查（灰阶超声，右小腿纵切面）显示腓肠肌内侧新月形无回声结构，注意图像右侧（小腿下部）的"暴风雪征"伪影（o），继发于有机硅向周围组织的渗漏（囊外破裂）

硅胶植入物破裂的超声征象在与乳腺植入物相关的文献中已有充分的报道[38, 39]。

- 假体：可观察到其内部高回声沉积物或波浪线（也称为"梯子征"）及植入物的不连续层状边缘[39]。

- 囊外破裂征象：假体周围的高回声沉积并伴有后方混响伪影，即"暴风雪征"[39]（图 7-18）。

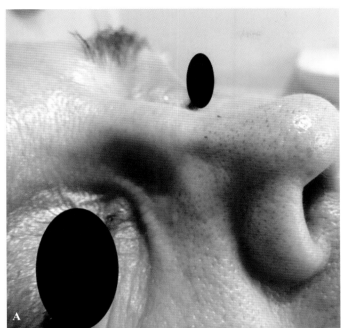

◀ 图 7-19　聚乙烯假体

A. 患者鼻背有聚乙烯植入史；B. 超声图像（灰阶彩色滤镜图，鼻背纵切面）显示鼻骨顶部有高回声带（假体，箭）

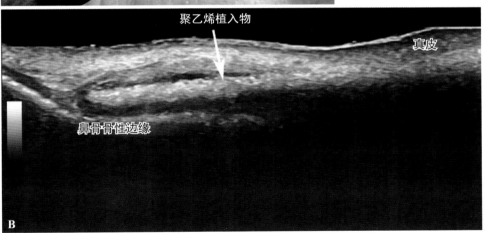

- 聚乙烯假体在超声上表现为边界清楚的高回声带（图 7-19）。

- 软骨假体在超声上表现为边界清楚的低回声带（图 7-20）。

- 彩色多普勒超声可见假体周围为乏血供或富血供（炎症状态下）[34, 35]。

四、美容外科手术和非侵入性重塑

（一）吸脂术

【定义】

吸脂术（liposuction）是指用外科方法转移脂肪组织以达到美容的目的[41, 42]。

【同义词】

脂肪成形术；脂质吸引术；脂肪切除术；脂质。

【关键超声征象】

术后早期

● 低回声的脂肪组织减少或缺失。

● 皮下组织回声增强。

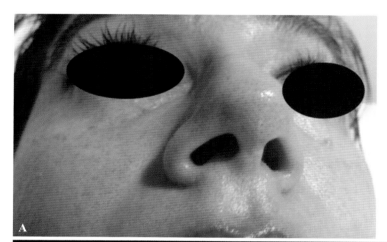

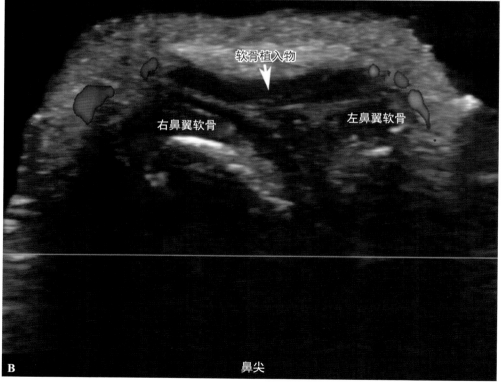

▲ 图 7-20 软骨假体

A. 患者鼻尖有软骨假体植入史；B. 彩色多普勒超声（鼻尖横切面）在两个鼻翼软骨上方均显示出与软骨假体相对应的低回声带，还可观察到假体周围血流信号轻度增多

- 无回声液性带或积液区（残余血清肿）。

- 真皮层回声减低和（或）增厚。

- 脂肪坏死形成的皮下无回声假囊性结构。

- 彩色多普勒超声可见炎症所致真皮层和（或）皮下组织血流信号不同程度的增多（图 7-21）[34, 35]。

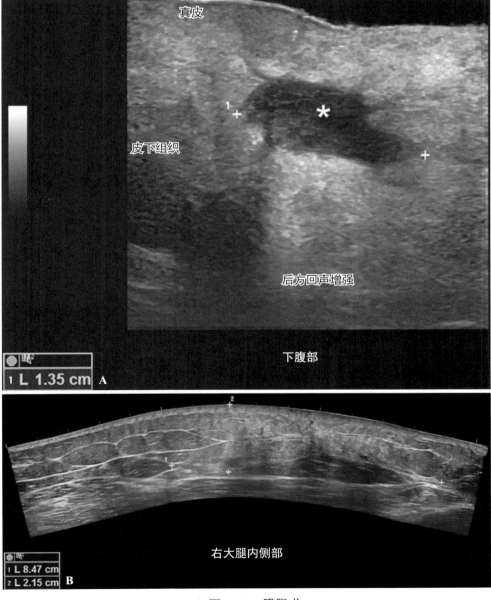

▲ 图 7-21　吸脂术

A. 超声图像（灰阶超声，下腹部纵切面）显示低回声的皮下积液（★），对应血肿，其后方回声增强。由于水肿，皮下组织回声增强，真皮层增厚、回声减低；B. 超声检查（灰阶超声，右大腿内侧横切面）显示皮下组织内一处大小为 8.47cm×2.15cm 的回声增强的局灶性病变，内有小片状无回声区；注意该区域不是典型的脂肪组织回声结构

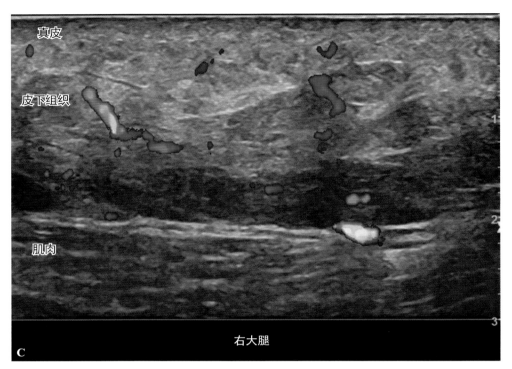

▲ 图 7-21（续） 吸脂术

C. 彩色多普勒超声（右大腿内侧纵切面）显示，由于炎症，皮下组织血流信号增多

术后远期

- 皮下层脂肪组织减少和回声增高。
- 明亮的、有时是增厚的强回声纤维分隔。
- 明显纤维化导致的后方声影。
- 某些病例可见皮肤层萎缩。
- 脂肪坏死形成的皮下无回声假囊性结构（图 7-22）[34, 35]。

（二）腹壁成形术

【定义】

腹壁成形术（abdominoplasty）是指通过外科手术切除多余的皮肤和脂肪组织，并收紧前腹壁肌肉（通常是腹直肌）。腹壁成形术通常与吸脂术相结合，这意味着新造脐部，改变腹直肌的位置，并且切除皮肤和脂肪。通常会跨越耻骨上方，从一个髋关节延伸到另一个髋关节[42-45]。

【同义词】

腹壁整形术。

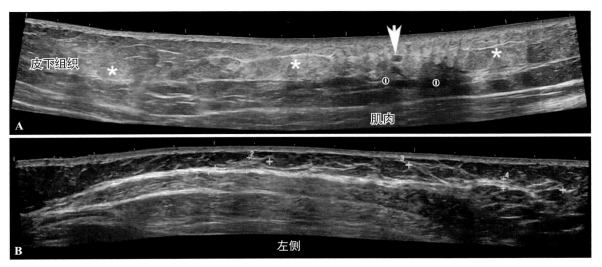

▲ 图 7-22　吸脂术

A. 超声（灰阶彩色滤镜图，右大腿内侧）显示皮下组织回声增强（★）及对应脂肪局灶性液化坏死的圆形无回声结构（箭）、由于明显的瘢痕和纤维化而形成的声影（o）；B. 超声（灰阶，左侧横切面）显示两个高回声区域之间的低回声脂肪组织缺失（黄色十字标记之间）

【关键超声征象】

- 皮下组织回声增强，有时伴有低回声或无回声积液（图 7-23）。

- 在某些病例中，真皮层增厚和（或）回声减低。

- 并发症包括无回声或低回声的血肿、低回声瘘管、低回声肉芽肿、由缝线或引流管碎片引起的高回声线状结构、由蟹足肿或肥厚性瘢痕形成的低回声和（或）不均匀增厚的真皮层（图 7-24 和图 7-25）。

- 在发生折叠的情况下，可检测到低回声的脂肪附着在前直肌鞘表面。

- 腹直肌鞘增厚，回声减低，这一改变通常见于下腹部、胁腹部、脐周、脐区和上腹部[35]。

（三）睑成形术

【定义】

睑成形术（blepharoplasty）包括手术和非手术形式。

- 手术：切除松弛的皮肤和（或）多余的脂肪，以达到美容效果和（或）改善眼睑功能。上、下眼睑的手术入路不同。在上眼睑是沿着眼睑折痕做切口切除皮肤；必要时，切除部分眼轮匝肌及眶内肌锥外间隙脂肪的浅层和突出部分。在这种情况下，手术是经眶内的，因为外科医生需要切开眶上隔。在下眼睑，最常见的手术入路是经结膜，外科医生通过在眼睑后部开窗切除眶内肌锥外间隙脂肪的浅层，这个手术需要在眶下隔开孔，因此该手术也是眶内的。在某些下睑肌肥大的情况下，则经皮肤切开[46]。

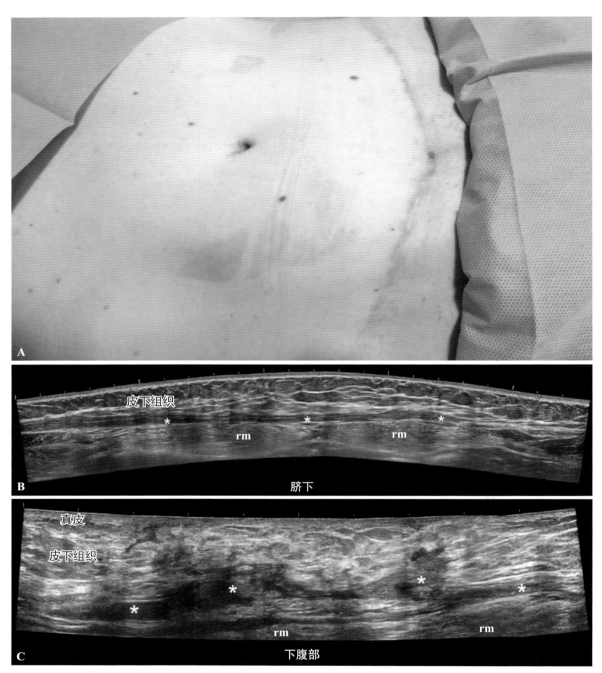

▲ 图 7-23 腹壁成形术

A. 临床照片；B 和 C. 脐下方（B）和下腹部（C）灰阶超声（彩色滤镜全景图，腹前壁横切面）显示增厚和回声减低的腹直肌（rm）肌鞘（★），注意下腹部区域皮下组织回声增强和不均质改变

- 非手术：通常用肉毒杆菌毒素或填充物来重塑眶周和眼睑区域。这些非手术操作通常用于祛除皱纹和泪沟[47]。

【同义词】

眼周年轻化。

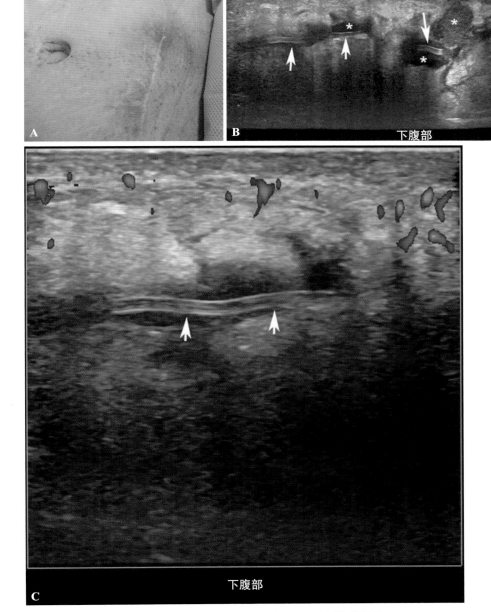

▲ 图 7–24 腹壁成形术

A. 临床照片显示瘢痕周围有轻微红斑；B 和 C. 灰阶超声（B）和彩色多普勒（C）的下腹部纵切面显示低回声积液，提示与皮下一根引流导管（箭）相对应的双层强回声管状结构周围的血清肿；注意，水肿引起其周围皮下组织回声增强，而炎症引起血流信号增多（C）

【关键超声征象】

术后早期

• 切口区低回声组织。

• 眶周脂肪垫和眼轮匝肌的浅层部分回声增强，有时伴随着肌肉层增厚。

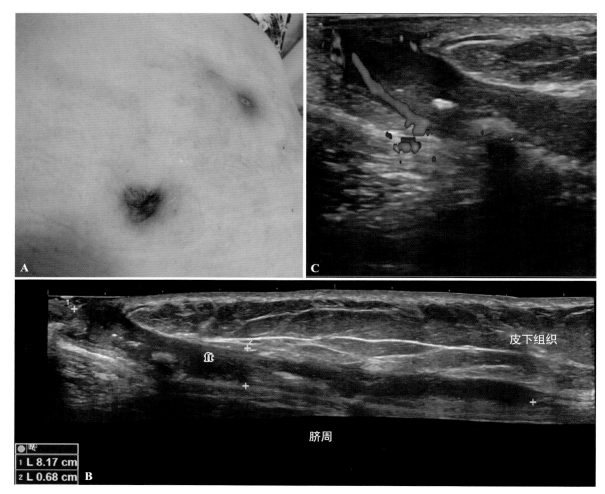

▲ 图 7-25 腹壁成形术

A. 腹部整形后患者新脐部区域的临床图像；B 和 C. 灰阶超声（B）和彩色多普勒（C）的脐周区域斜向纵切面显示真皮层和皮下组织内一条约 8.17cm×0.68cm 的管状（ft）低回声区域（B 中十字标记之间），由残留缝线形成的强回声双层结构和一些小气泡形成边缘锐利的强回声

- 如果注射了美容填充物，会在眼睑水平（真皮层和眼轮匝肌）、面颊的眶下部分（真皮层和皮下组织）发现沉积物，偶尔也会在眶周脂肪垫的浅层发现沉积物。

- 在彩色多普勒超声中，周围的真皮和皮下组织以及眼轮匝肌和眶周脂肪垫血流信号多少不一。

术后远期

- 有时可见眼轮匝肌变薄，伴眶周脂肪垫表面低回声的、边界清晰的肉芽肿性结节。

- 一旦使用填充物，就能在注射部位发现沉积物，可能在眼睑、眶周脂肪垫或周围皮肤层。这些沉积物的声像图结构由操作中使用的填充物类型决定（图 7-26）[34]。

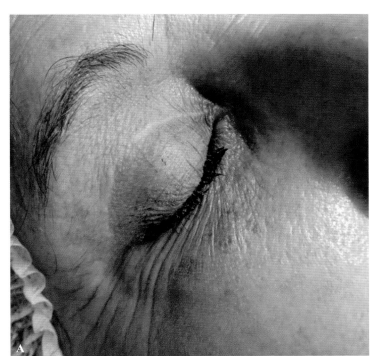

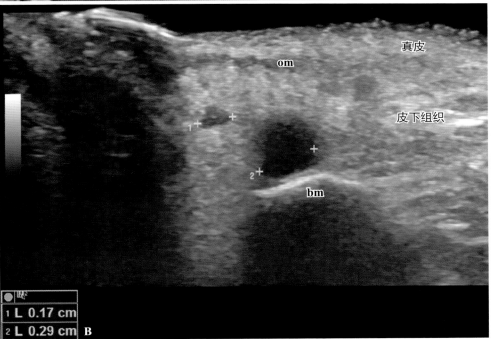

◀ 图 7-26　睑成形术

A. 临床图像，上睑和下睑成形术后，上睑有瘢痕，下睑有可触及的肿块；B. 超声图像（灰阶，纵切面）显示眶周脂肪垫浅层两个边界清晰的圆形结节，直径分别为 1.7mm 和 2.9mm，提示肉芽肿。bm. 骨性边缘；om. 眼轮匝肌

（四）鼻成形术

【定义】

鼻成形术（rhinoplasty）包括手术和非手术形式。

- 手术：通过外科手术矫正鼻子的形状以达到美容效果和（或）改善其功能。

- 非手术：注射外源性物质，如美容填充物，以改善鼻子的外观。

【同义词】

隆鼻术；鼻整形；鼻调节。

【关键超声征象】

- 鼻尖部数目不等的低回声炎性和（或）肉芽肿组织，可能附着于鼻尖或取代了鼻翼软骨。
- 线状强回声结构提示为缝线（图 7-27）。
- 鼻骨的强回声线不规则。
- 使用骨性植入物，表现为伴有后方声影的模糊强回声带（图 7-28）。
- 使用合成材料（如聚乙烯植入物）时，为边界清晰的强回声带（图 7-29）。
- 彩色多普勒显示鼻背和鼻尖的血流信号多寡不一[48]。
- 如果采用非手术方式隆鼻，就会在鼻尖和（或）鼻背上使用美容填充物，这些沉积物的回声结构取决于所使用的填充物的类型[34, 35]。

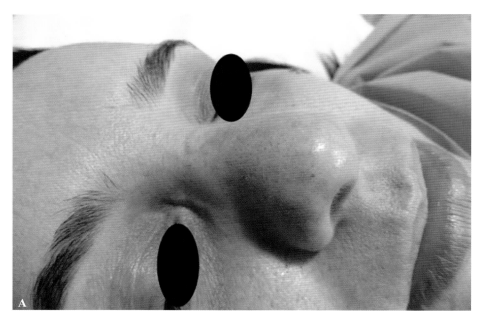

▲ 图 7-27　隆鼻术后慢性炎症和肉芽肿
A. 有鼻部整形史患者的临床照片，鼻部出现红斑和肿胀

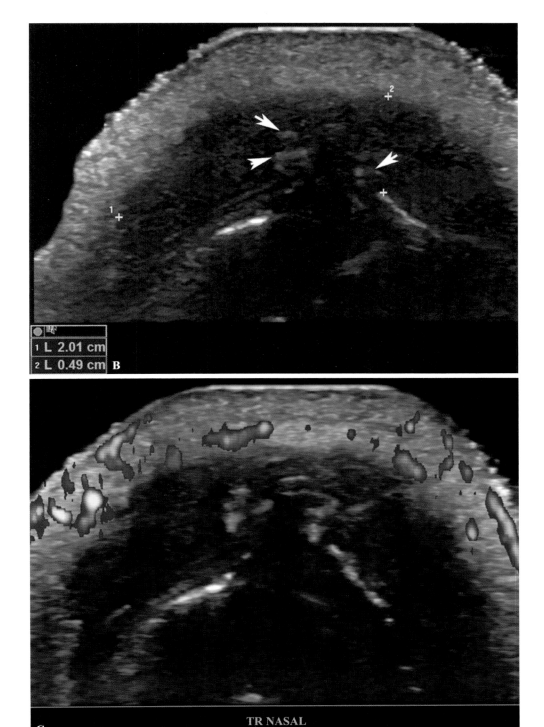

▲ 图 7-27（续）　隆鼻术后慢性炎症和肉芽肿

B 和 C. 灰阶超声（B，彩色滤镜图）和能量多普勒（C，鼻翼软骨水平的鼻尖横切面）显示范围约 2.01cm×0.49cm 的低回声肉芽肿和慢性炎症组织（十字标志之间）取代了鼻翼软骨，注意低回声组织中对应于缝合线（箭）的强回声线状结构；彩色多普勒显示低回声组织周围的真皮层血流增加

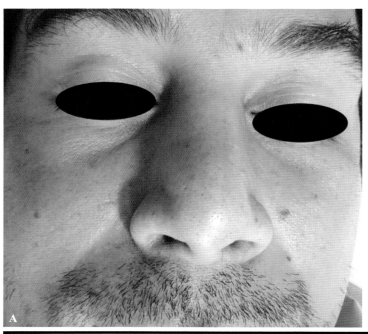

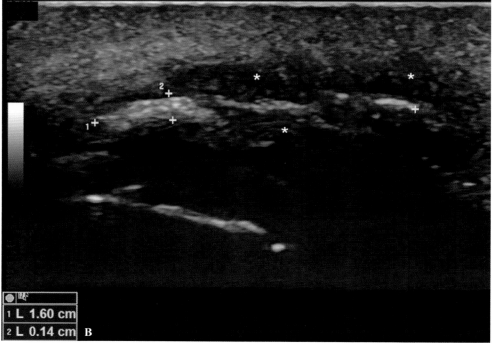

▲ 图 7-28　用骨性植入物隆鼻

A. 临床图像；B. 超声图像（灰阶，纵切面）显示鼻背部有范围约为 1.60cm × 0.14cm 的强回声带，
提示骨性植入物周围有低回声的炎症组织和肉芽肿组织（ ★ ）

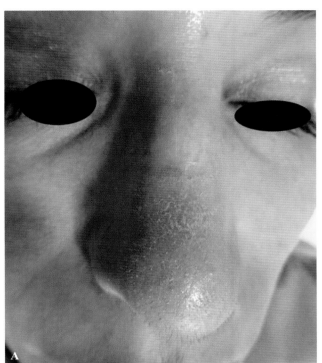

◀ 图 7-29　用合成聚乙烯植入物隆鼻

A. 有隆鼻史的患者，鼻部有红斑和肿胀；B 和 C. 灰阶超声（B，彩色滤镜图）和彩色多普勒（C）的鼻背部纵切面显示一个边界清晰的强回声带，与鼻背部的合成聚乙烯植入物对应（箭）；彩色多普勒可见植入物周围血流丰富

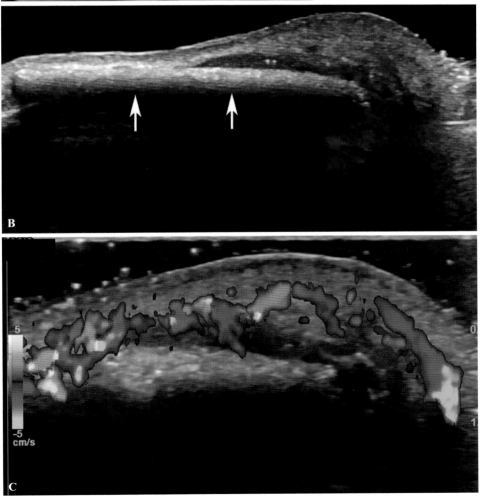

参 考 文 献

[1] Gilchrest BA. Photoaging. J Invest Dermatol. 2013;133(E1):E2–6. https://doi.org/10.1038/skinbio.2013.176.

[2] Hughes MC, Bredoux C, Salas F, Lombard D, Strutton GM, Fourtanier A, Green AC. Comparison of histological measures of skin photoaging. Dermatology. 2011;223:140–51.

[3] Sandby-Møller J, Wulf HC. Ultrasonographic subepidermal low-echogenic band, dependence of age and body site. Skin Res Technol. 2004;10:57–63.

[4] Gniadecka M, Gniadecki R, Serup J, Søndergaard J. Ultrasound structure and digital image analysis of the subepidermal low echogenic band in aged human skin: diurnal changes and interindividual variability. J Invest Dermatol. 1994;102:362–5.

[5] U.S. Food and Drug Administration. Dermal fillers (soft tissue fillers). https://www.fda.gov/medicaldevices/productsandmedicalprocedures/cosmeticdevices/wrinklefillers/. Accessed 7 Dec 2017.

[6] U.S. Food and Drug Administration. Dermal fillers approved by the Center for Devices and Radiological Health. https://www.fda.gov/MedicalDevices/ProductsandMedicalProcedures/CosmeticDevices/ WrinkleFillers/ucm227749.htm. Accessed 7 Dec 2017.

[7] Wortsman X, Wortsman J, Orlandi C, Cardenas G, Sazunic I, Jemec GB. Ultrasound detection and identification of cosmetic fillers in the skin. J Eur Acad Dermatol Venereol. 2012;26:292–301.

[8] Wortsman X. Identification and complications of cosmetic fillers: sonography first. J Ultrasound Med. 2015;34:1163–72.

[9] Wortsman X, Wortsman J. Polyacrylamide fillers on skin ultrasound. J Eur Acad Dermatol Venereol. 2012;26:660–1.

[10] Pérez-Pérez L, García-Gavín J, Wortsman X, Santos-Briz Á. Delayed adverse subcutaneous reaction to a new family of hyaluronic acid dermal fillers with clinical, ultrasound, and histologic correlation. Dermatol Surg. 2017;43:605–8.

[11] Faundez E, Vega N, Vera E, Vega P, Sepulveda D, Wortsman X. Clinical and color Doppler ultrasound evaluation of polyacrylamide injection in HIV patients with severe facial lipoatrophy secondary to antiretroviral therapy. Skin Res Technol. 2017;23:243–8.

[12] Wortsman X, Quezada N. Ultrasound morphology of polycaprolactone filler. J Ultrasound Med. 2017;36:2611–5.

[13] Menis D, Castellanos-González M, Llamas-Martín R, Vanaclocha Sebastián F. The utility of skin ultrasound for the diagnosis of complications of tissue filler materials. Actas Dermosifiliogr. 2014;105(8):797.

[14] Ginat DT, Schatz CJ. Imaging features of midface injectable fillers and associated complications. AJNR Am J Neuroradiol. 2013;34:1488–95.

[15] Grippaudo FR, Mattei M. High-frequency sonography of temporary and permanent dermal fillers. Skin Res Technol. 2010;16:265–9.

[16] El-Domyati M, El-Ammawi TS, Moawad O, El-Fakahany H, Medhat W, Mahoney MG, Uitto J. Efficacy of mesotherapy in facial rejuvenation: a histological and immunohistochemical evaluation. Int J Dermatol. 2012;51:913–9.

[17] Sivagnanam G. Mesotherapy – the French connection. J Pharmacol Pharmacother. 2010;1:4–8.

[18] Córdoba S, Rojas E, Garrido-Ríos A, Borbujo J. Intense local reaction at the sites of injection of lipolytic mesotherapy. Actas Dermosifiliogr. 2017;108:958–9.

[19] Lee JC, Daniels MA, Roth MZ. Mesotherapy, microneedling, and chemical peels. Clin Plast Surg. 2016;43:583–95.

[20] Tedeschi A, Lacarrubba F, Micali G. Mesotherapy with an intradermal hyaluronic acid formulation for skin rejuvenation: an intrapatient, placebo-controlled, long-term trial using high-frequency ultrasound. Aesthet Plast Surg. 2015;39:129–33.

[21] Krueger N, Mai SV, Luebberding S, Sadick NS. Cryolipolysis for noninvasive body contouring: clinical efficacy and patient satisfaction. Clin Cosmet Investig Dermatol. 2014;7:201–5.

[22] Ingargiola MJ, Motakef S, Chung MT, Vasconez HC, Sasaki GH. Cryolipolysis for fat reduction and body contouring: safety and efficacy of current treatment paradigms. Plast Reconstr Surg. 2015;135:1581–90.

[23] Vanaman M, Fabi SG, Carruthers J. Complications in the cosmetic dermatology patient: a review and our experience (part 1). Dermatol Surg. 2016;42:1–11.

[24] Vanaman M, Fabi SG, Carruthers J. Complications in the cosmetic dermatology patient: a review

and our experience (part 2). Dermatol Surg. 2016;42:12–20.

[25] Sadick N, Rothaus KO. Aesthetic applications of radiofrequency devices. Clin Plast Surg. 2016;43:557–65.

[26] Beasley KL, Weiss RA. Radiofrequency in cosmetic dermatology. Dermatol Clin. 2014;32:79–90.

[27] Marten TJ, Elyassnia D. Fat grafting in facial rejuvenation. Clin Plast Surg. 2015;42:219–52.

[28] Sinno S, Wilson S, Brownstone N, Levine SM. Current thoughts on fat grafting: using the evidence to determine fact or fiction. Plast Reconstr Surg. 2016;137:818–24.

[29] De Masi EC, De Masi FD, De Masi RD. Suspension threads. Facial Plast Surg. 2016;32:662–3.

[30] Garvey PB, Ricciardelli EJ, Gampper T. Outcomes in threadlift for facial rejuvenation. Ann Plast Surg. 2009;62(5):482.

[31] Rachel JD, Lack EB, Larson B. Incidence of complications and early recurrence in 29 patients after facial rejuvenation with barbed suture lifting. Dermatol Surg. 2010;36:348–54.

[32] Suh DH, Jang HW, Lee SJ, Lee WS, Ryu HJ. Outcomes of polydioxanone knotless thread lifting for facial rejuvenation. Dermatol Surg. 2015;41:720–5.

[33] Tavares JP, Oliveira CACP, Torres RP, Bahmad F Jr. Facial thread lifting with suture suspension. Braz J Otorhinolaryngol. 2017;83:712–9.

[34] Wortsman X. Sonography of cosmetic procedures. In: Wortsman X, Jemec GBE, editors. Dermatologic ultrasound with clinical and histologic correlations. New York: Springer; 2013. p. 373–99.

[35] Wortsman X, Wortsman J. Sonographic outcomes of cosmetic procedures. AJR Am J Roentgenol. 2011;197:W910–8.

[36] Kridel RWH, Patel S. Cheek and chin implants to enhance facelift results. Facial Plast Surg. 2017;33:279–84.

[37] Kim YH, Jang TY. Porous high-density polyethylene in functional rhinoplasty: excellent long-term aesthetic results and safety. Plast Surg (Oakv). 2014;22:14–7.

[38] Yahyavi-Firouz-Abadi N, Menias CO, Bhalla S, Siegel C, Gayer G, Katz DS. Imaging of cosmetic plastic procedures and implants in the body and their potential complications. AJR Am J Roentgenol. 2015;204:707–15.

[39] Telegrafo M, Moschetta M. Role of US in evaluating breast implant integrity. J Ultrasound. 2015;18:329–33.

[40] Na HG, Jang YJ. Dorsal augmentation using alloplastic implants. Facial Plast Surg. 2017;33: 189–94.

[41] Chia CT, Neinstein RM, Theodorou SJ. Evidence-based medicine: liposuction. Plast Reconstr Surg. 2017;139:267e–74e.

[42] Benito-Ruiz J, de Cabo F. Ultrasonography: a useful tool for plastic surgeons. Aesthet Plast Surg. 2014;38:561–71.

[43] de Castro EJ, Radwanski HN, Pitanguy I, Nahas F. Long-term ultrasonographic evaluation of midline aponeurotic plication during abdominoplasty. Plast Reconstr Surg. 2013;132:333–8.

[44] di Summa PG, Wettstein R, Erba P, Raffoul W, Kalbermatten DF. Scar asymmetry after abdominoplasty: the unexpected role of seroma. Ann Plast Surg. 2013;71:461–3.

[45] Tadiparthi S, Shokrollahi K, Doyle GS, Fahmy FS. Rectus sheath plication in abdominoplasty: assessment of its longevity and a review of the literature. J Plast Reconstr Aesthet Surg. 2012;65:328–32.

[46] Naik MN, Honavar SG, Das S, Desai S, Dhepe N. Blepharoplasty: an overview. J Cutan Aesthet Surg. 2009;2:6–11.

[47] Montes JR, Wilson AJ, Chang BL, Percec I. Technical considerations for filler and neuromodulator refinements. Plast Reconstr Surg Glob Open. 2016;4(12 Suppl):e1178.

[48] Schatz CJ, Ginat DT. Imaging features of rhinoplasty. AJNR Am J Neuroradiol. 2014;35:216–22.

第 8 章　甲病变的超声检查 *

Ultrasound of Nail Conditions

Ximena Wortsman　著

曾茂薇　李　旭　译　戴九龙　校

一、生长和位置改变

（一）嵌甲（甲内生）

【定义】

嵌甲（ingrowing nail），即甲板生长异常，长入甲周区域。最常发生于足第一趾（踇趾）。

【关键超声征象】

- 甲周区（内侧、外侧、尺侧、桡侧）嵌有强回声的双层 / 单层甲板片段（图 8-1）。

- 强回声片段周围见低回声的真皮组织包绕（图 8-2，视频 8-1 和视频 8-2）。

- 甲板片段周围常有血流信号增多，也可表现为少血流信号（起病初期或慢性甲内生）[1-3]。当患者出现甲沟炎（即甲襞的继发性感染）时，血流丰富程度随炎症程度而变化。

（二）脱甲症

【定义】

脱甲症（onychomadesis），即甲板碎裂，最常发生于踇趾趾甲。

【关键超声征象】

- 甲板碎裂为两个或多个片段（持续发生）（图 8-3）。

- 甲板增厚，失去双层结构。

- 甲床回声减低，累及甲母质区域（炎症）（图 8-4）。

---

*. 本章配有视频，可自行登录 https://link.springer.com/chapter/10.1007/978-3-319-89614-4_8 在线观看。

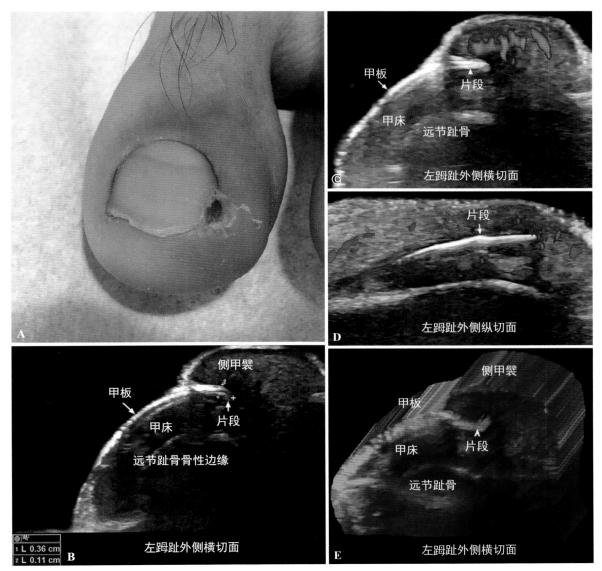

▲ 图 8-1　嵌甲

A. 临床照片；B 至 D. 灰阶超声（B，左踇趾横切面）和彩色多普勒（C 为横切面，D 为纵切面）显示甲板片段周围血流增多（彩色血流）；E. 三维超声重建（横切面）可见嵌入甲周外侧区域的强回声片段，大小 3.6mm（横径）× 1.1mm（厚度）

- 甲床增厚（炎症）。
- 可能伴有甲逆生（即甲板向甲床后部嵌入）。
- 甲床血流信号稀少，或者有不同程度的血流信号 [1, 2, 4]。

（三）逆甲

【定义】

逆甲（retronychia）。即甲板向近端甲襞嵌入性生长。最常受累者为踇趾趾甲。

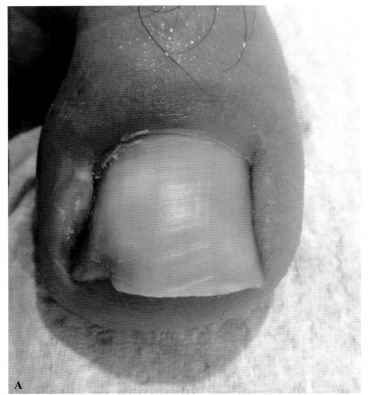

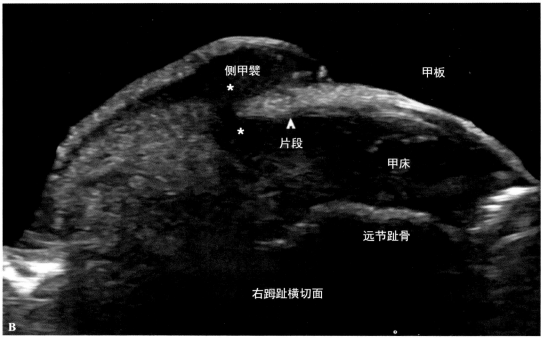

▲ 图 8-2 嵌甲

A. 临床照片；B. 灰阶超声（右蹈趾横切面）探及强回声双层片段

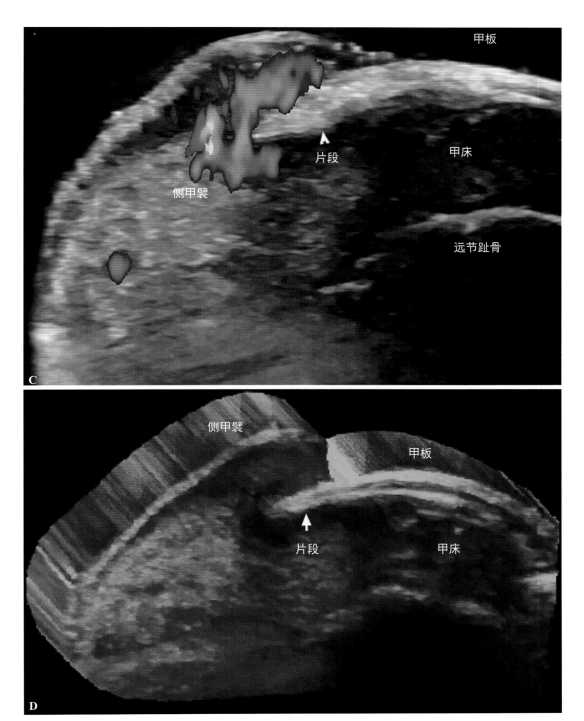

▲ 图 8-2（续）　嵌甲

C 和 D. 彩色多普勒（C，右蹬趾横切面）和三维超声重建（D，右蹬趾横切面）可探及强回声双层片段，嵌入甲周外侧区；注意片段周边的低回声（B 中 ✱）和富血供（C 中彩色显示）。参见视频 8-1 和视频 8-2

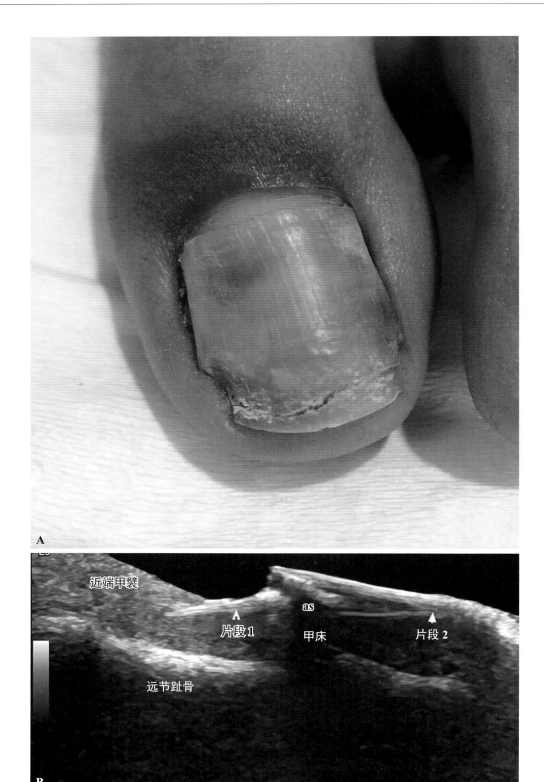

▲ 图 8-3 脱甲症

A. 临床照片；B. 灰阶超声（左姆趾纵切面）可见甲板骨折为两部分（片段 1 和片段 2）。远节趾骨骨折是甲板片段后方的声影（as）造成的假象，声影是由于角化过度和近端片段后方有游离空气造成的

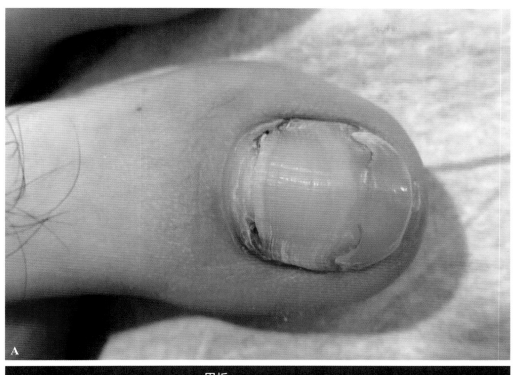

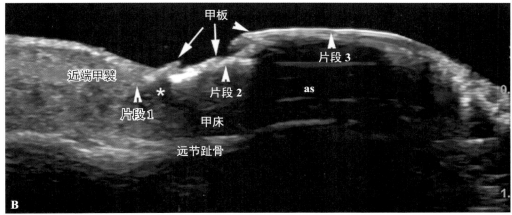

▲ 图 8-4　脱甲症

A. 临床照片；B. 灰阶超声（右跨趾纵切面）显示甲板增厚，裂为 3 个片段（箭头）；甲床增厚，回声减低，累及甲母质区域（＊）；远端片段后方的声影（as）是由于甲板角化过度以及碎片下方存在游离空气造成的

【关键超声征象】

病变可为单侧或双侧。与健侧进行对比可能有助于评估这些超声征象。

- 甲板根部周围可见低回声晕（图 8-5 和图 8-6，视频 8-3）。

- 对于踇趾或拇指，甲板起始部与远节指骨起始部之间的距离 ≤ 5.1mm，和（或）与健侧比较，患侧缩短的距离（与健侧距离的差值）≥ 0.5mm。

- 近端甲襞增厚，男性的厚度 ≥ 2.2mm，女性的厚度 ≥ 1.9mm，和（或）与健侧对比，增厚达 0.3mm 以上[1, 2, 4-6]。

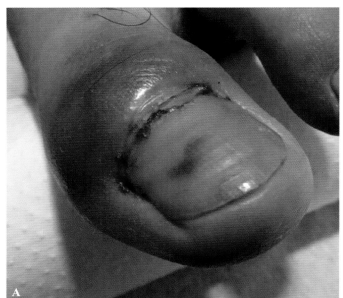

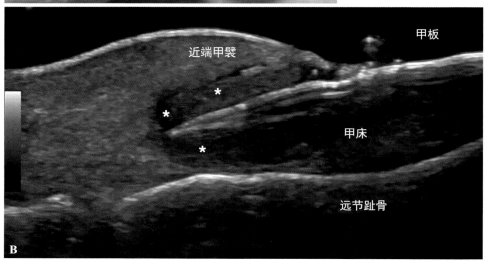

◀ 图 8-5　逆甲
A. 左踇趾病变的临床照片；
B. 灰阶超声（左踇趾纵切面）
显示甲板起始部周围的低回
声晕（B 中 ★）

二、先天性疾病

（一）排列紊乱

【定义】

　　排列紊乱（malalignment）是指甲板纵向生长轴异常，常有横向偏斜，可为单侧或双侧
病变。最常发生于踇趾趾甲。文献报道有获得性和医源性病例，其中大多数与甲母质的慢
性损伤有关。

【关键超声征象】

● 甲床增厚，回声减低，累及甲母质区域（图 8-7）。

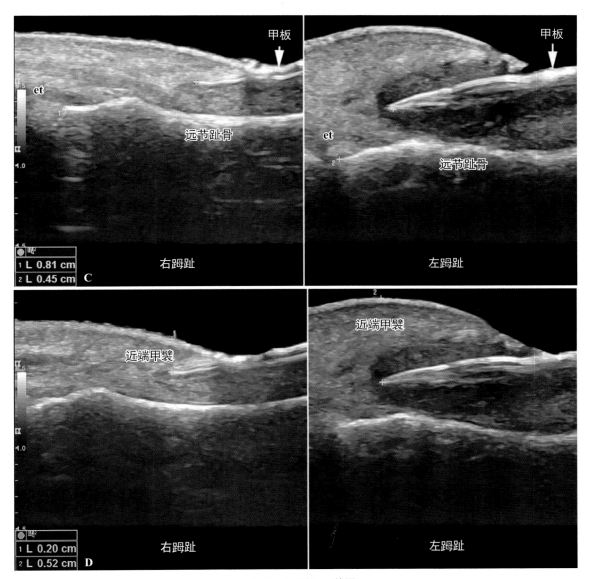

▲ 图 8-5（续）　逆甲

C 和 D. 灰阶超声（纵切面，B 为左姆趾，C 和 D 为左右对比）显示甲板起始部周围的低回声晕（B 中 ★）；左姆趾甲板起始部与远节趾骨起始部之间距离变短（C），姆趾近端甲襞增厚（D）。参见视频 8-3

- 甲板增厚，双层结构消失，可能与部分腹侧甲板碎裂有关。
- 可能存在继发性嵌甲[1, 2]。

（二）囊性纤维化

【定义】

囊性纤维化（cystic fibrosis）为跨膜传导调节基因突变引起的常染色体隐性遗传病。临床上主要表现为肺部疾病、胰腺功能不全和不孕不育，也可出现皮肤和甲异常。甲异常通

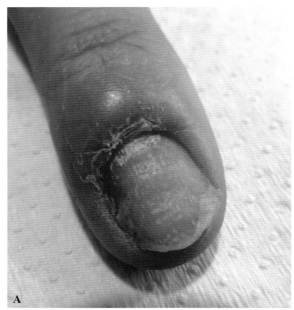

◀ 图 8-6　逆甲

A. 右手示指的临床照片；B. 灰阶超声（纵切面，右手和左手示指并排对比）显示右侧甲板起始部与远节指骨起始部之间距离变小，近端甲襞增厚，回声降低，注意右侧甲板起始部周围有细小低回声晕

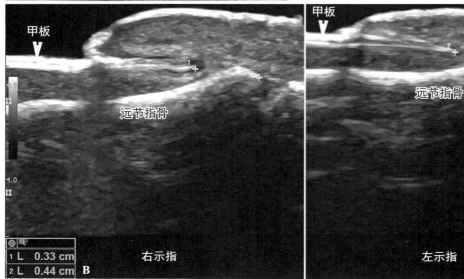

常表现为杵状指。

【关键超声征象】

- 甲板凸度增大。

- 甲床增厚，回声降低。

- 甲床内血流信号明显增多（图 8-8，视频 8-4）[7, 8]。

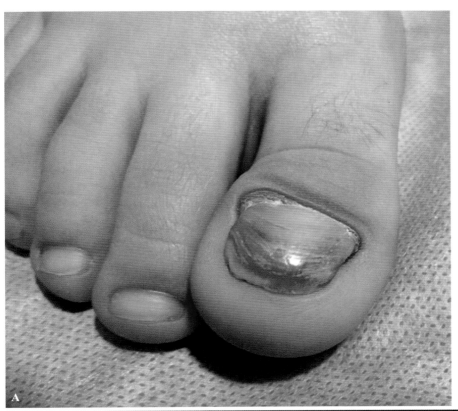

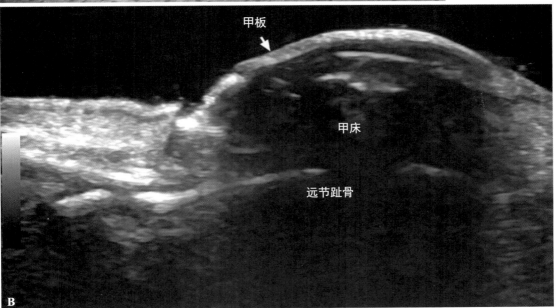

▲ 图 8-7　先天性排列不齐

A. 右侧姆趾趾甲的临床照片（注意趾甲侧偏）；B. 灰阶超声（纵切面）显示甲床增厚，回声减低，注意甲板增厚，甲床内一些线状强回声碎片靠近并附着于腹侧甲板上

三、甲炎症性病变

（一）银屑病

【定义】

银屑病（psoriasis）是一种慢性自身免疫性疾病，常在皮肤上产生红斑和鳞片。本病可累及甲、肌腱、肌腱-骨附着点、关节和骨缘。文献报道，在有甲部病变的银屑病患者中，约5%没有皮肤表现，而在银屑病关节炎患者中，53%～86%合并甲部病变[9-12]。

【关键超声征象】

从病变早期到晚期，可能有不同程度的下列超声表现，但下列征象的部分或全部可以

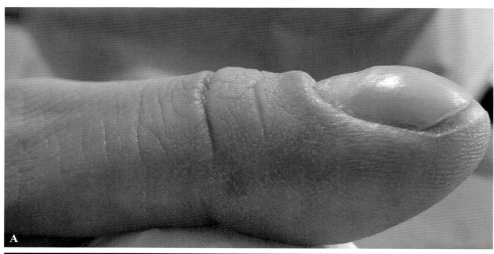

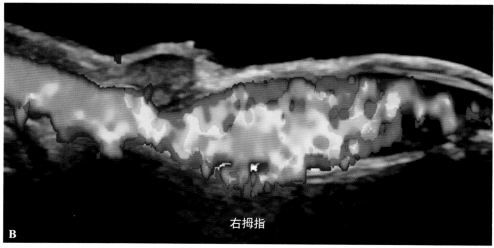

右拇指

▲ 图 8-8　囊性纤维化

A. 右拇指临床照片，注意杵状指；B. 彩色多普勒（右拇指纵切面）显示甲板凸度增加，甲床血管信号明显增多。参见视频 8-4

同时在一个病灶中出现。此外，同一患者的指甲和趾甲可能病变程度不同。而且，银屑病引起的甲部病变的超声征象随着疾病的进展或治疗的进行而变化。以下为最常见的超声征象（图 8-9 至图 8-13；视频 8-5）[1, 2, 9-12]。

- 甲床增厚（腹侧甲板与远节指骨或远节趾骨之间的距离增大）。
- 腹侧甲板边界不清。
- 腹侧甲板内可出现局限性受累（可为亚临床性）产生的强回声区域。
- 单层或双层甲板增厚，形态不规则，可呈起伏状；常在疾病晚期出现。
- 甲床血流信号增多（提示炎症处于活动期的征象）。

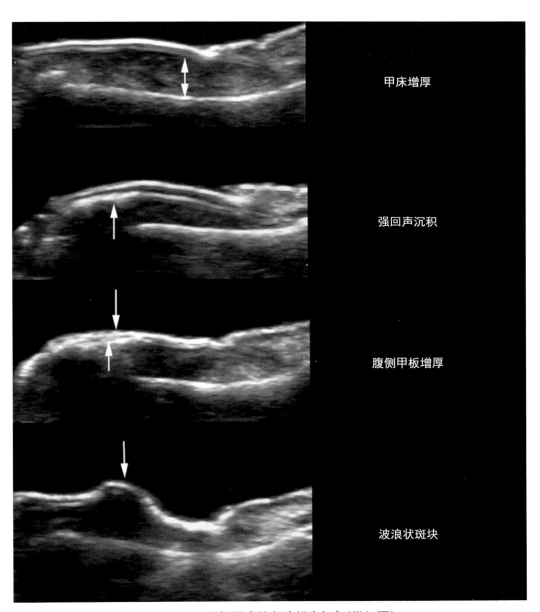

▲ 图 8-9　甲银屑病的灰阶超声征象（纵切面）

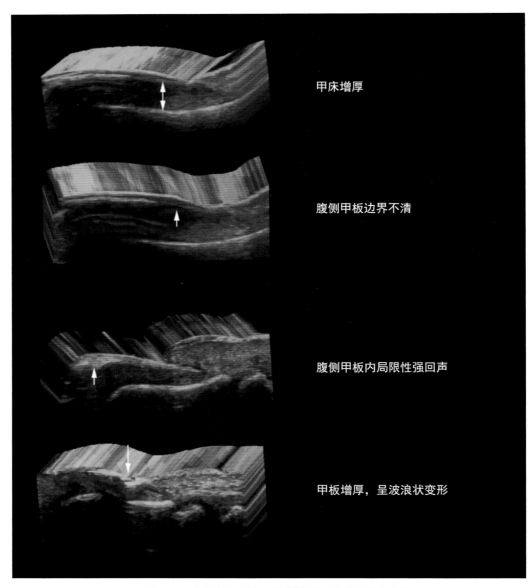

甲床增厚

腹侧甲板边界不清

腹侧甲板内局限性强回声

甲板增厚，呈波浪状变形

▲ 图8-10　甲银屑病的三维超声重建图像（纵切面）

　　– 甲床部分受累：血流增多常出现于近端甲床。

　　– 甲床完全受累：整个甲床血流信号增多。

（二）红斑狼疮

【定义】

　　红斑狼疮（lupus）系自身免疫性疾病，可累及多个部位，如肾脏、皮肤、血液、心脏、肌肉和骨骼等。病变可累及指动脉内皮，产生慢性炎症，形成血栓。

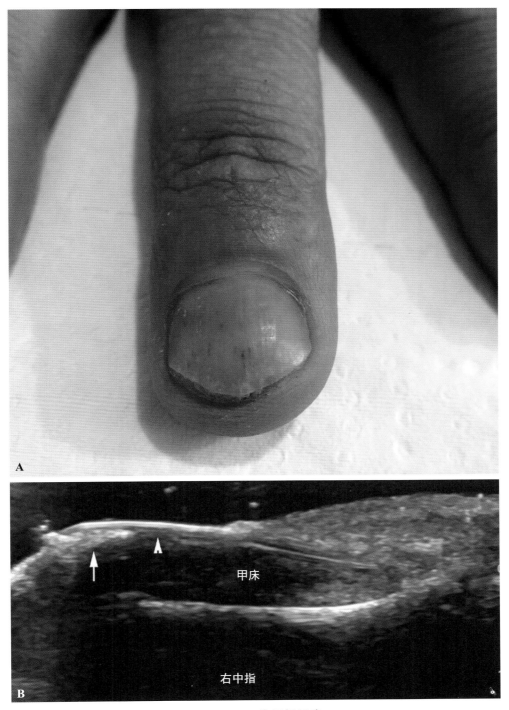

▲ 图 8-11　指甲银屑病

A. 右中指的临床照片；B. 灰阶超声（右手中指纵切面）显示甲床增厚、回声降低。注意腹侧
甲板层次模糊（箭头），远端边缘有强回声沉积（箭）

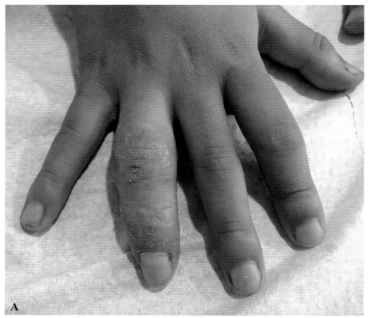

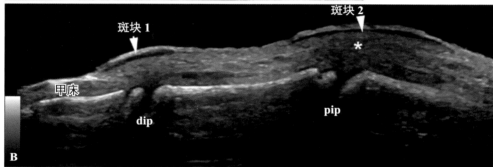

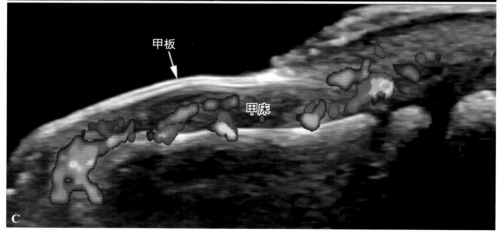

▲ 图 8-12　指甲银屑病

A. 右手环指的临床照片；B. 灰阶超声（全景图，右手环指背侧纵切面）显示表皮和真皮局限性增厚，真皮浅部回声减低，与皮肤斑块的位置相对应，近端指间关节附近的真皮深层和皮下组织回声减弱（★）；C. 彩色多普勒超声（右手环指纵切面）显示甲床增厚，回声减弱，甲板轻微起伏（箭）。dip. 浸润；pip. 近端指间关节。参见视频 8-5

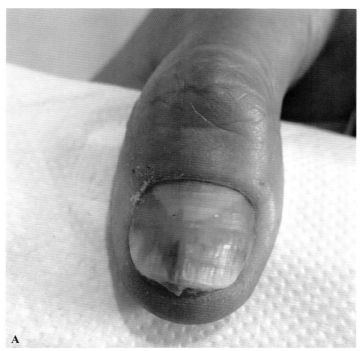

◀ 图 8–13　甲银屑病
A. 右拇指的临床照片；
B. 超声检查（灰阶，纵
切面）显示甲床增厚，
腹侧甲板（箭头）清晰
度消失，远端可见强回
声沉积物（箭）；C. 彩
色多普勒超声检查显示
甲床近端血流信号增多

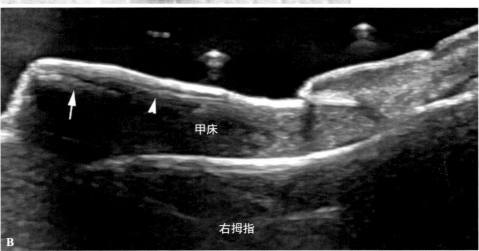

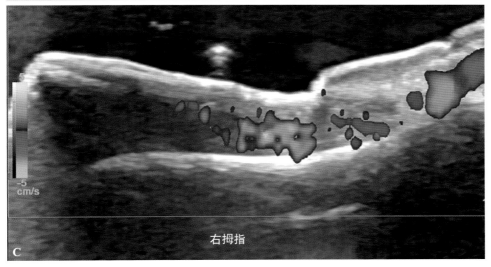

【关键超声征象】

- 低回声物质填充指动脉（图 8-14）。

- 一条或多条指动脉内不显示血流信号。

- 甲床厚度增加。

- 甲板不规则，双层结构消失。

- 血管受累时，甲床缺少血流信号[1, 2]。

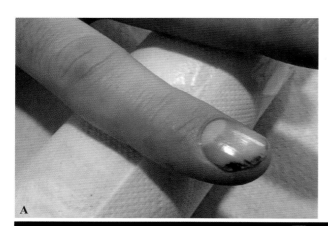

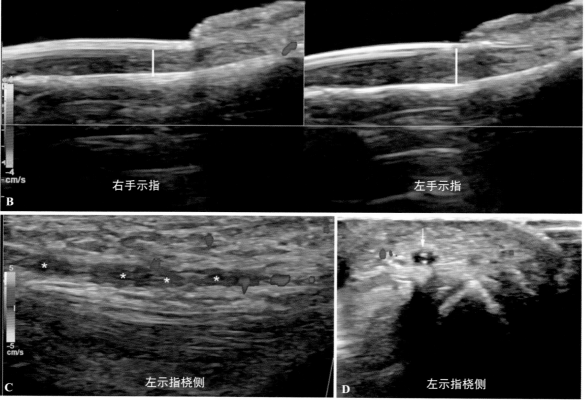

◀ 图 8-14 狼疮指甲

A. 左手示指的临床照片；B 至 D. 彩色多普勒（B 为右手示指与左手示指并排比较，C 为纵切面，D 为左手示指桡侧横切面）显示左手示指甲床增厚（垂直白线），血流减少（B）；同一手指桡侧，指动脉内充填着低回声的炎症物质和血栓（★ 和箭）；注意动脉管腔内未见血流显示（C 和 D，★）

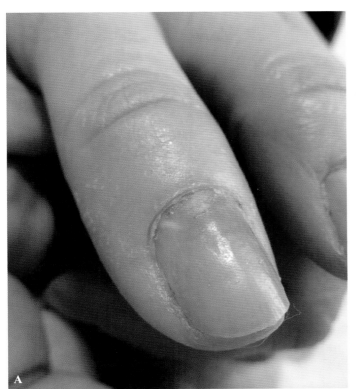

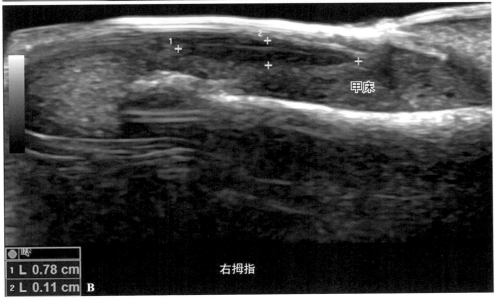

▲ 图 8-15　甲下积液

A. 右拇指的临床照片；B. 灰阶超声（纵切面）显示甲床中 1/3 处 7.8mm（纵径）×1.1mm（厚度）×5.1mm（横径）的甲下积液，轮廓清晰、椭圆形、无回声（十字标记之间），还可见甲床近端增厚，回声降低，以及近端甲襞真皮层增厚、回声降低

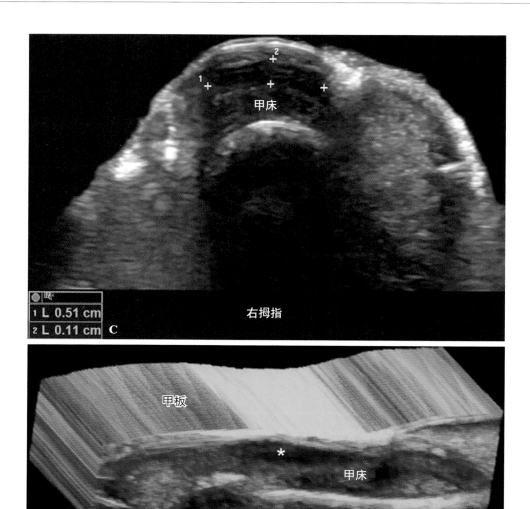

▲ 图 8-15（续）　甲下积液

C 和 D. 灰阶超声（C 为横切面、D 为三维重建的纵切面）显示甲床中 1/3 处 7.8mm（纵径）×1.1mm（厚度）×5.1mm（横径）的甲下积液，轮廓清晰、椭圆形、无回声（★，十字标记之间），还可见甲床近端增厚，回声降低，以及近端甲襞真皮层增厚，回声降低

（三）积液

【定义】

甲下的袋状积液。

【关键超声征象】

- 位于腹侧甲板和甲床之间的无回声区或低回声区，边界清晰（图 8-15 和图 8-16，视频 8-6）。

- 积液底部可见单层或双层强回声边缘。

- 积液内可见游离气体产生的强回声，伴后方混响伪像[1, 2]。

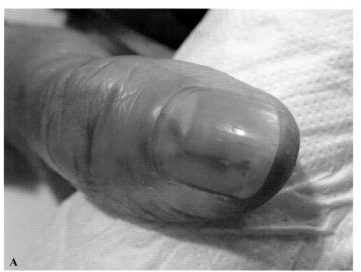

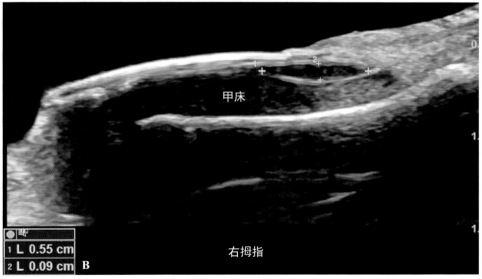

▲ 图 8-16　甲下积液

A. 右拇指的临床照片；B. 灰阶超声（B，纵切面）显示甲床近端 5.5mm（纵径）×0.9mm（厚度）的甲下积液，轮廓清晰、椭圆形、无回声（十字标记之间），注意积液底部的强回声线；能量多普勒显示积液下方血流增多。参见视频 8-6

（四）正中管状甲营养不良

【定义】

正中管状甲营养不良（median canaliform dystrophy）是指甲中央部的异常，有纵向劈裂或凹槽，常与创伤相关，始于毗邻近端甲襞。

【关键超声征象】

- 近端甲床回声减低，厚度改变，有增厚和（或）变薄。
- 甲板中央区凹凸不平[1, 2]（图 8-17，视频 8-7 和视频 8-8）。

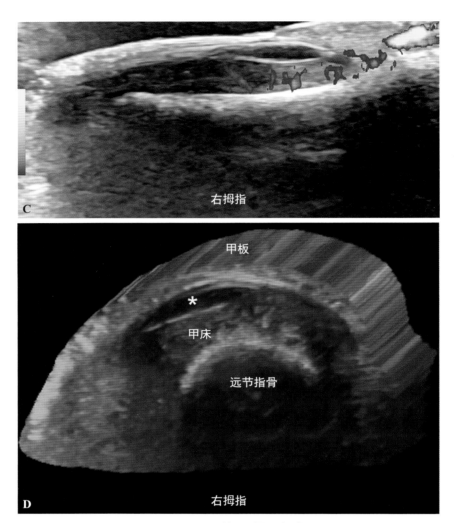

▲ 图 8-16（续） 甲下积液

C 和 D. 灰阶超声能量多普勒（C，纵切面）和三维重建（D，右拇指横切面）显示甲床近端 5.5mm（纵径）×
0.9mm（厚度）的甲下积液，轮廓清晰、椭圆形、无回声（∗），注意积液底部的强回声线；能量多普勒
显示积液下方血流增多。参见视频 8-6

四、良性肿瘤和假瘤

（一）甲源性

1. 实体肿瘤

(1) 血管球瘤

【定义】

  血管球瘤（glomus tumor）是一种起源于神经肌动脉器的甲下肿瘤。肿瘤引起剧烈的甲
部疼痛并且对寒冷敏感（温度降低时疼痛加剧）。据文献报道，95% 的血管球瘤发生在指甲，

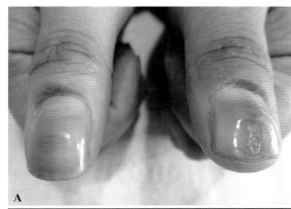

◀ 图 8–17 正中管状甲营养不良

A. 拇指临床照片；B 至 D. 灰阶超声（B，并列对比纵切面，C 为左拇指横切面）和彩色多普勒（D，纵切面）显示右拇指的近端甲床变薄，近端甲襞增厚、回声减低；注意左拇指甲板不规则（箭和箭头），中央凹陷（C）；彩色多普勒未见右拇指血流信号增多（D）

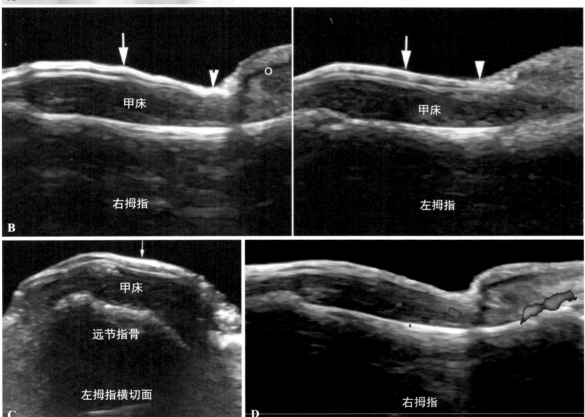

只有 5% 发生在趾甲。病变大多（64%）发生在甲床近端 1/3 处，9% 发生在中 1/3 处，27% 发生在远端 1/3 处[1, 2, 13, 14]。

【关键超声征象】

- 椭圆形的低回声结节，轮廓清晰。

- 病程较长时骨缘出现扇形压迹，但骨受侵蚀较少见。

- 肿瘤侵犯甲母质区时，可造成继发性甲板营养不良。

- 80% 血流丰富，20% 血流稀少（图 8–18 至图 8–22，视频 8–7 至视频 8–12）[1, 2, 13–17]。

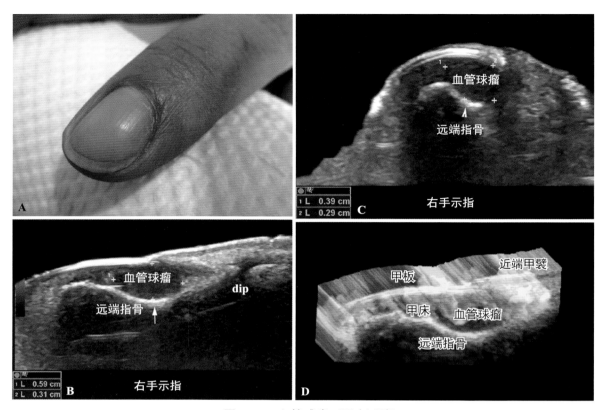

▲ 图 8-18　血管球瘤（甲床近端）

A. 右手示指的临床照片；B 至 D. 超声（B 为灰阶纵切面，C 为灰阶横切面，D 为 3D 重建纵切面）显示一位于甲床近端的低回声结节，大小 5.9mm（长度）×3.1mm（厚度）×3.9mm（宽度），边界清楚，指骨边缘呈扇形改变；注意 3D 重建中结节内血管丰富。dip. 远端指间关节。参见视频 8-7 和视频 8-8

(2) 纤维性肿瘤

【定义】

纤维性肿瘤（fibrous tumor），包括先天性纤维性肿瘤（如结节硬化症患者的 Koenen 纤维瘤）和获得性纤维性肿瘤，后者偏心性分布于甲床和甲周区域。

【关键超声征象】

- 椭圆形、圆形、梭形或息肉状的低回声结构。
- 位于甲床的偏心位置。
- 常累及甲周区域和甲母质两翼。
- 与较大肿瘤相邻的骨缘呈扇形改变。
- 除血管纤维瘤可显示少量、纤细动静脉血流外，通常表现为乏血供（图 8-23 和图 8-24，视频 8-13）[1, 2, 17]。

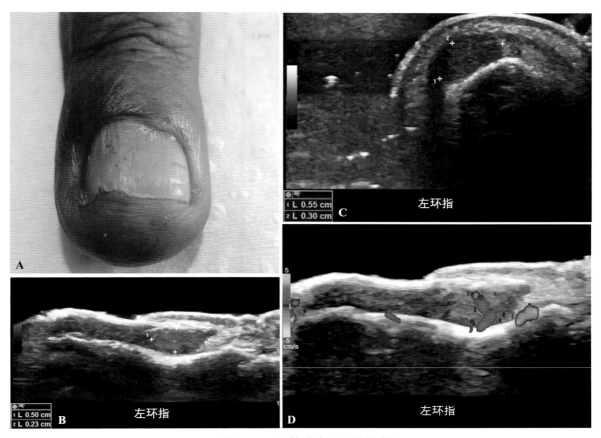

▲ 图 8-19　血管球瘤（近端甲床）

A. 临床照片；B 和 C. 灰阶超声（B 为纵切面，C 为横切面）显示近端甲床的低回声实性结节，大小 5.0mm（长度）× 2.3mm（厚度）× 5.5mm（宽度），边界清晰；注意指骨骨缘呈扇形改变；D. 彩色多普勒（纵切面）显示结节内血流丰富。参见视频 8-9 和视频 8-10

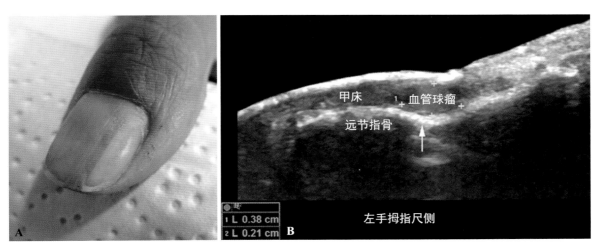

▲ 图 8-20　血管球瘤（近端甲床）

A. 临床图像显示左拇指纵向红斑；B. 灰阶超声（纵切面）显示甲床尺侧近端的低回声结节，大小 3.8mm（长度）× 2.1mm（厚度）× 3.7mm（宽度），边界清晰，纵切面与红斑在同一轴线上，并使远节指骨边缘呈扇形改变（箭）

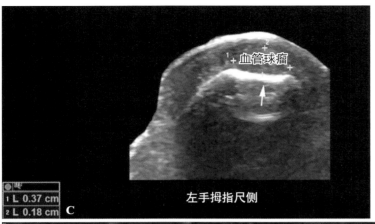

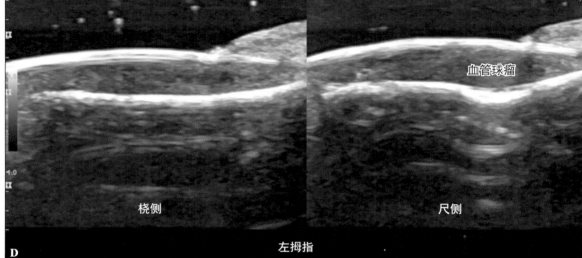

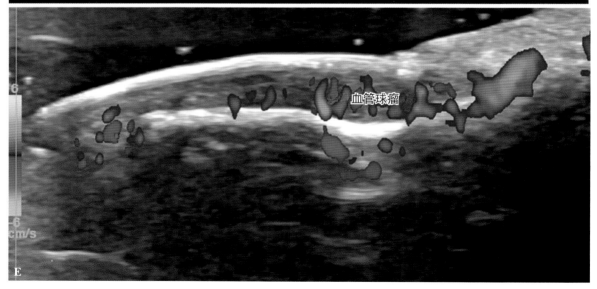

▲ 图 8-20（续） 血管球瘤（近端甲床）

C 和 D. 灰阶超声（C 为横切面，D 为桡侧与尺侧纵切面比较）显示甲床尺侧近端的低回声结节，大小 3.8mm（长度）×2.1mm（厚度）×3.7mm（宽度），边界清晰，纵切面与红斑在同一轴线上，并使远节指骨边缘呈扇形改变（箭）；E. 彩色多普勒（纵切面）显示结节内血流丰富。参见视频 8-11

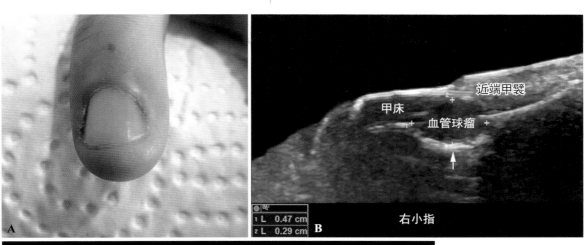

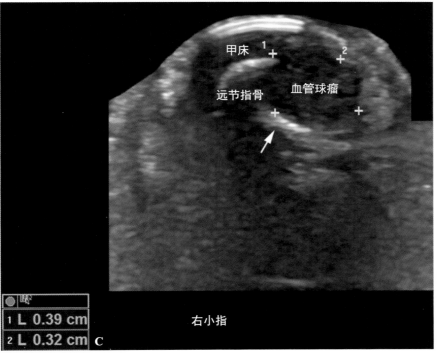

▲ 图 8-21　血管球瘤（近端）

A. 临床照片；B 和 C. 灰阶超声检查（B 为纵切面，C 为横切面）显示在甲床近端边界清晰的低回声结节，大小 4.7mm（长度）×3.2mm（厚度）×3.9mm（宽度），远节指骨边缘呈明显的扇形改变（箭）

(3) 甲母质瘤

【定义】

甲母质瘤（onychomatricoma）即甲母质的纤维上皮性肿瘤。

【关键超声征象】

- 内含点状或线状强回声的低回声结构（图 8-25 至图 8-27，视频 8-14）。

- 位于甲床近端。

- 累及甲母质区。

- 延伸至甲板区域（常见）。

- 偏心性。

- 肿瘤内可见少量或中量血管，为低速血流[1, 2, 17, 18]。

(4) 角化棘皮瘤

【定义】

角化棘皮瘤（keratoacanthoma）是一种快速生长的甲下鳞状上皮增生性病变，一些学者认为此病类似鳞状细胞癌，或是一种低级别鳞状细胞癌。与皮肤鳞状细胞增生性病变不

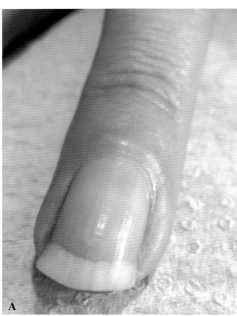

◀ 图 8-22 血管球瘤（远端甲床）

A. 临床照片；B. 灰阶超声（纵切面）显示低回声结节位于远端甲床，大小 3.6mm（长度）× 1.9mm（宽度）× 1.8mm（厚度），边界清楚

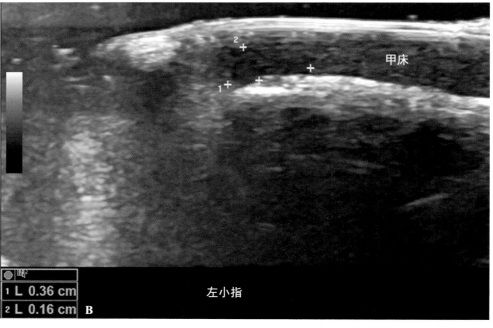

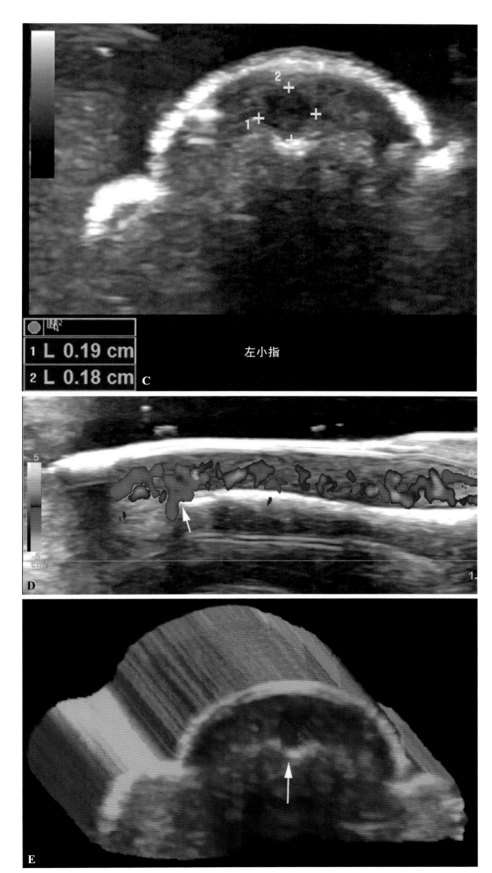

◀ 图 8-22（续）　血管球瘤（远端甲床）

C 至 E. 超声（C 为灰阶横切面，D 为彩色多普勒，E 为 3D 重建）显示低回声结节位于远端甲床，大小 3.6mm（长度）× 1.9mm（宽度）× 1.8mm（厚度），边界清楚；注意彩色多普勒可见结节血流丰富（D 中箭），骨质边缘呈扇形（E 中箭）。参见视频 8-12

同的是，本病没有自发性消退的倾向。

【关键超声征象】

- 低回声晕环。

- 中心呈无回声或低回声（充满角蛋白的火山口征）。

- 后方回声增强。

- 偏心性。

- 远节指骨呈扇形改变或侵蚀状（图 8-28）。

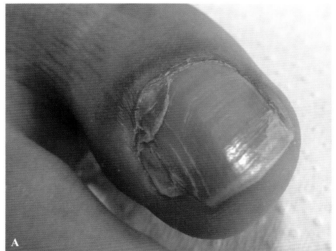

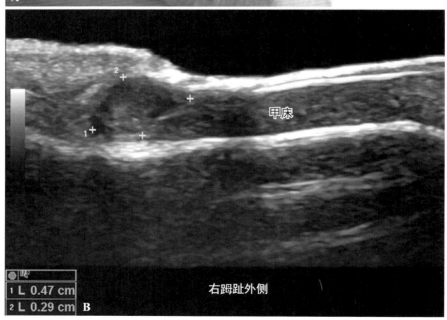

▲ 图 8-23　纤维瘤

A. 右踇趾趾甲的临床照片；B. 灰阶超声（右踇趾外侧纵切面）显示甲床近端及外侧的低回声结节，边界清楚，呈椭圆形，累及甲母质两翼，其内血管稀少（★）

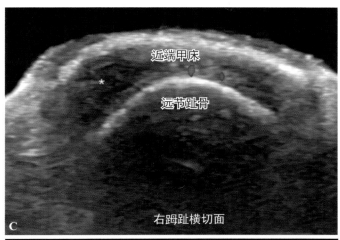

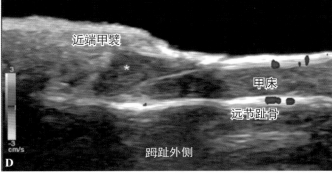

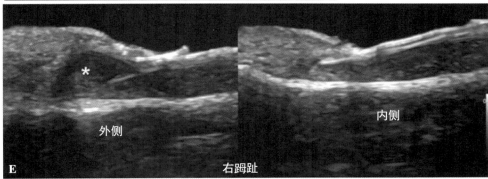

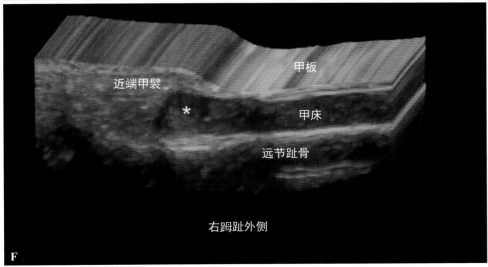

◀ 图 8-23（续）　纤维瘤
C 至 F. 超声（C 为灰阶横切面，D 为彩色多普勒纵切面，E 为右跗趾趾甲外侧和内侧之间并排比较，F 为 3D 重建纵切面）显示甲床近端及外侧的低回声结节，边界清楚，呈椭圆形，累及甲母质两翼，其内血管稀少（＊）

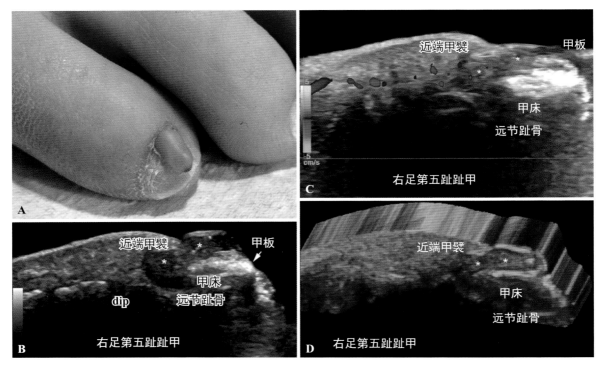

▲ 图 8-24 纤维瘤

A. 右足第五趾的临床照片；B 至 D. 超声（B 为灰阶，C 为彩色多普勒，D 为 3D 重建纵切面）显示位于甲板顶部的低回声结构（★），轮廓清晰，呈椭圆形；肿瘤起源于甲床，累及甲母质；注意甲板不规则增厚，可能是甲母质受累后的结果；彩色多普勒超声在肿瘤内检测到细小血管（彩色）。dip. 远端趾间关节

- 肿瘤内见少量或中量血流信号，为低速血流 [1, 2, 15, 19, 20]。

2. 实体假瘤

(1) 肉芽肿 / 毛细血管扩张性肉芽肿

【定义】

肉芽肿 / 毛细血管扩张性肉芽肿（granuloma/telangiectatic granuloma）为增生性瘢痕、纤维性的炎症反应形成的肿块样组织。病变可累及甲母质区，引起甲板营养不良性变化。毛细血管扩张（血管）型存在明显的炎症，可有压痛且容易出血。

【关键超声征象】

- 边界不清的低回声结构。

- 甲床增厚，或者甲床增厚与甲床变薄相伴出现。

- 由于甲母质受累，甲板呈波浪形或不规则状。

- 远节指骨骨缘无改变。

- 病变内血流信号多少不一（毛细血管扩张、变异），为低速血流（图 8-29 至图 8-32，视频 8-15 至视频 8-17）[1, 2]。

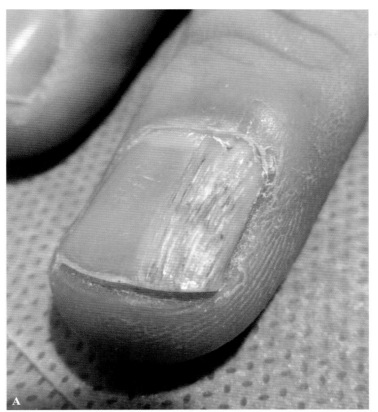

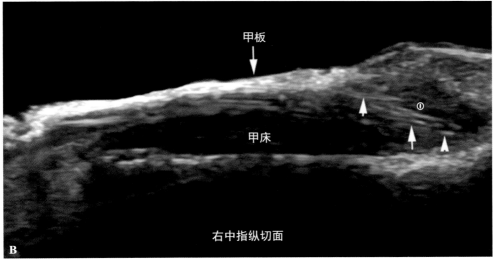

▲ 图 8–25　甲母质瘤

A. 右中指指甲的临床照片；B. 灰阶超声图像（右中指纵切面）显示中指近端的低回声结构（o），
在甲床纵切面上见肿瘤累及甲母质区，内含线状强回声（箭和箭头），并延伸至甲板间隙

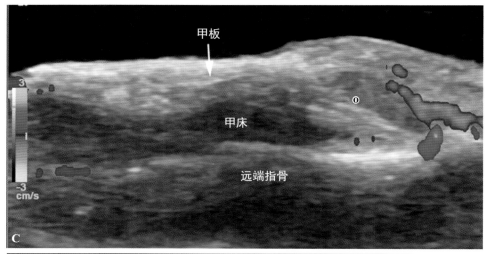

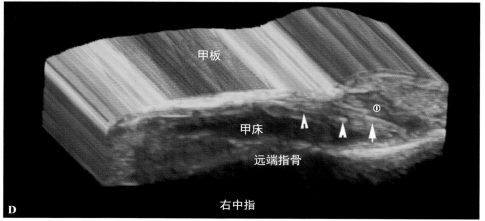

▲ 图 8-25（续） 甲母质瘤

C 和 D. 超声图像（C 为彩色多普勒纵切面，D 为 3D 重建纵切面）显示中指近端的低回声结构（o），在甲床纵切面上见肿瘤累及甲母质区，内含线状强回声（箭和箭头），并延伸至甲板间隙；彩色多普勒超声在肿瘤内检测到少量细小血管（彩色）。参见视频 8-13

(2) 甲下疣

【定义】

甲下疣（subungual wart）为甲床受人乳头状瘤病毒感染而产生的炎性纤维上皮反应。

【关键超声征象】

- 通常表现为甲床局限性增厚、回声减低，边界不清。有时呈梭形。
- 偏心性。
- 一般累及甲下皮和相邻甲床，有时可累及外侧或近端的甲周区域及甲床，包括甲母质区域。
- 如累及甲母质区，可见甲板增厚、不规则。
- 远节指（趾）骨的边缘变化不明显。
- 受累区域可检测到或多或少的血流信号，为低速血流（图 8-33）[1, 2]。

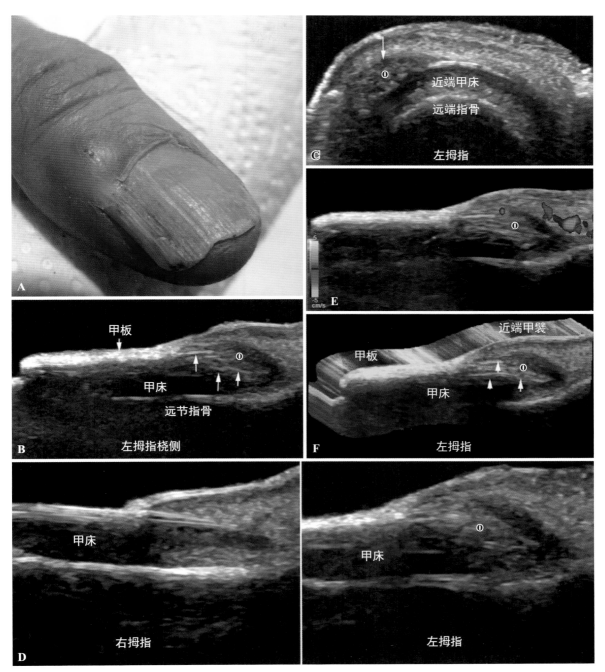

▲ 图 8-26　甲母质瘤

A. 左拇指指甲的临床照片；B 至 F. 超声图像（B 为灰阶纵切面，C 为灰阶横切面，D 为左右纵切面比较，E 为彩色多普勒纵切面，F 为 3D 重建纵切面）显示位于甲床近端和内侧的低回声结构（o），其内见线状强回声（箭和箭头），并延伸至甲板区域；彩色多普勒（E）可见肿瘤（o）内部检测到少量血流（彩色）

3. 囊性甲下疾病

黏液囊肿

【定义】

黏液囊肿（mucous cyst）是由胶原变性产生的囊性甲下结构。

【关键超声征象】

- 甲床可见圆形或椭圆形（有时呈分叶状）的无回声结构。

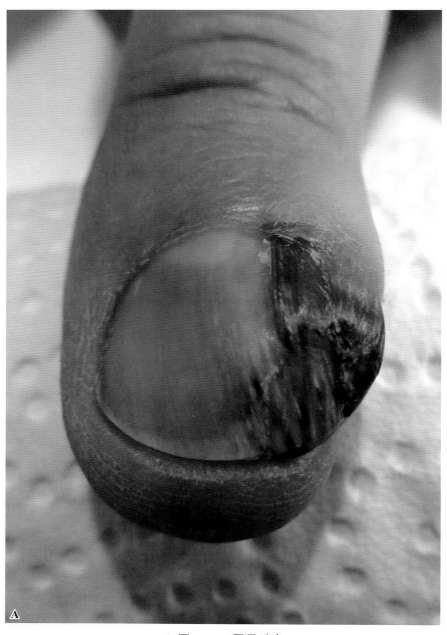

▲ 图 8-27 甲母质瘤

A. 左中指指甲的临床照片，注意肿瘤的色素沉着；黑色素瘤是其临床鉴别诊断之一

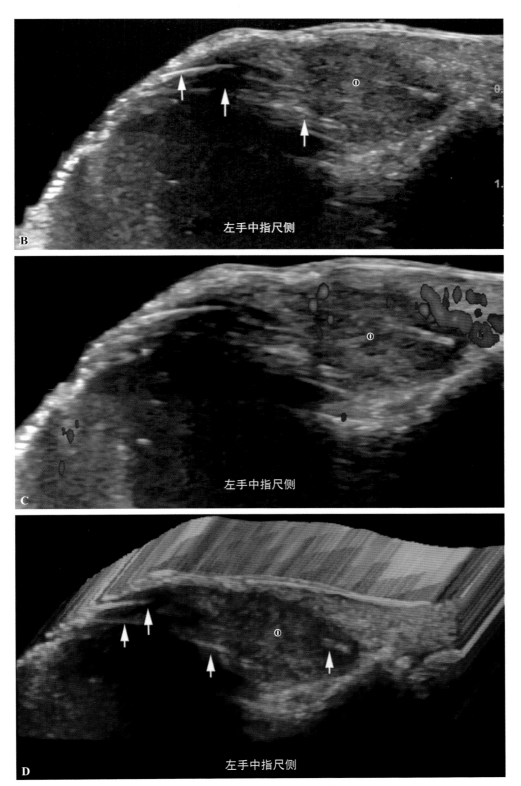

▲ 图 8-27（续）　甲母质瘤

B 至 D. 超声（B 为灰阶，C 为彩色多普勒，D 为 3D 重建；均为纵切面）显示甲床近端和尺侧的低回声结构（o），其内点状和线状强回声（箭）延伸至甲板间区域；彩色多普勒（C）可见肿瘤内中量血流信号（彩色）。参见视频 8-14

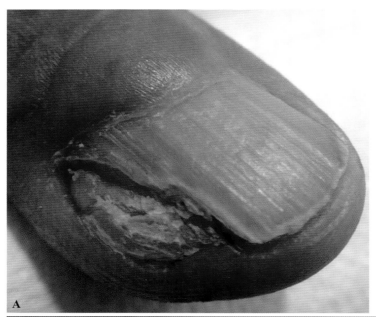

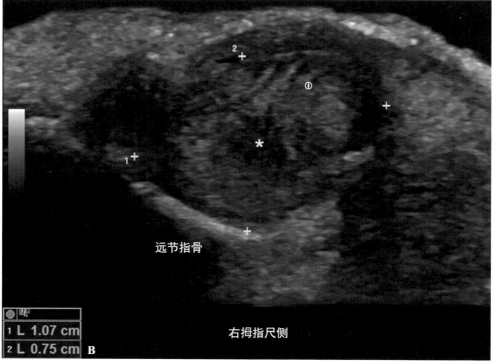

▲ 图 8-28　角化棘皮瘤

A. 右拇指指甲的临床照片；B. 灰阶超声（右拇指尺侧纵切面）显示大小 10.7mm（长度）×7.5mm（厚度）的甲下结构，周边有低回声晕（o），中心见极低回声（★），该结构使远节指骨骨缘呈扇形改变

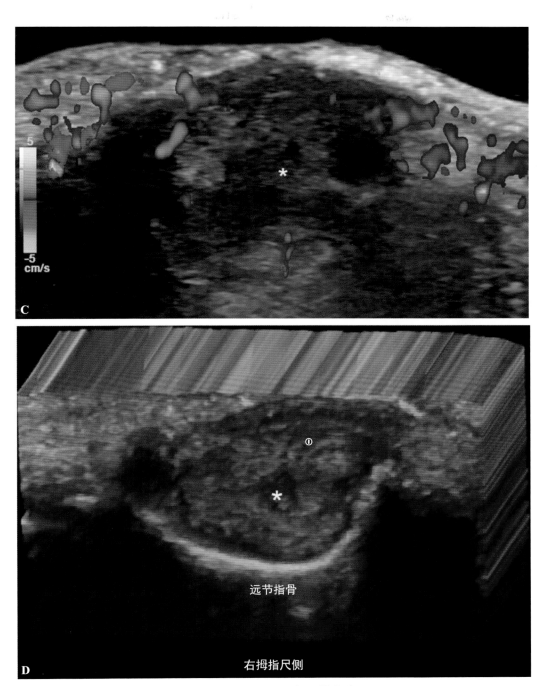

▲ 图 8-28（续）　角化棘皮瘤

C 和 D. 超声（C 为彩色多普勒，D 为 3D 重建；均为纵切面）显示大小 10.7mm（长度）× 7.5mm（厚度）的甲下结构，周边有低回声晕（o），中心见极低回声（★），该结构使远节指骨骨缘呈扇形改变；彩色多普勒（C）可见肿瘤周围存在中量血流（彩色）

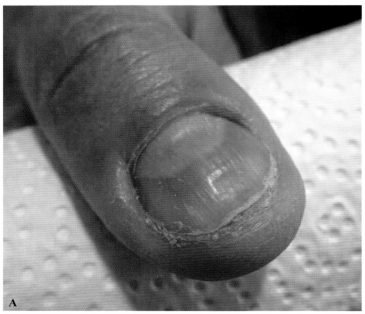

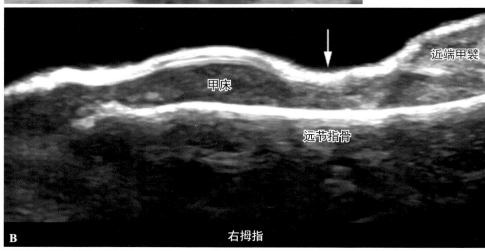

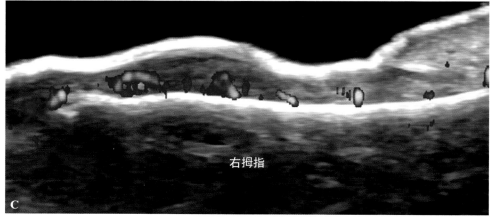

▲ 图 8-29　肉芽肿

A. 右拇指指甲的临床照片；B 和 C. 超声（B 为灰阶，C 为能量多普勒；均为纵切面）显示甲床的近端部分变薄（B 中的箭），甲床中部及远端变厚，呈边界不清的低回声结构；能量多普勒（C）可见甲床的远端部分有血流轻度增多（彩色）；注意远节指骨的骨缘无明显变化

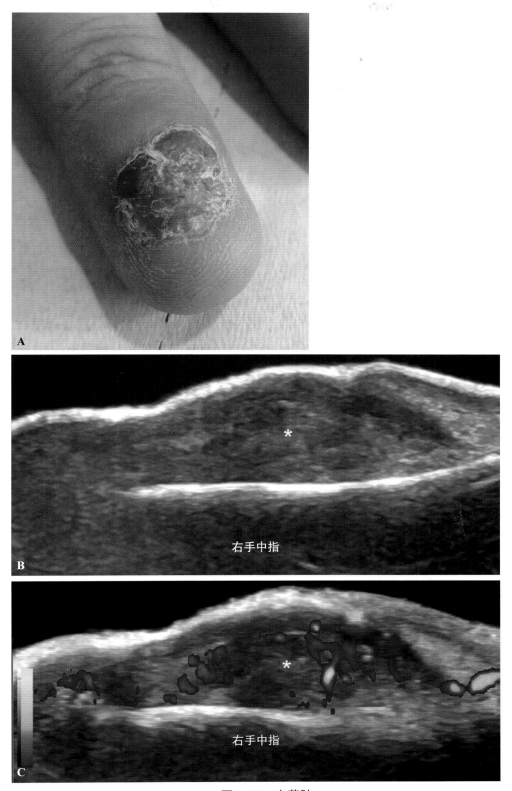

▲ 图 8-30　肉芽肿

A. 右中指指甲的临床照片；B 和 C. 超声（B 为灰阶，C 为能量多普勒；均为纵切面）显示甲床增厚，呈边界不清的低回声结构，累及甲母质；甲板上抬，双层结构消失。能量多普勒（C）可见甲床近端 2/3 有中量增多的血流信号，在远端指骨的骨边缘无明显异常

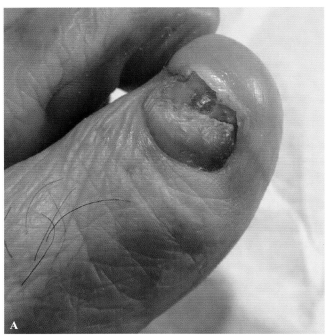

◀ 图 8-31 肉芽肿

A. 左足踇趾趾甲的临床照片（译者注：原著中图 A 说明有误，已修改）；B 和 C. 超声（B 为灰阶，C 为彩色多普勒；均为纵切面）显示甲床增厚，呈边界不清的低回声结构，主要累及甲床近端部分，累及甲母质区；另查见甲板同时有增厚、变薄，向上移位，双层结构消失。彩色多普勒（C）可见甲床远端有丰富血流信号，远节趾骨的骨缘无明显变化。参见视频 8-15

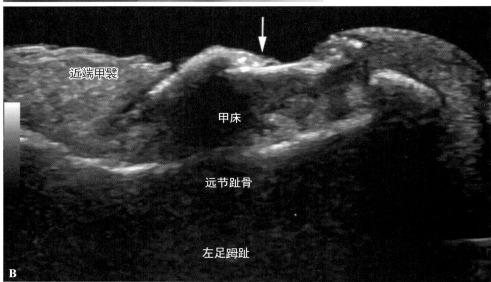

近端甲襞

甲床

远节趾骨

左足踇趾

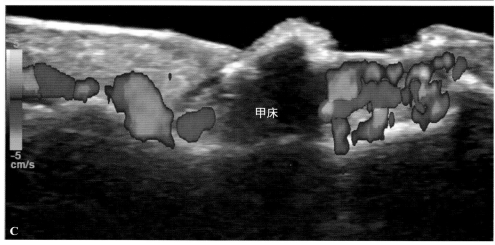

-5 cm/s

甲床

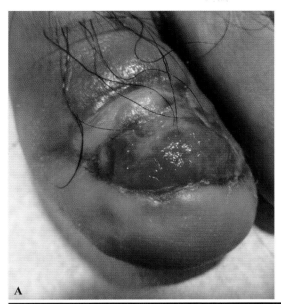

◀ 图 8-32　毛细血管扩张肉芽肿

A. 左足踇趾趾甲的临床照片；B 至 D. 超声（B 为全景灰阶，C 为能量多普勒，D 为彩色多普勒的纵切面左右比较）显示甲床非均匀性增厚，呈边界不清的低回声结构，累及甲母质；甲板的双层结构消失，趾甲顶部呈波浪形；能量多普勒（C）和彩色多普勒（D）显示，在左足踇趾的甲床中可探及弥漫性的丰富血流信号，远节趾骨的骨缘在远端有少许不规则处，其余部分则无明显变化。参见视频 8-16 和视频 8-17

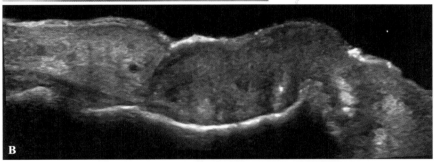

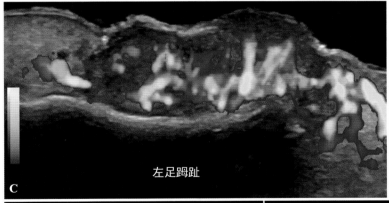

左足踇趾

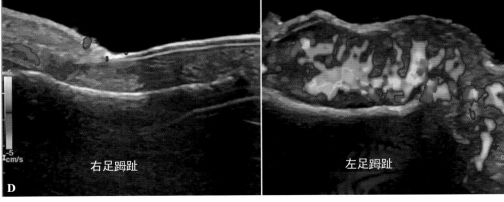

右足踇趾　　　左足踇趾

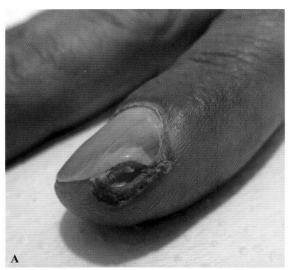

◀ 图 8-33 甲下疣

A. 右手示指指甲的临床照片；B 和 C. 超声（B 为灰阶，C 为彩色多普勒；均为横切面）显示甲床中见大小 3.8mm（宽度）× 2.1mm（厚度）的梭形低回声区域（★），病灶累及桡侧甲周区域，伴有甲板双层征的局部缺失，甲板受累区域形态不规则，可见点状强回声；彩色多普勒超声（C）显示在疣（★）附近的甲床及甲襞内血流增多

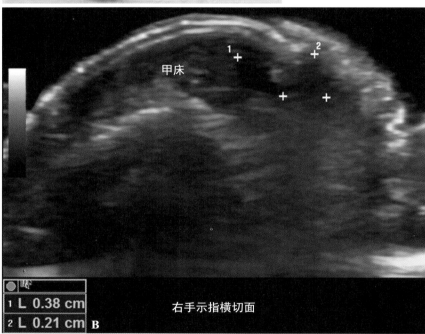

甲床

1 L 0.38 cm
2 L 0.21 cm   B

右手示指横切面

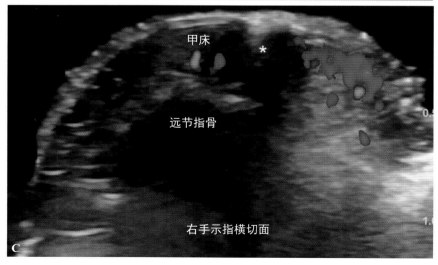

甲床

远节指骨

右手示指横切面

C

- 有时囊肿内可见碎片产生的回声。
- 充满液体的病变后方产生回声增强伪像，是囊肿的典型表现。
- 囊肿内无血流（图 8-34）。
- 如果囊肿累及甲母质区，则可能查见如甲板向上移位、变厚和不规则的变化。
- 远节指（趾）骨的边缘变化不明显，或呈轻微的扇形改变。
- 与远端指间关节无关系 [1, 2]。

（二）甲周来源的病变

1. 实体瘤和假瘤

甲下外生骨疣

【定义】

甲下外生骨疣（subungual exostosis）是发生于远节趾（指）骨的外生性骨增生（其内含或不含软骨成分），突入甲床。外生骨疣临床表现与其他甲部病变易混淆。常发生于踇趾。

【关键超声征象】

- 甲床强回声带（外生骨疣），伴后方声影（图 8-35 至图 8-37，视频 8-18）。
- 常为偏心性。
- 强回声带与远节趾（指）骨的骨缘相延续（图 8-36）。
- 病变含软骨成分时，强回声带顶部可见低回声"帽"。
- 由于继发性炎症和瘢痕反应，可见甲床增厚、回声减低（图 8-35）。
- 强回声带外周可检测到或多或少的血流信号，血流量与甲床的炎症程度相关 [1, 2, 17]。

2. 囊性肿瘤和假瘤

滑膜囊肿

【定义】

滑膜囊肿（synovial cyst）也称为黏液样囊肿，是指由于远端指间关节渗出的液体和（或）滑膜增生而形成的甲周囊性结构，通常与骨关节炎相关。这些囊肿常累及近端甲襞。

【关键超声征象】

- 近端甲床有一个或多个圆形 / 椭圆形无回声囊性结构。
- 病变常位于近端甲床的偏心位置。
- 囊性结构通过纤细、弯曲的无回声管道与远端指间关节相连。
- 伴远端指间关节滑膜炎和骨赘。
- 囊肿向外挤压甲母质（图 8-38，视频 8-19）。

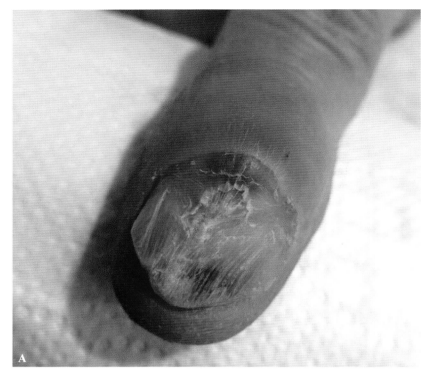

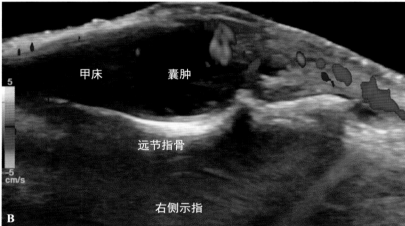

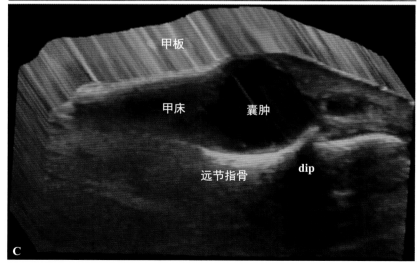

◀ 图 8-34　黏液囊肿

A. 右手示指指甲的临床照片；B 和 C. 超声（B 为彩色多普勒，C 为 3D 重建；均为纵切面）显示椭圆形无回声结构，其后方回声增强；病灶累及甲母质区；查见甲板向上移位、变厚、形态不规则。彩色多普勒（B）可见囊肿内无血流，靠近囊肿的近端甲襞血流增多。dip. 远端指间关节

- 由于囊肿挤压同轴线上的甲母质区，从而导致甲板凹陷、不规则（图 8–39）[1, 2, 17, 21]。

五、甲恶性肿瘤

（一）鳞状细胞癌

【定义】

鳞状细胞癌（squamous cell carcinoma）是鳞状细胞的恶性增生性病变，更多见于指甲。原位鳞状细胞癌又被称为 Bowen 病（鲍温病）。

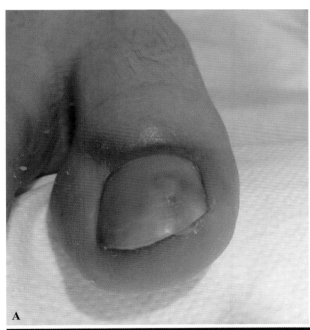

◀ 图 8–35　甲下外生骨疣

A. 右踇趾趾甲的临床照片；B. 右踇趾超声（灰阶左右纵切面并排比较）显示偏心的不规则强回声带（外生骨疣）突入到甲床内侧，伴后方声影；该强回声带连接于远节趾骨的骨性边缘，相邻甲床增厚、回声减低，并伴有甲板的向上移位

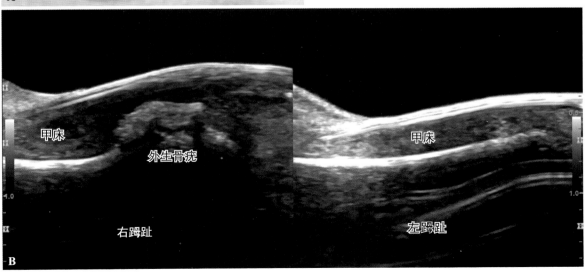

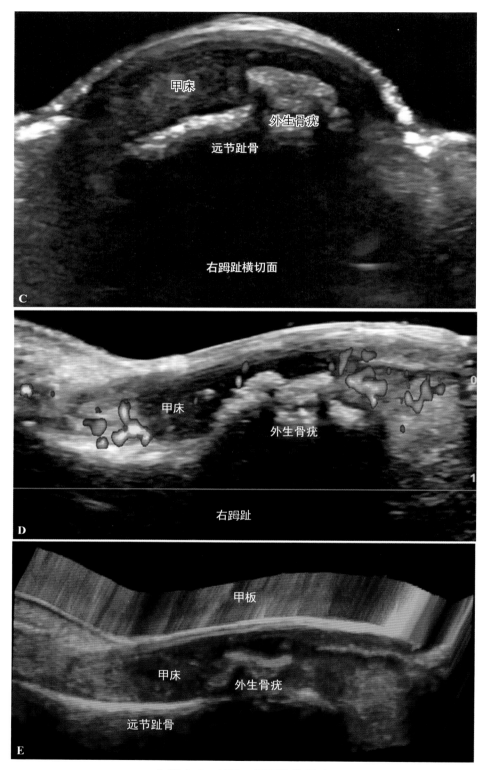

▲ 图 8-35（续） 甲下外生骨疣

C 至 E. 右踇趾超声（C 为灰阶横切面，D 为彩色多普勒，E 为 3D 重建纵切面）显示偏心的不规则强回声带（外生骨疣）突入到甲床内侧，伴后方声影；该强回声带连接于远节趾骨的骨性边缘，相邻甲床增厚、回声减低，并伴有甲板的向上移位；彩色多普勒（D）在强回声带的外周查见甲床血流信号轻度增多。参见视频 8-18

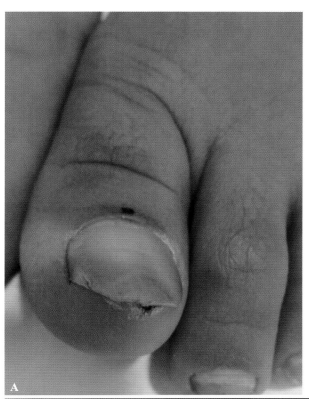

◀ 图 8-36　甲下外生骨疣

A. 左踇趾趾甲的临床照片；B 和 C. 超声（B 为彩色多普勒，C 为 3D 重建；均为纵切面）显示不规则强回声带（外生骨疣）前突伸入甲床远端，伴后方声影；该强回声带连接于远节趾骨的骨性边缘；彩色多普勒（B）显示强回声带外周的血流稍有增加

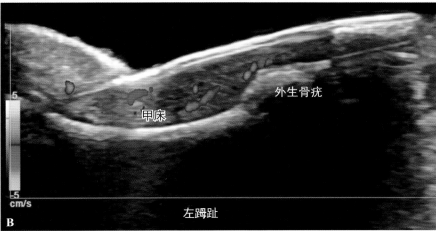

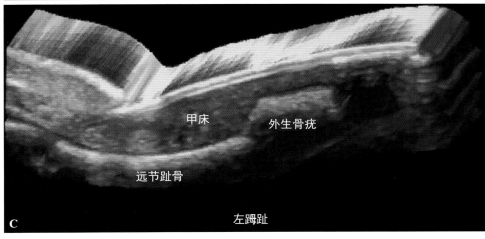

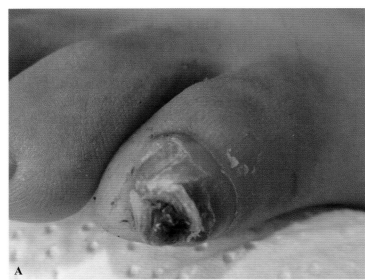

◀ 图 8-37 甲下外生骨疣

A. 左足第五趾趾甲的临床照片；B 和
C. 超声（B 为彩色多普勒，C 为 3D 重建；
均为纵切面）显示强回声带（外生骨疣）
向前突入甲床，伴后方声影；强回声带
周围的甲床回声减低，血流轻度增多；
病灶累及甲母质，可见甲板增厚，双侧
征消失；彩色多普勒（B）显示强回声
带边缘血流信号稍增多

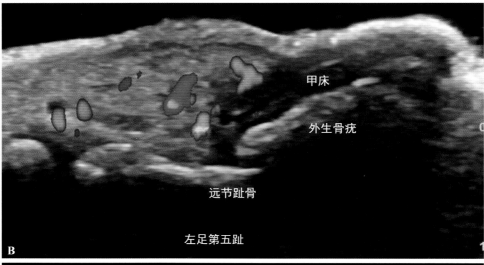

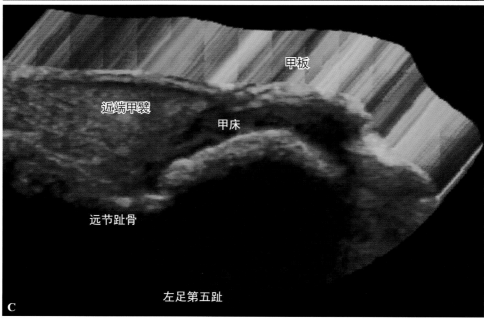

【关键超声征象】

- 边界不清的低回声肿块。
- 在甲床呈偏心性分布。
- 甲板受侵或部分缺失。
- 远节指骨的骨缘呈侵蚀状改变。
- 肿块内有丰富血流信号（图 8-40，视频 8-20 和视频 8-21）[1, 2]。

（二）甲下黑色素瘤

【定义】

甲下黑色素瘤（subungual melanoma）也称为肢端黑色素瘤，是黑色素瘤的甲下型。本病罕见，临床表现和超声征象有时与毛细血管扩张性肉芽肿相似。所幸本病常为原位黑色素瘤。需注意的是，超声波目前无法探测黑色素等色素物质。

【关键超声征象】

- 边界不清、回声不均的甲下低回声肿块。
- 甲板受侵或局部缺失（图 8-41，视频 8-22 和视频 8-23）。
- 远节指骨的骨缘侵蚀。
- 肿块内部或色素异常沉着区的切面上可见丰富的血流信号[1, 2, 15, 22]。

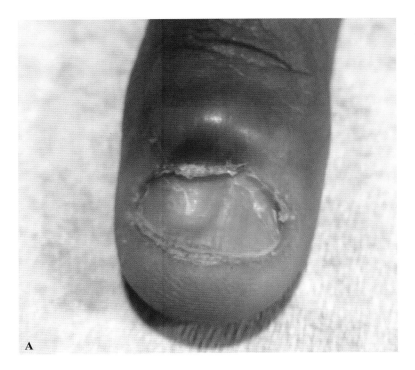

◀ 图 8-38　滑膜囊肿
A. 左手示指指甲的临床照片

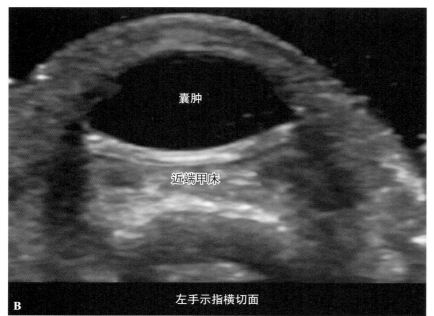

囊肿

近端甲床

B 左手示指横切面

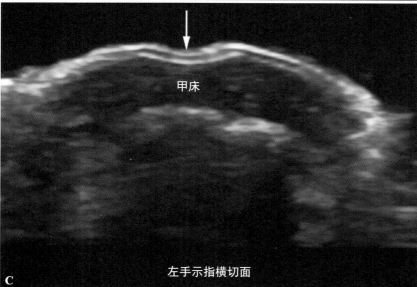

甲床

C 左手示指横切面

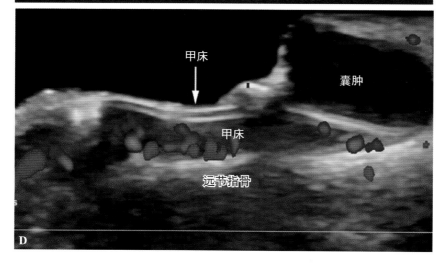

甲床

囊肿

甲床

远节指骨

D

◀ 图8-38（续） 滑膜囊肿
B至D.超声（B为灰阶近端甲床横切面，C为灰阶甲床横切面，D为彩色多普勒纵切面）显示近端甲襞内椭圆形无回声结构，挤压甲母质区（B）；注意，由于囊肿对甲母质的挤压，甲板出现凹陷（C和D中箭）；彩色多普勒超声（D）可见远端甲床血流稍增多。参见视频8-19

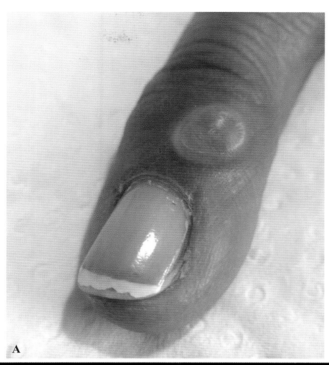

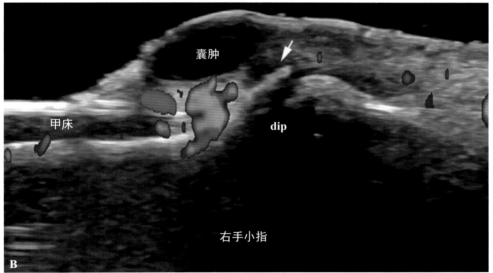

▲ 图 8-39　滑膜囊肿

A. 右小指指甲的临床照片；B. 彩色多普勒（纵切面）显示近端甲襞处一偏心的椭圆形无回声结构（囊肿）；注意囊肿与远端指间关节（dip）由一带状无回声（箭）相连，该关节的远端指骨底部查见骨赘；彩色多普勒（B）显示，在近端甲襞处，囊肿周围的血流增加

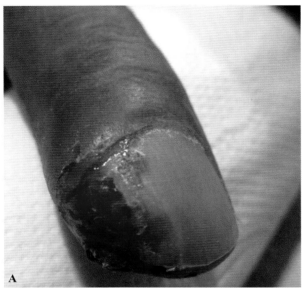

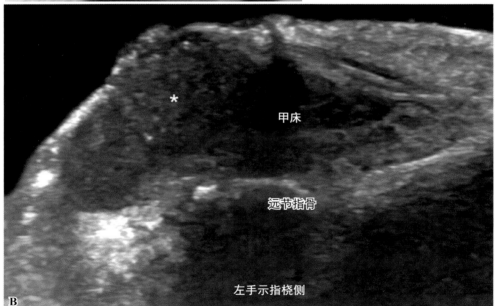

甲床

远节指骨

左手示指桡侧

▲ 图 8-40 鳞状细胞癌

A. 左手示指指甲的临床照片；B. 灰阶超声（左手示指桡侧纵切面）显示边界不清的偏心性低回声肿块（★），在桡侧切面上可见肿块侵及甲床及甲周区域；注意肿块侵及甲板及与肿块相邻的骨质边缘

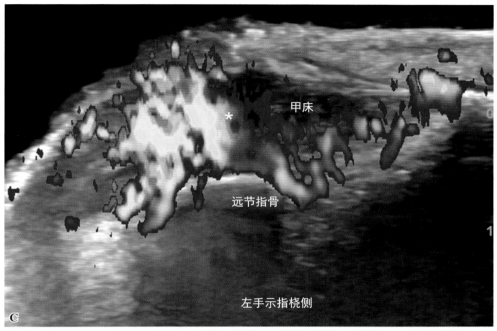

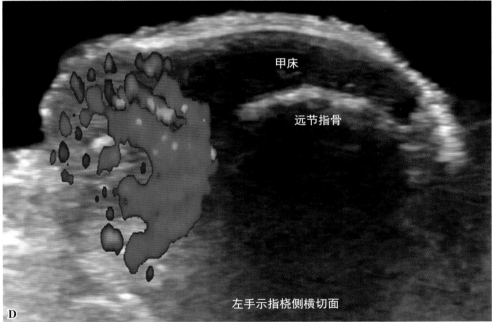

▲ 图 8-40（续）　鳞状细胞癌

C 和 D. 超声（C 为能量多普勒纵切面，D 为彩色多普勒横切面）显示边界不清的偏心性低回
声肿块（★），在桡侧切面上可见肿块侵及甲床及甲周区域；注意肿块侵及甲板及与肿块相邻
的骨质边缘；能量多普勒（C）和彩色多普勒（D）显示肿块内血流丰富，血管增粗、扭曲。
参见视频 8-20 和视频 8-21

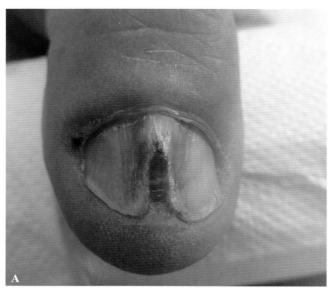

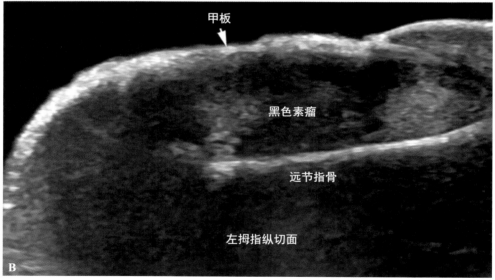

▲ 图 8–41　甲下黑色素瘤

A. 左拇指指甲的临床图像；B. 灰阶超声（左拇指纵切面）显示 5.2mm（横径）×4.9mm（厚度）
边界不清、回声不均的低回声肿块，累及甲床中部；注意甲板层次不清，局部上抬移位；远
节指骨的骨性边缘未见异常征象

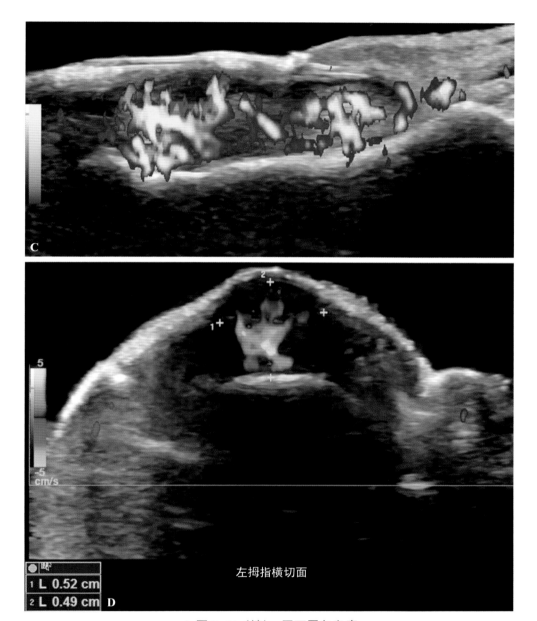

▲ 图 8-41（续）　甲下黑色素瘤

C 和 D. 超声（C 为能量多普勒纵切面, D 为彩色多普勒横切面）显示 5.2mm（横径）×4.9mm（厚度）边界不清、回声不均的低回声肿块，累及甲床中部；注意甲板层次不清，局部上抬移位；远节指骨的骨性边缘未见异常征象；能量多普勒（C）和彩色多普勒（D）显示肿块内血流丰富，血管粗大且扭曲

参考文献

[1] Wortsman X. Sonography of the nail. In: Wortsman X, Jemec GBE, editors. Dermatologic ultrasound with clinical and histologic correlations. New York: Springer; 2013. p. 419–76.

[2] Thomas L, Vaudaine M, Wortsman X, Jemec GBE, Drapé JL. Imaging the nail unit. In: Baran R, de Berker D, Holzberg M, Thomas L, editors. Baran and Dawber's diseases of the nails and their management. 4th Oxford: Blackwell Publishing; 2012. p. 132–153.

[3] Wortsman X. Sonography of dermatologic emergencies. J Ultrasound Med. 2017;36:1905–14.

[4] Wortsman X, Wortsman J, Guerrero R, Soto R, Baran R. Anatomical changes in retronychia and onychomadesis detected using ultrasound. Dermatol Surg. 2010;36:1610–4.

[5] Wortsman X, Calderon P, Baran R. Finger retronychias detected early by 3D ultrasound examination. J Eur Acad Dermatol Venereol. 2012; 26:254–6.

[6] Fernández J, Reyes-Baraona F, Wortsman X. Ultrasonographic criteria for diagnosing unilateral and bilateral retronychia. J Ultrasound Med. 2017. https://doi.org/10.1002/jum.14464.

[7] Holzberg M. The nail in systemic diseases. In: Baran R, de Berker D, Holzberg M, Thomas L, editors. Baran and Dawber's diseases of the nails and their management. 4th Oxford: Blackwell Publishing; 2012. p. 316–388.

[8] Wortsman X, Alvarez S. Colour Doppler ultrasound findings in the nail in cystic fibrosis. J Eur Acad Dermatol Venereol. 2016;30:149–51.

[9] Gutierrez M, Wortsman X, Filippucci E, De Angellis R, Filosa G, Grassi W. High frequency sonography in the evaluation of psoriasis: nail and skin involvement. J Ultrasound Med. 2009;28:1569–74.

[10] Wortsman X, Soto R. Ultrasound imaging of psoriatic nails. In: Rigopoulos D, Tosti A, editors. Nail psoriasis: From A to Z. New York: Springer; 2015. p. 57–64.

[11] Sandobal C, Carbó E, Iribas J, Roverano S, Paira S. Ultrasound nail imaging on patients with psoriasis and psoriatic arthritis compared with rheumatoid arthritis and control subjects. J Clin Rheumatol. 2014;20:21–4.

[12] Gutierrez M, Di Geso L, Salaffi F, Bertolazzi C, Tardella M, Filosa G, et al. Development of a preliminary US power Doppler composite score for monitoring treatment in PsA. Rheumatology (Oxford). 2012;51:1261–8.

[13] Wortsman X, Jemec GBE. Role of high variable frequency ultrasound in preoperative diagnosis of glomus tumors: a pilot study. Am J Clin Dermatol. 2009;10:23–7.

[14] Wortsman X, Lobos N. Sonographic characterization of glomus tumors of the nail unit. Conference Scientific Presentation, American Institute of Ultrasound in Medicine (AIUM) Annual Meeting. New York; 2013.

[15] Baek HJ, Lee SJ, Cho KH, Choo HJ, Lee SM, Lee YH, et al. Subungual tumors: clinicopathologic correlation with US and MR imaging findings. Radiographics. 2010;30:1621–36.

[16] Chiang YP, Hsu CY, Lien WC, Chang YJ. Ultrasonographic appearance of subungual glomus tumors. J Clin Ultrasound. 2014;42:336–40.

[17] Wortsman X, Wortsman J, Soto R, Saavedra T, Honeyman J, Sazunic I, et al. Benign tumors and pseudotumors of the nail: a novel application of sonography. J Ultrasound Med. 2010;29:803–16.

[18] Soto R, Wortsman X, Corredoira Y. Onychomatricoma: clinical and sonographic findings. Arch Dermatol. 2009;145:1461–2.

[19] Choi JH, Shin DH, Shin DS, Cho KH. Subungual keratoacanthoma: ultrasound and magnetic resonance imaging findings. Skelet Radiol. 2007; 36:769–72.

[20] Le-Bert M, Soto D, Vial V, Bentjerodt R, Wortsman X. Unusual ultrasound appearance of subungual keratoacanthoma with clinical and histological correlation. Actas Dermosifiliogr. 2016;107(5):442–4.

[21] Wortsman X, Wortsman J. Skin ultrasound. In: Dogra VS, Gaitini D, editors. Musculoskeletal ultrasound with CT and MRI correlation. New York: Thieme; 2010. p. 147–70.

[22] Silva-Feistner M, Ortiz E, Alvarez-Véliz S, Wortsman X. Amelanotic subungual melanoma mimicking telangiectatic granuloma: clinical, histologic, and radiologic correlations. Actas Dermosifiliogr. 2017;108:785–7.

第9章　常见炎症性皮肤病的超声检查 *
Ultrasound of Common Inflammatory Dermatologic Diseases

Ximena Wortsman　著

沈玉萍　译　　戴九龙　校

一、积液

（一）血肿和血清肿

【定义】

简单定义如下 [1, 2]。

- 血肿：血液在组织中的局限性聚集。

- 血清肿：亦称淋巴囊肿，是血清或淋巴液在组织中的局限性聚集。

- 血清血肿：包含血浆和血清成分的液体集合。

【关键超声征象】

- 血肿

  - 显示为椭圆形的液性区，边缘不规则。其超声表现可能在血肿的不同阶段有所变化。在早期，新鲜出血可能表现为高回声，之后积液变为无回声、低回声或低至无混合回声，有时因纤维蛋白成分的存在而出现分隔。在吸收期，血肿往往表现为低回声或低至无混合回声（图 9-1）。

  - 血肿常常影响皮下组织，可检测到血肿周围回声增强。

  - 彩色多普勒显示，血肿周围血流信号可增多。

  - 血肿常在短时间内（通常以天计）变小。

  - 用探头压迫时，血肿具有一定的可压缩性，这取决于其位置、内容物和所处阶段。由于存在纤维成分和瘢痕，处于晚期（吸收期）的血肿或含血肿组织几乎没有压缩性。

---

*. 本章配有视频，可自行登录 https://link.springer.com/chapter/10.1007/978-3-319-89614-4_9 在线观看。

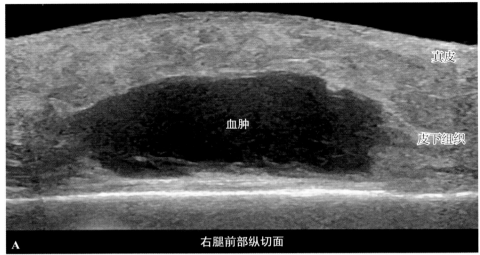

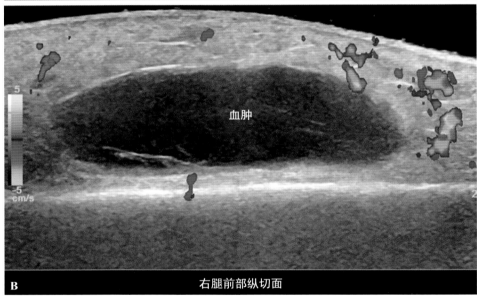

▲ 图 9-1　血肿（右腿前部）

超声纵切面（A 为滤波图像与灰阶图像叠加，B 为彩色多普勒）显示皮下组织中有椭圆形的无回声区，边界略不规则，内有高回声分隔；积液周围的皮下组织回声增加；液体的存在产生后方回声增强伪像；彩色多普勒显示积液周围血流信号增多

- 血清肿
  - 常显示为椭圆形、囊袋状、条带状或薄层的无回声区，常可用探头压缩。
  - 这些积液直径非常缓慢地减小，可能持续数月甚至数年。

【提示】

血肿和血清肿内通常不显示血流信号。如在积液中检测到血管，则应排除肿瘤伴出血或坏死可能[1, 3]。

（二）脓肿

【定义】

组织内被炎性成分包绕的含有脓性或感染性物质的局限性积液。

【关键超声征象】

- 脓肿往往表现为具有不规则边界的混合回声（无回声和低回声）的积液。通常，由于碎屑和高回声纤维分隔的存在，积液内有明显的内部回声。
- 积液周边的皮下组织回声增强，而真皮层回声减低（图 9-2，视频 9-1）。
- 彩色多普勒显示，脓肿周围血流信号增多。
- 这些积液可能会向浅表组织形成低回声瘘管状的引流通道，导致表皮向上移位或破溃，有时还可以通向深层组织（如筋膜或肌肉）。
- 超声可以引导积液的经皮引流，并对治疗进行监测随访[1, 4-7]。

二、水肿 / 淋巴水肿

【定义】

- 水肿：积液导致组织肿胀。在软组织中，水肿可由静脉和（或）淋巴系统无法清除多余液体引起。
- 淋巴水肿：淋巴液引流障碍导致组织肿胀。

【关键超声征象】

- 水肿

  - 真皮层回声减低，皮下组织回声增强。

  - 较严重阶段可在皮下脂肪小叶之间发现可压缩的液性无回声区（图 9-3）。

- 淋巴水肿

  - 通常影响皮肤所有层次，表现为表皮层、真皮层和皮下组织增厚，伴真皮层回声减低、皮下组织回声增强（图 9-4）。

  - 在某些情况下，淋巴水肿可表现为皮下组织层次模糊或轻度的回声增高、回声不均。

  - 另外，在皮下脂肪小叶之间可检测到可压缩的积液，呈无回声或有内部回声的低回声[1, 8]。

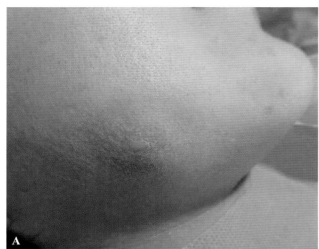

◄ 图 9-2　脓肿

A. 右下颌区临床照片；B 和 C. 超声（B 为灰阶，C 为彩色多普勒；均为右下颌区纵切面）显示低回声的皮下积液，边界不规则，内部有回声；积液周边的皮下组织回声增强，而真皮层回声减低；注意积液后方的回声增强伪影；彩色多普勒显示，脓肿周围的皮肤和皮下组织血流信号均有增加。参见视频 9-1

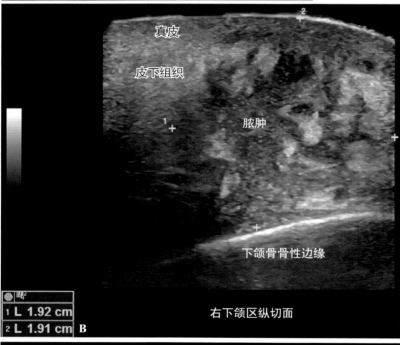

真皮

皮下组织

脓肿

下颌骨骨性边缘

1 L 1.92 cm
2 L 1.91 cm

右下颌区纵切面

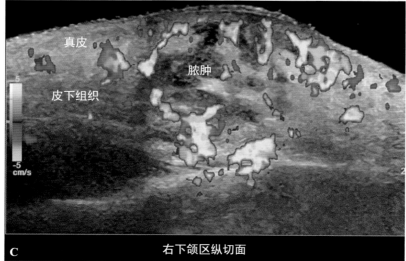

真皮

皮下组织

脓肿

右下颌区纵切面

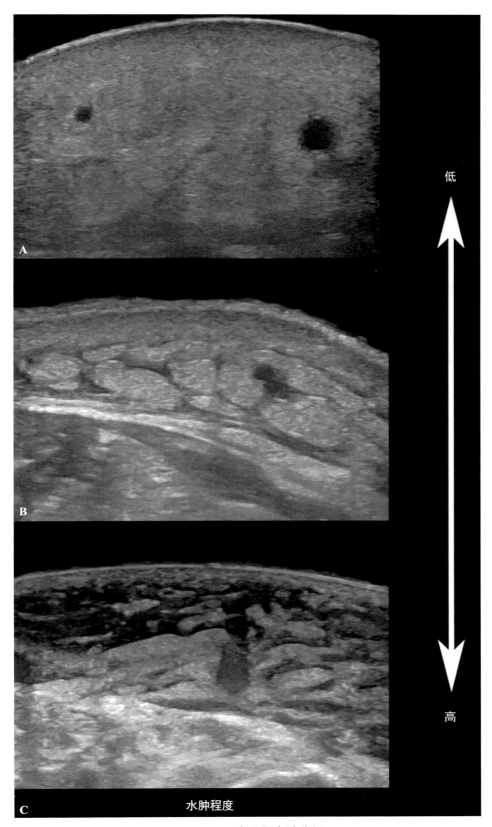

▲ 图 9-3　皮肤层水肿分级

注意皮下脂肪小叶间液性无回声区的增加

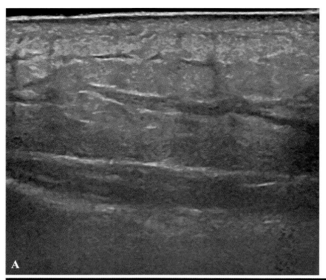

◀ 图 9-4　淋巴水肿

灰阶超声显示表皮层、真皮层和皮下组织增厚；真皮层呈低回声，皮下组织呈高回声；注意图 A 中脂肪小叶之间的液体可能比普通水肿中回声更高

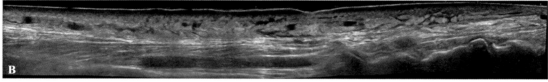

三、脂膜炎

【定义】

脂膜炎（panniculitis）是皮下组织的炎症。通常同时累及脂肪小叶和间隔，但往往主要累及两者之一，按主要累及部位可将脂膜炎分为小叶型脂膜炎、间隔型脂膜炎和混合型脂膜炎三大类 [1, 9-12]（图 9-5）。主要类型（间隔型脂膜炎或小叶型脂膜炎）之间的鉴别点可为诊断提供支持，但有时同一患者可能出现几处不同类型的病灶，导致鉴别困难。另外，由于受累血管较小，并不总是能发现血管炎。但在超声上可显示中等血管或大血管周围的低回声炎症组织和（或）皮下脂肪组织的回声增强。表 9-1 列出了与各类脂膜炎相关的最常见疾病。

【关键超声征象】

以下征象可能表明是小叶型、间隔型或混合型脂膜炎（图 9-6 至图 9-11）。

- 小叶型脂膜炎为主

　- 皮下组织回声增强，呈弥漫性高回声（图 9-6 至图 9-9）。

　- 这种表现被称为"雾状征"。

　- 彩色多普勒显示，血流信号可多、可少 [1, 11]。

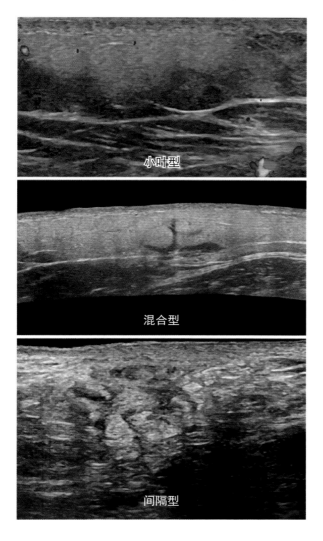

◀ 图 9-5 小叶型、混合型和
间隔型脂膜炎的关键超声征象

- 间隔型脂膜炎为主

  - 皮下脂肪小叶回声明显增强。

  - 脂肪小叶间隔增厚、回声减低（图 9-10 和图 9-11），可压缩性减低。

  - 这种超声表现被称为"鹅卵石征"。

  - 彩色多普勒显示，血流信号可多、可少[1, 11]。

- 混合型脂膜炎

  - 脂肪小叶回声增加，部分区域可探及明显的低回声小叶间隔（图 9-9）。

表 9-1　与脂膜炎相关的常见疾病

小叶型脂膜炎为主 [10]	间隔型脂膜炎为主 [9]
血管炎	血管炎
Bazin 病（硬红斑）	白细胞碎裂性血管炎
中性粒细胞小叶（脓疱）性脂膜炎	浅表性血栓性静脉炎
克罗恩病	结节性多发性动脉炎
麻风性结节红斑	
无血管炎	无血管炎
硬化性脂膜炎	结节性红斑
钙化	类脂质渐进性坏死
新生儿硬肿症	环状肉芽肿
寒冷性脂膜炎	硬皮病 / 硬病
狼疮性脂膜炎	类风湿结节
皮肌炎	渐进性坏死性黄色肉芽肿
胰腺性脂膜炎	
α_1 抗胰蛋白酶缺乏症	
感染性脂膜炎	
人工性脂膜炎	
结节病	
创伤	
脂肪萎缩	
新生儿脂肪坏死	
类固醇后脂膜炎	
痛风	
结晶沉积组织细胞增多症	
组织细胞吞噬性脂膜炎	
辐照后假性硬化性皮脂膜炎	

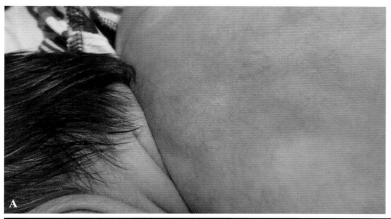

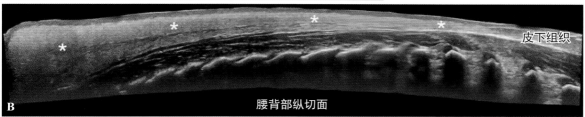

皮下组织

腰背部纵切面

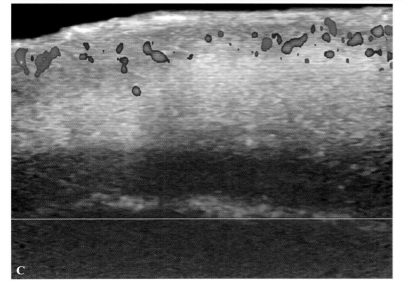

▲ 图 9-6　小叶型脂膜炎为主的新生儿脂肪坏死

A. 临床照片；B 和 C. 超声（B 为灰阶，C 为彩色多普勒；均为腰背部纵切面）显示皮下组织（★）呈弥漫性高回声；彩色多普勒显示，真皮层和皮下组织血流信号增多；注意脂肪组织的"雾状征"

四、皮肤红斑狼疮

【定义】

　　皮肤红斑狼疮（cutaneous lupus）为自身免疫性炎症，可分为急性、亚急性或慢性三种类型。它可能是全身性红斑狼疮的皮肤表现，也可能是全身性红斑狼疮的先兆。慢性皮肤红斑狼疮包括盘状红斑狼疮、深部红斑狼疮、冻疮样红斑狼疮和肿胀性红斑狼疮几种亚型。

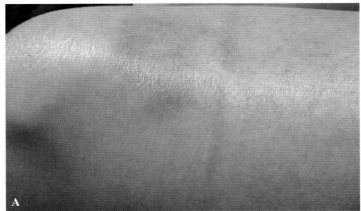

◀ **图 9-7   小叶型脂膜炎为主的继发于右膝前（髌下区域）创伤的脂肪坏死**

A. 临床照片；B 和 C. 超声（B 为灰阶，C 为彩色多普勒超声；均为右膝前纵切面）显示皮下组织回声增强，注意与脂肪液化部位相对应的清晰的无回声假囊性结构（★）；彩色多普勒显示，皮下组织血流信号增多

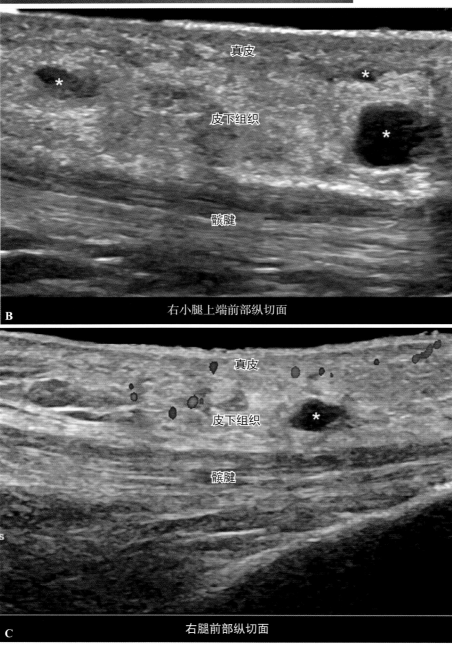

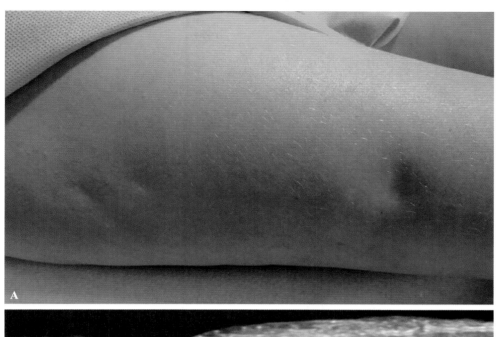

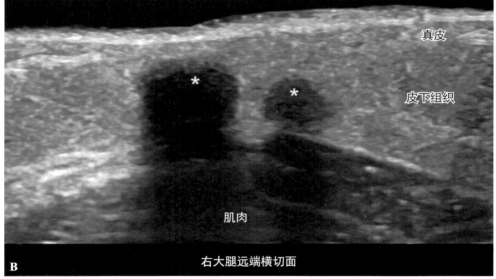

▲ 图 9-8　小叶型脂膜炎为主的脂肪坏死部位发生晚期钙化

A. 示右大腿外侧皮肤回缩的区域；B. 超声（右大腿远端和外侧横切面）显示两个强回声皮下结节，由于钙质沉积，后方声影明显；脂肪组织的局部液化部位可能发展成"蛋壳样"钙化；注意表皮的轻微收缩和钙化结节前方的皮肤变薄是瘢痕形成的结果

【关键超声征象】

- 在活动期，皮肤红斑狼疮表现为真皮层增厚、回声减低，而皮下组织浅层回声增强。真皮层病变常呈梭形或扁平状（图 9-12）。受累最严重的区域是面部，尤其是颧部或颊部。受炎症活动程度的影响，彩色多普勒可见多少不一的彩色血流信号。

- 慢性皮肤红斑狼疮，如盘状狼疮，表现为皮肤层萎缩和血流信号稀疏。

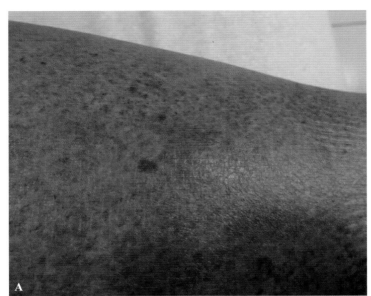

◀ 图 9-9　混合型脂膜炎（感染性）

A. 临床照片；B. 超声示皮下组织回声增强，部分区域出现较厚的低回声间隔；C. 彩色多普勒示皮肤和皮下组织血流信号增多

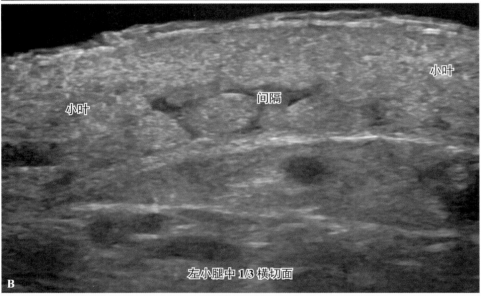

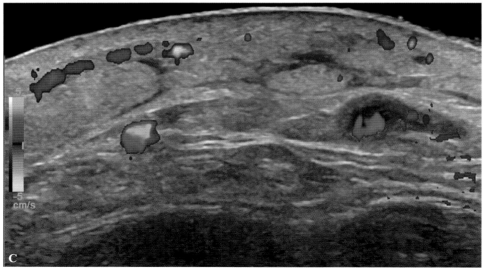

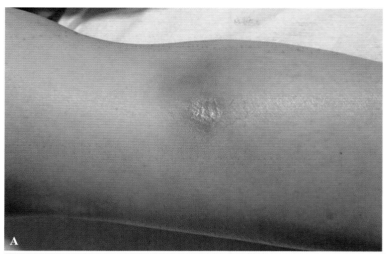

◀ 图 9-10　间隔型脂膜炎为主

A. 临床照片示结节性红斑；B 和 C. 超声检查（B 为灰阶，C 为彩色多普勒；右腿上端前内侧横切面）；皮下组织有明显高回声的脂肪小叶（o）、增厚的低回声间隔（＊），真皮层回声减低；彩色多普勒示皮肤层和皮下组织血流信号丰富

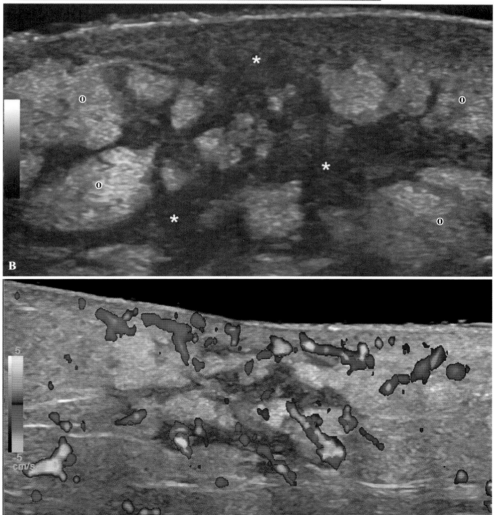

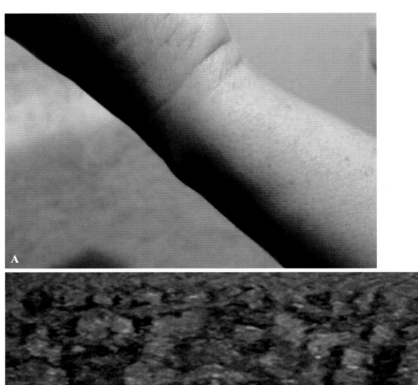

▲ 图 9-11　间隔型脂膜炎为主（肉芽肿性）

A. 右前臂远端和尺侧病变的临床照片；B. 灰阶超声（B 为纵切面）显示明显高回声的脂肪小叶，被增厚的低回声间隔包绕

- 皮肤狼疮可表现为深在的、明显的、小叶型为主的脂膜炎，也称为红斑狼疮性脂膜炎（图 9-13）或狼疮性脂膜炎。这种类型的损害通常被视为红斑狼疮全身性损害的皮肤表现。在超声检查中，这种类型的狼疮可表现为混合型脂膜炎，部分区域以小叶受累为主，表现为皮下组织弥漫性增厚和高回声（"雾状征"），其他区域则表现为混合型脂膜炎或间隔受累为主，可见皮下间隔明显增厚和回声减低（"鹅卵石征"）。根据炎症的活动程度，彩色多普勒可见多少不一的血流信号。

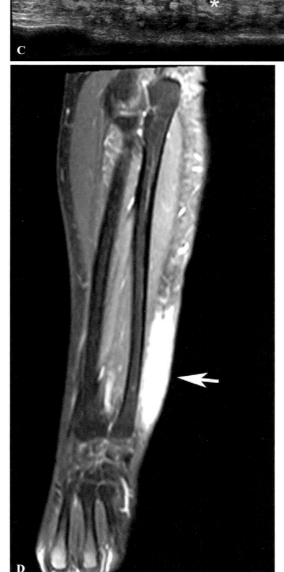

▲ 图 9–11（续） 间隔型脂膜炎为主（肉芽肿性）
C. 超声（彩色血流图与全景灰阶图像叠加，纵切面）
显示明显高回声的脂肪小叶，被增厚的低回声间隔
（*）包绕；D. MRI（T_1 加权和脂肪抑制）显示受影
响区域皮下组织信号明显增强（箭），但无法区分主
要的脂膜炎类型

- 由于自身免疫性炎症和内皮损伤，狼疮患者的动脉血管可见管腔变细和串珠样改变，这
  可能导致血管局部或完全阻塞，引起缺血和雷诺现象，尤其常见于指动脉 [1, 13, 14]。

五、皮肌炎

【定义】

皮肌炎（dermatomyositis）为自身免疫性炎症，主要累及皮肤、骨骼肌和肺。

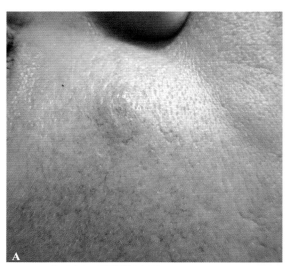

◀ 图 9-12　皮肤狼疮活动期

A. 右颊部病变的临床照片；B 和 C. 超声（B 为灰阶纵切面，C 为彩色多普勒横切面）显示盘状的真皮层增厚和回声减低（*）；皮下组织浅层回声增强（"雾状征"）；彩色多普勒显示真皮和皮下组织血流信号明显增加

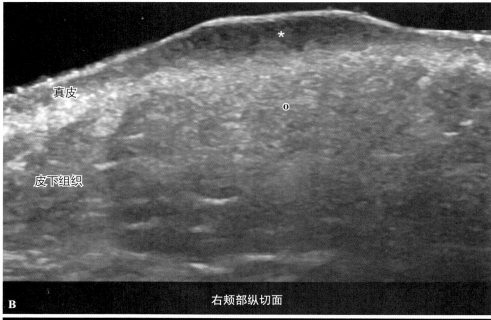

真皮

皮下组织

右颊部纵切面

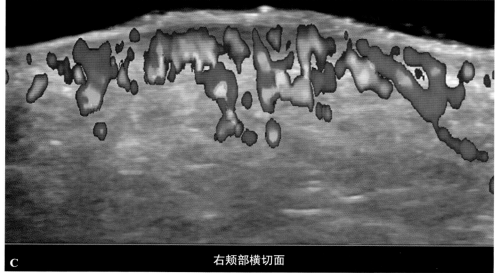

右颊部横切面

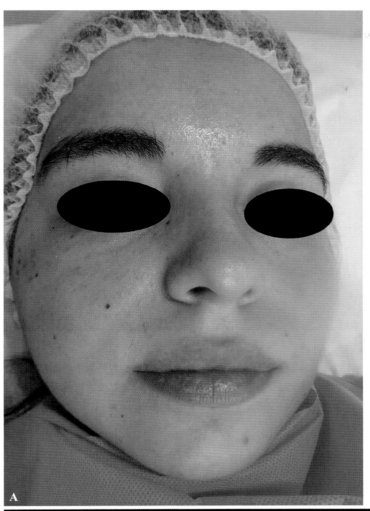

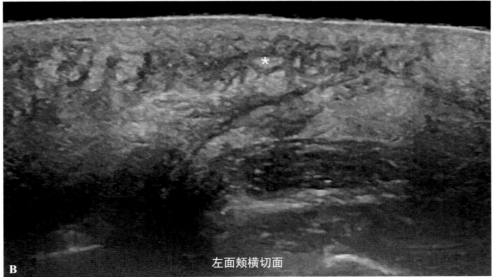

左面颊横切面

▲ 图 9-13　狼疮

A. 临床照片；B. 左面颊横切面超声（彩色血流图与灰阶图像叠加）显示左侧面颊部皮下（★）
大部分为间隔型脂膜炎（"鹅卵石征"）

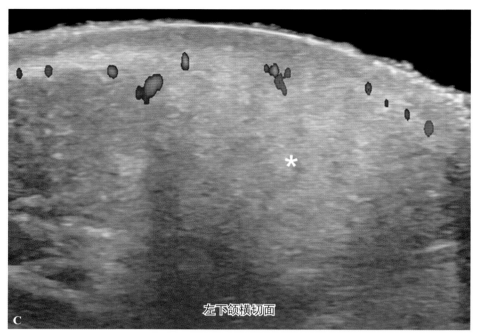

左下颌横切面

▲ 图 9-13（续） 狼疮

C. 彩色多普勒（左下颌横切面）显示位于面颊下部的皮下组织（★）主要为小叶型脂膜炎
（"雾状征"），该区域真皮增厚、回声减低，注意真皮和皮下组织的交界处血流信号稍丰富

【关键超声征象】

- 皮下组织回声增强（小叶型脂膜炎为主）。
- 可显示为肌肉内斑块状、局部或弥漫性的回声增强（图 9-14）。
- 可探及强回声的皮下钙质沉积，伴后方声影，也称为钙化。可为孤立的钙化灶，亦可为广泛覆盖病变区域的大块状沉积物（图 9-15）。
- 根据疾病的活动程度和组织受累程度，彩色多普勒可见皮下组织和肌肉组织中存在多少不一的血流信号[1, 15]。

六、硬皮病

【定义】

硬皮病（morphea）的局限性皮肤损害形式[16, 17]。硬皮病是结缔组织的自身免疫性炎性疾病，其特征在于胶原蛋白的过度产生。病变分为几个阶段，从炎症活动期开始，到萎缩期（通常是色素沉着阶段）结束。有几种类型和亚型[18, 19]（表 9-2）。已证实超声可用于显示疾病的实际范围和炎症活动情况，即从炎性活动期到萎缩性非活动期[1, 20-25]。

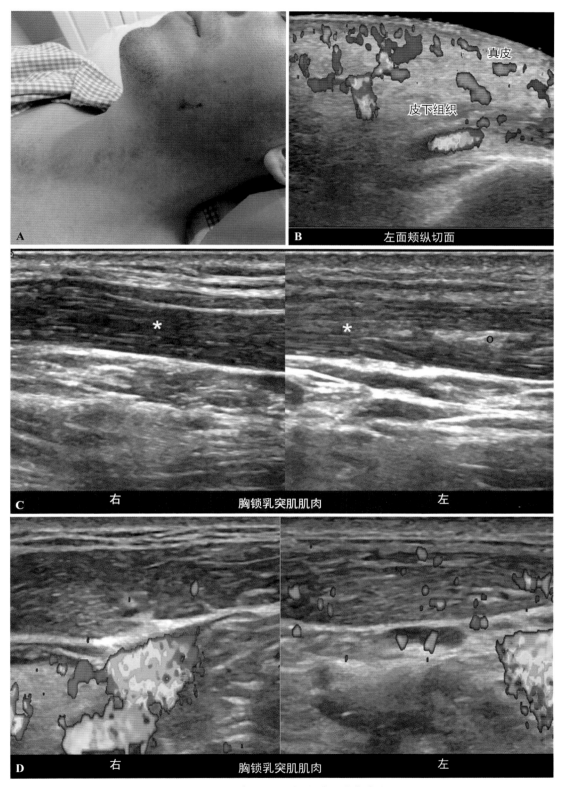

▲ 图 9-14 皮肌炎（小叶型脂膜炎为主）

A. 临床照片；B. 彩色多普勒（左面颊纵切面）显示皮下组织增厚、回声增强，真皮层增厚、回声减低，真皮层和皮下组织血流信号增多；C. 灰阶超声（双侧胸锁乳突肌对比）显示左侧胸锁乳突肌部分区域回声增强，呈高回声；D. 彩色多普勒（胸锁乳突肌的横切面对比）显示左胸锁乳突肌血流信号增多

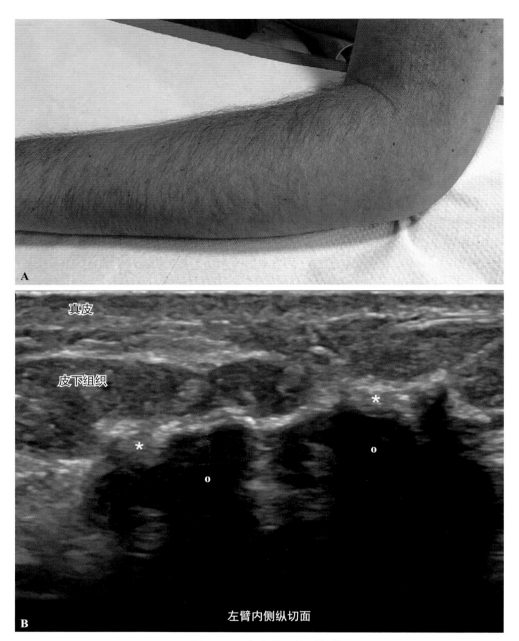

▲ 图 9-15 皮肌炎，钙质沉着

A. 临床照片；B. 灰阶超声（左臂前内侧纵切面）显示皮下钙化斑块为强回声（ ★ ），产生强烈的后方声影伪像（ o ）

【相关超声检查概念】

- 同一患者的不同病灶可显示不同步的活动性，部分病灶处于活动期，另一些则处于非活动期。

- 单个斑块的不同区域可能显示不同步的活动性，如病变中心区可能处于非活动性的萎缩期，而边缘区则处于炎症活动期。

- 临床萎缩并不意味着无炎症活动，在这些病变中，超声可能检测到炎症活动的迹象。

表 9–2　硬皮病的类型和亚型 [18, 19]

临床类型	亚型	变种
较常见		
斑块状硬皮病	浅表性	
	深部	皮下
		嗜酸性筋膜炎（即筋膜受累）
泛发性硬皮病（＞ 2 个解剖区域）		
线状硬皮病	头颈	"类军刀伤"（通常为面部和头皮）
	躯干四肢	
全硬化性硬皮病		
混合性硬皮病		
次常见		
表面斑块状		
点滴状硬皮病		
特发性皮肤萎缩		
硬化性萎缩性苔藓		
瘢痕性硬皮病（结节性硬皮病）		
局限性		
进行性面偏侧萎缩症（帕罗综合征）		
泛发性		
大疱性硬皮病		

- 硬皮病的超声改变不应与光老化产生的皮肤回声减低相混淆。后者指暴露于阳光下的身体区域在真皮浅层中产生低回声带的声像，称为表皮下低回声带（subepidermal low echogenic band，SLEB）。与硬皮病相反，光老化影响真皮的浅表部分，且真皮厚度没有明显变化。

【关键超声征象】

- 活动征象（炎性征象）

  – 真皮与皮下组织边界模糊（图 9-16）。

  – 皮下组织局部回声增强（图 9-17 和图 9-18），可为局限性、斑片状或弥漫性回声增强。

  – 在彩色多普勒上，皮肤和（或）皮下组织血流信号增多（图 9-19）。

- 硬皮病的其他超声征象

  – 真皮增厚，回声减低。皮肤回声的改变通常不用于追踪活动性，因为这些改变的特异性可能较低，且可能是由其他皮肤炎症引起的。

  – 在皮下组织明显受累的情况下可见脂膜炎征象，可能以小叶型为主或间隔型为主。

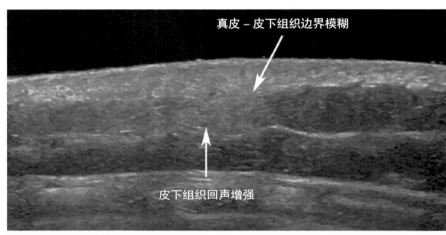

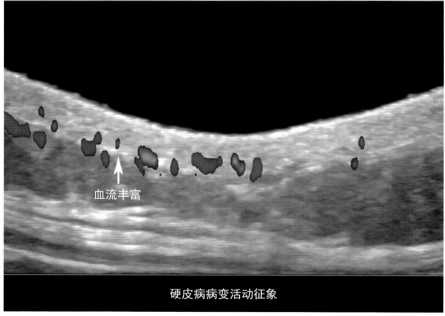

▲ 图 9-16　局限性硬皮病活动期超声征象

- 在萎缩阶段可见真皮厚度减小和回声增加，以及皮下脂肪组织厚度减小或缺失（图 9-20 和图 9-21）。在彩色多普勒上可见真皮和（或）皮下组织血流信号稀疏。
- 筋膜受累可表现为筋膜层模糊、增厚及回声减低，常伴有相邻皮下组织的回声增加。
- 有时可检测到深面肌层受累的征象，表现为局限性、斑片状或弥漫性的回声增强，有时还可见血流信号增多（图 9-18）。肌层存在炎症征象可能提示病变为较严重的类型，或提示为混合型结缔组织病。

【检查方法推荐】

- 对病变进行超声检查，包括至少两个垂直切面的中心和边界。

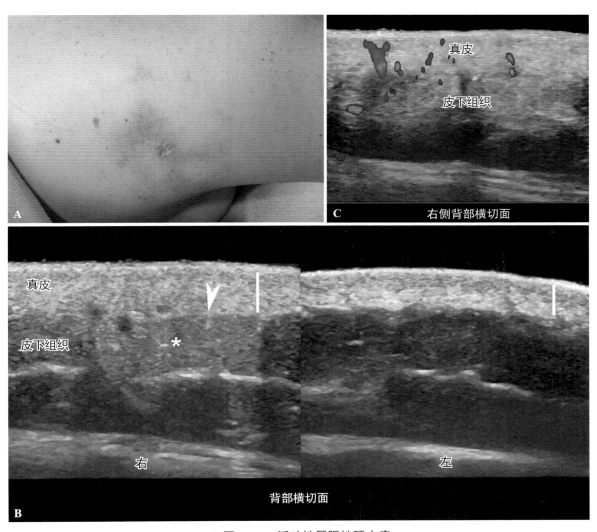

▲ 图 9-17　活动性局限性硬皮病

A. 临床照片；B. 灰阶超声（双侧背部横切面对比，右侧为病变侧，左侧为正常侧）显示真皮-皮下组织边界（箭头）模糊，并且焦点部位的皮下组织回声增加（★）；注意与正常皮肤（垂直白带）相比，病变部位的皮肤增厚；C. 彩色多普勒显示病变部位的真皮和皮下血流信号丰富

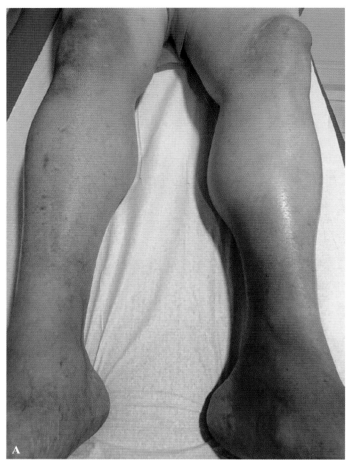

◀ 图 9-18 **活动期深部局限性硬皮病**

A. 临床照片；B. 彩色多普勒（左腿前部横切面）显示真皮－皮下组织边界模糊（上箭），皮下组织回声增强，真皮和皮下组织血流信号增多，真皮回声减低，筋膜层模糊（下箭），肌肉回声增强

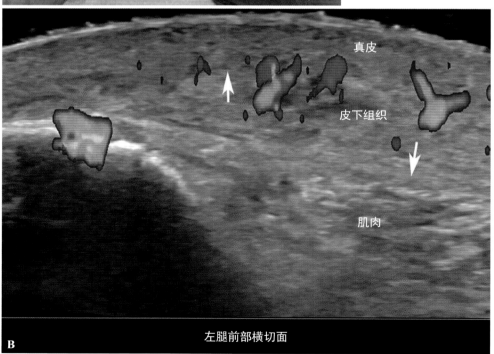

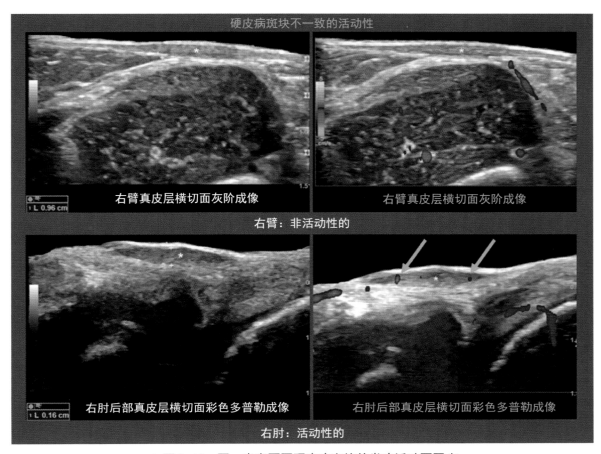

▲ 图 9-19　同一患者不同硬皮病斑块的炎症活动不同步

右臂显示非活动性病变，真皮增厚、回声减低；右肘部显示活动性病变，真皮增厚、回声减低，焦点部位血流信号丰富

- 使用灰阶和彩色多普勒；通过频谱曲线分析确认血管的存在，排除屏幕上由于患者运动（如呼吸或哭泣）而出现的彩色伪像。
- 比较病变部位与病变周围和（或）对侧（健侧）区域。
- 观察皮肤及筋膜、肌肉等深层组织的超声结构。

七、银屑病

【定义】

银屑病（psoriasis）为自身免疫性炎症性疾病，皮肤有红斑、鳞片状斑块。此病还可累及甲、肌腱、关节和骨缘 [1, 26, 27]。

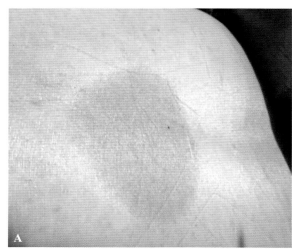

◀ 图 9-20　非活动性萎缩性局限性硬皮病

A. 背部临床照片；B. 灰阶超声（双侧背部横切面对比，左侧为病变侧，右侧为正常侧）显示病变部位真皮层厚度减小和回声增加；注意病变区域真皮 – 皮下组织边界清楚；彩色多普勒未见病变内血流信号丰富的迹象（无图片展示）

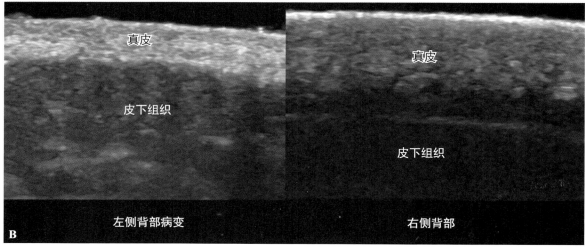

真皮

皮下组织

左侧背部病变

真皮

皮下组织

右侧背部

【关键超声征象】

病变可出现在单一部位，亦可有多个部位出现不同程度的受累。可根据疾病累及的不同目标来对超声检查的主要结果进行分门别类（图 9-22 至图 9-27）[1, 26-42]。

- 皮肤
  - 表皮增厚。
  - 真皮增厚，回声减低。
  - 真皮血流信号增多（活动期）。
- 甲（见第 8 章）
  - 甲床增厚。
  - 腹侧甲板失去清晰度。
  - 腹侧甲板局灶性强回声沉积。
  - 背侧甲板增厚和起伏。

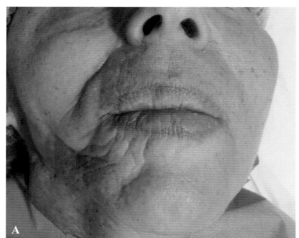

◀ 图 9–21　进行性面部偏侧萎缩患者的局限性硬皮病（Parry Romberg 综合征）

A. 患者右侧面部受累的临床照片；B. 灰阶超声（在鼻翼线处的双侧横切面对比）显示病变侧真皮和皮下组织增厚、回声减低；C. 彩色多普勒（腮腺区域纵切面双侧对比）显示，右侧腮腺轻度缩小，回声略微减低，血流信号增多

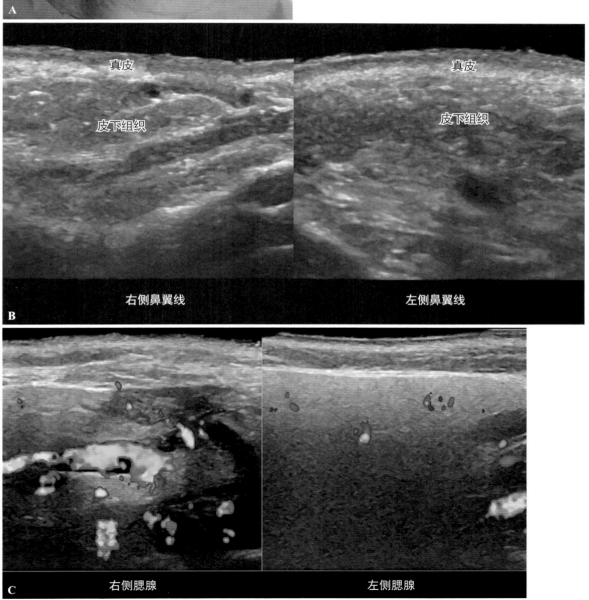

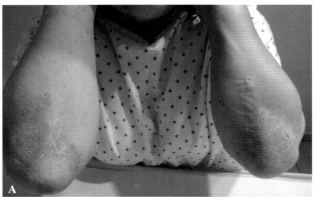

◀ 图 9-22　皮肤、肌腱和骨骼受累的活动性银屑病

A. 临床照片；B. 彩色多普勒（左前臂近端横切面）显示表皮和真皮增厚，回声减低，血流信号稀疏；C. 灰阶超声（左肘后部纵切面）显示肱三头肌腱远端插入部回声略微减低，鹰嘴骨缘骨质侵蚀（箭头）

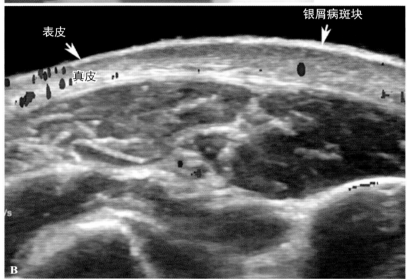

表皮　真皮　银屑病斑块

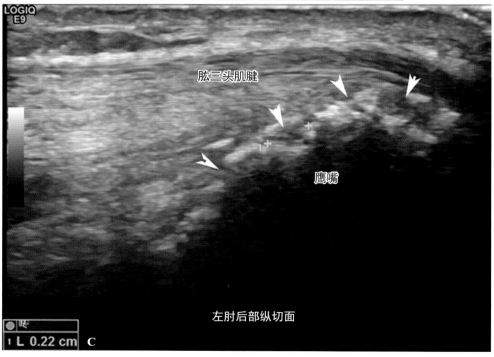

肱三头肌腱　鹰嘴

左肘后部纵切面

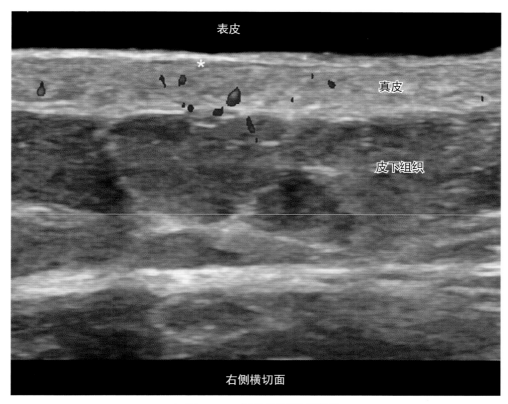

▲ 图 9-23　活动性银屑病斑块

彩色多普勒（右侧横切面）显示表皮和真皮增厚，斑块处真皮回声减低（★），血流信号丰富

— 甲床血流信号增多（活动期）。

- 肌腱

　— 增厚和（或）回声减低。

- 关节

　— 与炎症相关的不同程度的滑膜积液（无回声），较常见于（但不限于）腕部、手部（掌指关节）、膝部和足部（掌跖关节）。

　— 滑膜肥厚，较常见于（但不限于）腕部和膝部。

　— 活动期关节内和（或）关节周围血流信号增多。

- 骨

　— 骨缘侵蚀。

　— 骨缘增生。

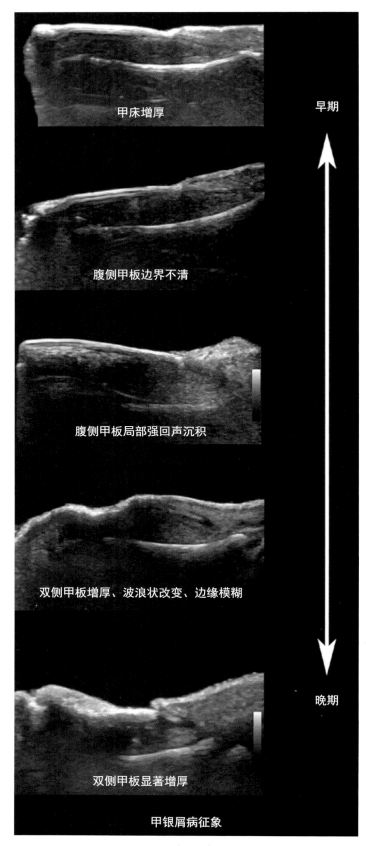

▲ 图 9-24　甲银屑病的超声征象

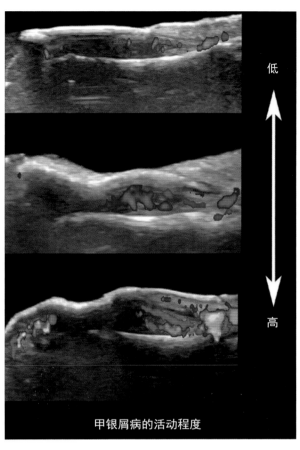

◀ 图 9-25　彩色多普勒对甲银屑病活动程度的分级

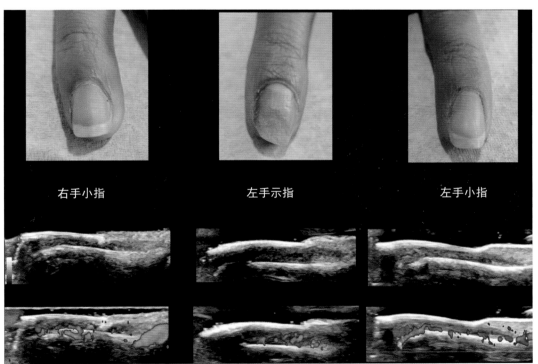

▲ 图 9-26　活动性甲银屑病的超声与临床关联图像

上排图为临床照片，下排图为同一手指的灰阶超声和彩色多普勒；注意不同手指银屑病严重程度存在差异

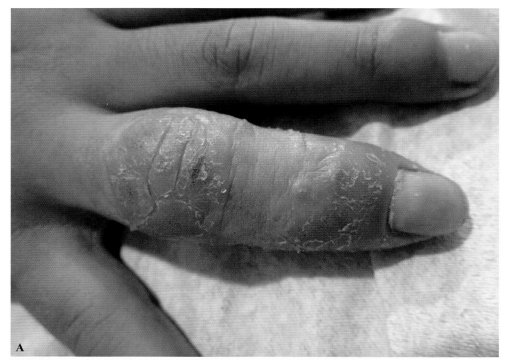

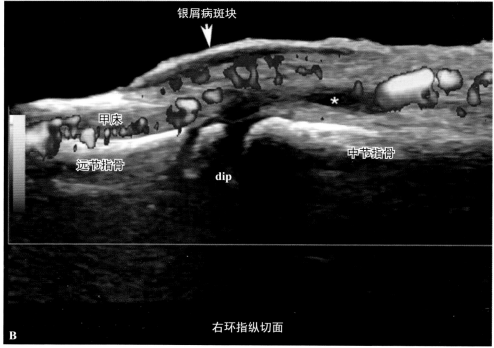

▲ 图 9-27　银屑病伴皮肤、肌腱、关节和指甲受累

A. 7 岁皮肤银屑病儿童的"香肠状"环指的临床照片；B. 能量多普勒超声检查显示表皮和真皮增厚，斑块周围皮肤回声减低，血流信号增多；注意无回声积液（★）的存在提示远端指间关节（dip）存在滑膜炎，关节周围血流信号增多；伸肌腱外侧带向远端的插入部回声亦减低，伴甲床和甲板增厚，甲床血流信号增多

八、痤疮

【定义】

痤疮（acne）是一种累及角质 – 皮脂腺单位的炎症性皮肤病，含有皮质、细菌和角化失衡产物等内容物。本病在青少年和年轻人中更为常见[43, 44]。痤疮可通过超声检查评分见表 9–3 所示[45]。

表 9–3　SOS- 痤疮严重程度分类

严重程度	病变数
轻度	＜ 5 个假性囊肿，无瘘管
中度	5～9 个假性囊肿，无瘘管
重度	≥ 10 个假性囊肿和（或）瘘管

改编自 Wortsman 等[45]

【同义词】

寻常痤疮。

【关键超声征象】

- 毛囊扩张。

- 真皮增厚，回声减低。

- 大小不一的皮肤和（或）皮下椭圆形或圆形低回声假囊性结构（图 9–28，视频 9–2）。

- 真皮和（或）皮下低回声的带状瘘管。

- 活动期：真皮层血流信号增多。

- 钙化病：真皮层局部强回声点，有无后方声影取决于钙化灶的大小。

- 瘢痕形成：真皮层内低回声灶或低回声带，呈纤维状分布，可有不同程度的表皮回缩[46]。

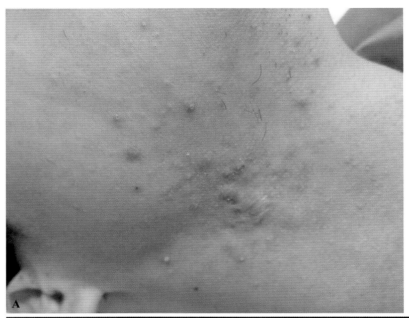

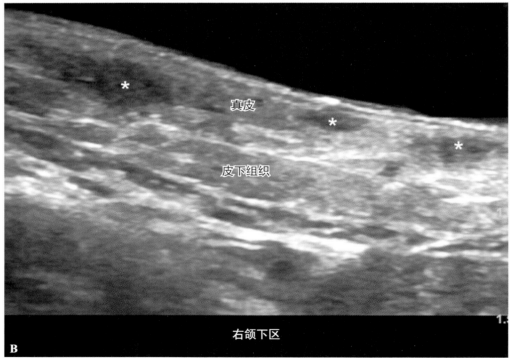

▲ 图 9-28 痤疮

A. 临床照片；B. 灰阶超声（右颌下区纵切面）显示出三个椭圆形的低回声结构（★），提示存在假性囊肿；较大的假性囊肿位于真皮和皮下组织浅层；两个较小的假性囊肿位于真皮层

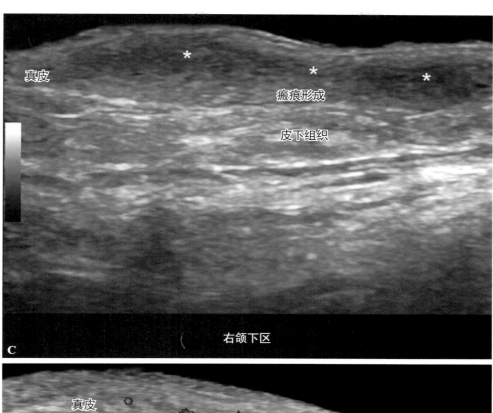

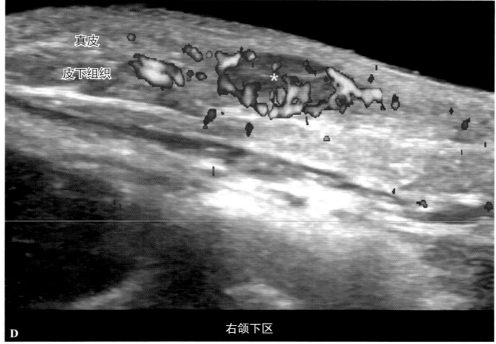

▲ 图 9-28（续）　痤疮

C. 灰阶超声（右下颌区纵切面）显示真皮层内带状低回声结构（★）与真皮和皮下组织浅层的残余瘘管相通；注意纤维形态提示在瘘管周围有明显的瘢痕形成；D. 能量多普勒（右颌下区横切面）显示真皮和皮下组织浅层低回声假性囊性结构（★）的周围血流信号增多。参见视频 9-2

九、化脓性汗腺炎

【定义】

化脓性汗腺炎（hidradenitis suppurativa，HS）是一种累及终末毛囊的慢性炎症性疾病，有复发性结节和脓肿形成，好发于易摩擦区域 [47, 48]。临床上，化脓性汗腺炎最常累及的部位是腋窝和会阴，其他如手臂近端和内侧、后颈部、腹股沟、耻骨区、生殖器（阴囊、大阴唇）、大腿近端和内侧、乳腺区及臀区（臀、臀下）亦可受累 [47-49]。

【同义词】

反常性痤疮；Verneuil 病。

【分期与分级】

HS 严重程度最常用的临床评分系统是 Hurley 分期 [50]。该系统分期如下。

- Ⅰ期：单发或多发脓肿，无瘘管或瘢痕。
- Ⅱ期：单发或多发脓肿复发，在广泛分散的病变中有瘘管和瘢痕形成。
- Ⅲ期：多个脓肿与贯穿整个受累区域的瘘管相互连接。

事实证明，超声可用于表征亚临床解剖学异常 [51-59]，提供超声检查诊断标准，通过 SOS-HS 超声评分系统对疾病进行分期 [57]（表 9-4）。这可以通过评估成人和儿童（通常是青春期前）疾病的实际范围、严重性和活动程度来进行 [57-65]。临床检查中常常容易漏掉一些亚临床的超声改变，其中包括会影响疾病严重程度分级的积液和瘘管 [1, 55-65]。另外，在病灶内存留的毛发碎片可能导致炎症过程的产生和持久化 [59]。瘘管可根据其纤维化和水肿程度进行分类 [62]（表 9-5 和表 9-6）。综上，强烈建议使用彩色多普勒以支持 HS 的诊断、分期和监测。

表 9-4　化脓性汗腺炎（SOS-HS）的超声检查评分

分　期	超声征象
Ⅰ期	单个积液和（或）真皮层改变，累及单个部位（一侧或双侧），无瘘管
Ⅱ期	2 至 4 个积液和（或）单个瘘管，伴真皮层改变，最多影响两个身体部位
Ⅲ期	5 个或多个积液和（或）两个或多个瘘管伴真皮层改变，累及三个或三个以上部位（一侧或双侧）

经 Dermatologic Surgery 许可，改编自 Wortsman 等 [57]

【关键超声征象与超声诊断标准】

HS 的主要超声征象如下（图 9-29 至图 9-35，视频 9-3）。

表 9-5　化脓性汗腺炎的纤维化和瘘管水肿分级

分　级	超声征象
纤维化分级	
0	无
1	细的外周低回声带（间断或连续），呈纤维状分布
2	厚而连续的外周低回声带，呈纤维状分布，侵入管腔，并在横切面观察时产生低回声的"晕"征（间断性或连续性）
水肿分级	
0	无
1	皮下组织回声弥漫性增强
2	明显呈高回声的皮下脂肪小叶，脂肪小叶之间有液性无回声

经 Elsevier 许可，改编自 Wortsman 等[62]

表 9-6　化脓性汗腺炎的瘘管类型

分　级	根据纤维化和水肿分级的瘘管类型
1	低纤维化瘢痕（0～1 级），高或低水肿（0～2 级）
2	高纤维化瘢痕（2 级），低水肿（0～1 级）
3	高纤维化瘢痕（2 级）和高水肿（2 级）

经 Elsevier 许可，改编自 Wortsman 等[62]

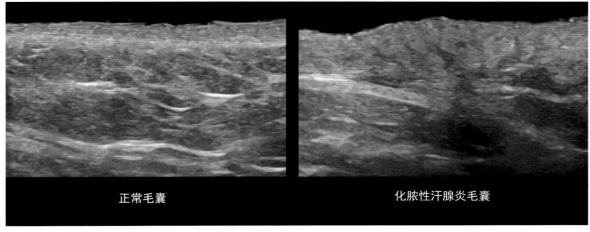

正常毛囊　　　　化脓性汗腺炎毛囊

▲ 图 9-29　化脓性汗腺炎：毛囊变宽

腋窝的灰阶超声显示正常毛囊与化脓性汗腺炎毛囊的对比视图

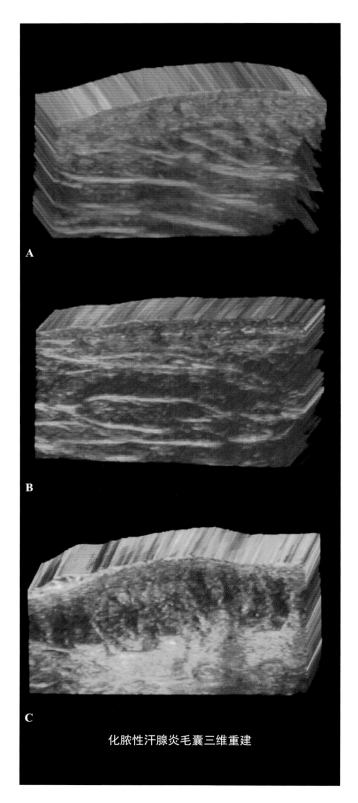

化脓性汗腺炎毛囊三维重建

◀ 图 9–30 化脓性汗腺炎中毛囊变宽的三维超声分级

A. 稍微增宽；C. 明显增宽。注意毛囊底部比最表面的部分明显增宽（称为"香槟酒瓶"）

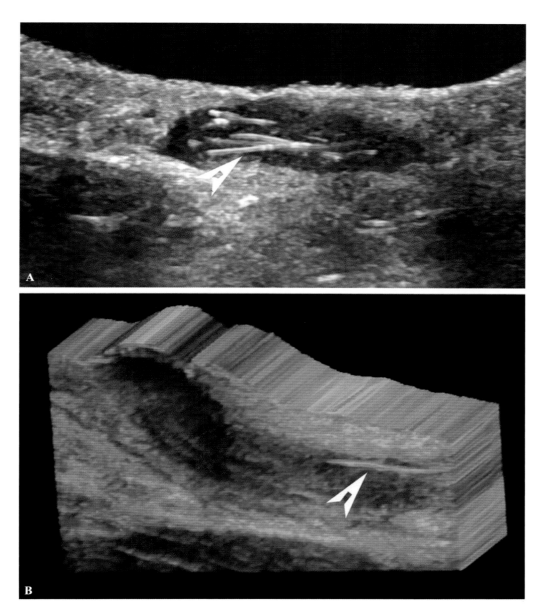

▲ 图 9–31   化脓性汗腺炎病变中残留的毛发碎片

注意假性囊肿（A）和瘘管（B）中提示为毛发碎片（箭头）的强回声线状结构

- 毛囊变宽。

- 真皮增厚和（或）回声异常。

- 真皮假囊性结节（即圆形或椭圆形的低回声或无回声结节样结构）。

- 积液，即在真皮和（或）皮下组织中与扩大的毛囊底部相连的无回声或低回声囊状积液。

- 瘘管，即横跨真皮和（或）皮下组织的无回声或低回声带状结构，与增宽的毛囊底部相连。

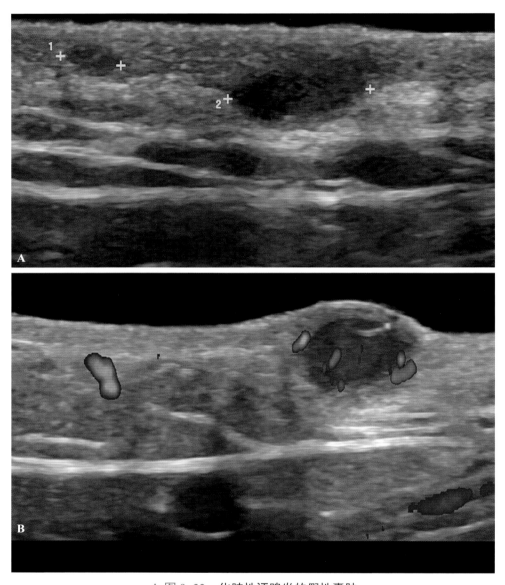

▲ 图 9–32 化脓性汗腺炎的假性囊肿

注意真皮层和皮下组织浅层内与假性囊肿相对应的椭圆形低回声结构（A 中十字标记之间）

- 在彩色多普勒中，通常可检测到关键病变（假性囊肿、积液和瘘管等）周围血流信号增多，并可显示为周围、内部或混合等几种血流分布模式。内部血流信号的存在通常是由于病变内有明显的纤维性和炎性组织。血流信号丰富是炎症"持续"的征象，这意味着该疾病处于活动期。

化脓性汗腺炎的超声诊断标准是在上述前五个主要超声征象中符合 3 个或更多 [57]。

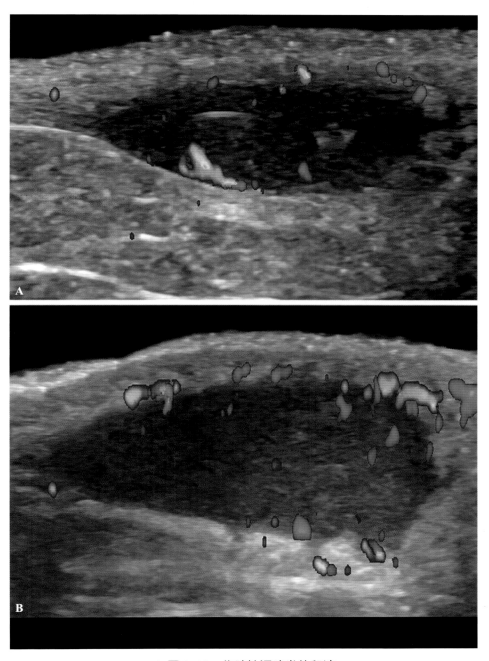

▲ 图 9–33　化脓性汗腺炎的积液

可见皮肤和皮下低回声囊状结构，注意积液中的毛发碎片（A）及积液周围血流信号明显增多

　　由于超声可检测到化脓性汗腺炎的亚临床异常（图 9–36），因此在临床评分和超声评分之间出现不一致的情况并不罕见（图 9–37）[57, 60]。

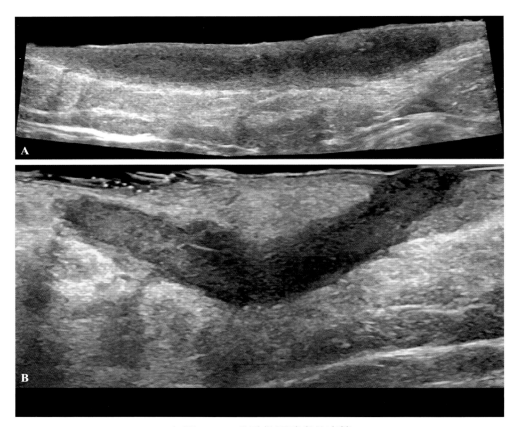

▲ 图 9–34　化脓性汗腺炎的瘘管
可见真皮层（A）和皮下组织（B）内带状低回声

十、牙源性瘘管

【定义】

牙源性瘘管（odontogenic fistula），即牙周与皮肤之间的异常瘘管或窦道，起源于牙齿感染。其中约 70% 位于下颌区，30% 位于上颌区。一些疑难病例尚需与痤疮、须疮等其他炎性皮肤疾病及一些良、恶性皮肤肿瘤鉴别[1, 66]。

【关键超声征象】

最常见的超声征象如下[1, 28, 66, 67]（图 9–38）。

- 贯穿表皮、真皮、皮下组织、肌肉和骨膜的带状低回声结构，与下颌骨或上颌骨的骨缘相连。

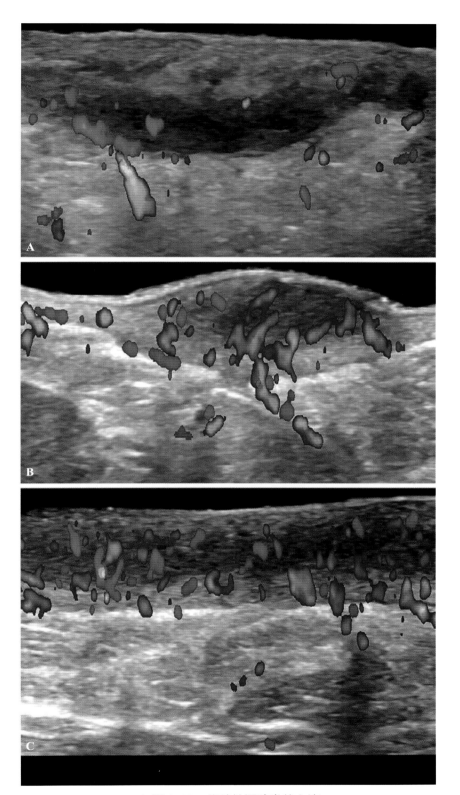

▲ 图 9-35 化脓性汗腺炎的血流

病变血流信号从低到高（A 至 C）的分级，注意病变内部和周围的血流模式如
何随着炎症的不同活动程度而变化

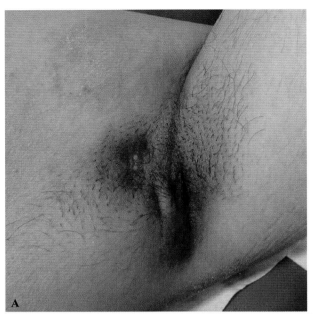

◀ 图 9-36　化脓性汗腺炎临床和超声检查的关联

A. 临床分期为 Hurley 第二阶段患者的临床照片；B 至 E. 同一位患者超声分级为 SOS-HS 第二阶段，其灰阶超声和彩色多普勒对比；B. 灰阶超声（左腋窝纵切面）显示真皮和皮下组织内与 1 型瘘管相连的 4.90cm（长）×0.74cm（厚）的低回声带状结构；C. 灰阶超声（横切面）显示瘘管与增宽的毛囊底部之间的连接，以及局部真皮增厚和回声减低

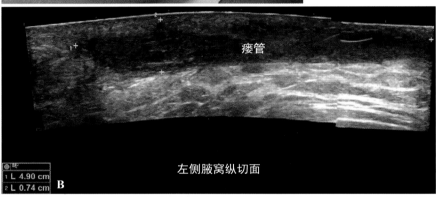

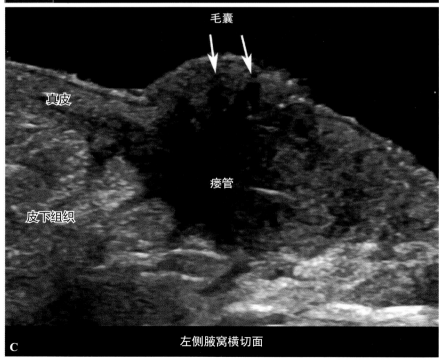

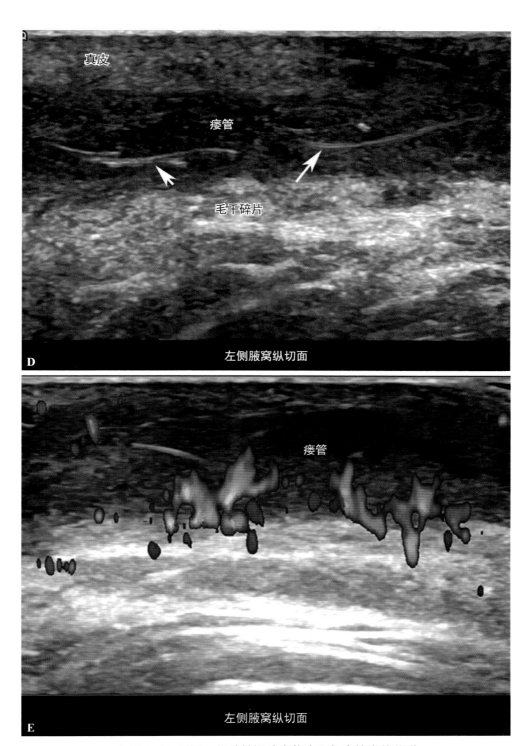

▲ 图 9-36（续）　化脓性汗腺炎临床和超声检查的关联

D. 灰阶超声（纵切面）显示瘘管内与毛发碎片相关的强回声线状结构；E. 彩色多普勒（纵切面）
显示瘘管周围血流信号增多

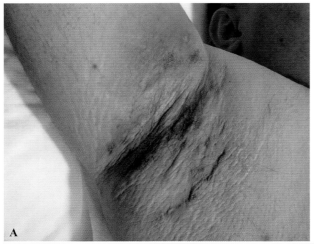

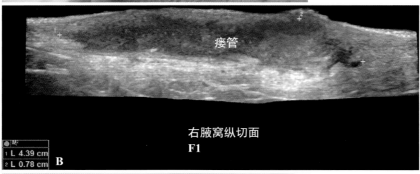

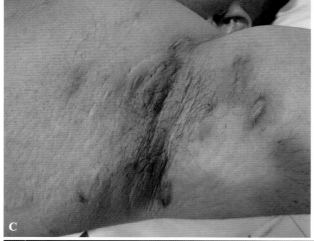

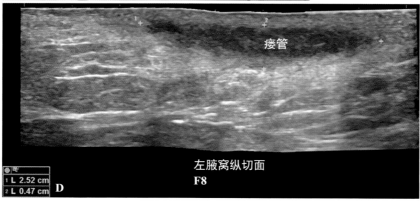

◀ 图 9-37　化脓性汗腺炎临床表现和超声检查不一致

A 和 C. 临床分期为 Hurley Ⅱ 期患者的临床照片；
B 和 D. 超声分期为 SOS-HS Ⅲ 期的超声检查结果；
B. 灰阶超声（右腋窝纵切面）示右腋窝区域 3 个连通的 2 级瘘管之一（长 4.39cm × 厚 0.78cm）；
D. 灰阶超声（左腋窝纵切面）显示 10 个 2 级瘘管之一（长 2.52cm × 厚 0.47cm），其中 8 个累及腋窝区域及左臂近端内侧。参见视频 9-3

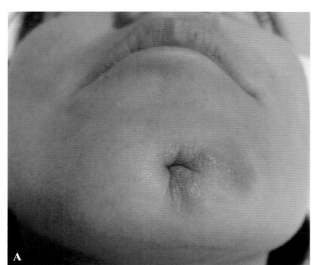

◀ 图 9–38　牙源性瘘管

A. 临床照片；B 和 C. 颏部的超声检查，灰阶（B，纵切面）和彩色多普勒（C，横切面）显示 1.67cm（长）×0.42cm（厚）的低回声带状结构（十字标记之间），连接了皮下区域和颏部骨性边缘的前部和中央部分；注意与骨连接部位的骨缘侵蚀；瘘管周围皮下组织回声增强和血流信号轻微增多

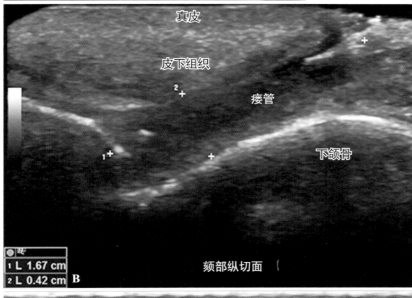

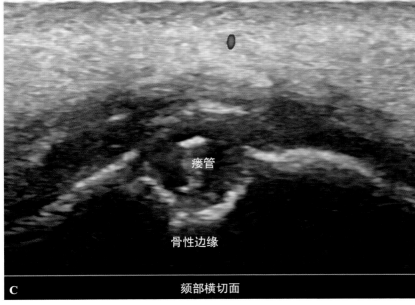

- 有不同程度的表皮回缩或鼓胀、中断和（或）不规则。
- 连接部位的骨质边缘被侵蚀，充斥着低回声肉芽组织和炎性组织。
- 邻近骨缘的薄层低回声带延伸至牙周区域。
- 在彩色多普勒检查中，瘘管周围血流信号增加。

十一、异物

【定义】

异物（foreign bodies），即进入人体的外源性物质。异物常偶然地出现在皮肤层，并刺激皮肤产生一些其他的病理改变。根据其来源，异物可分为有机异物（源自活物，如木头的碎屑或玫瑰的刺）和合成的或惰性的异物（如金属或玻璃的碎片）。超声可用于异物的检测、识别、准确定位、测量、评估，以及引导经皮清除异物[1, 68-72]。

【关键超声征象】

异物的常见超声征象如下（图 9-39 至图 9-43）。

- 强回声的线状或双层结构，通常被低回声的炎症和（或）肉芽肿组织包围。
- 有时很小的有机异物可能会被低回声组织包围而显示为微小的强回声斑点。
- 惰性或合成材料通常可产生后方混响伪影。
- 由于血肿或血清肿的产生，异物周围可能会探及无回声或低回声的积液。
- 有时因气泡的存在而在异物周边检测到带有后方混响伪影的强回声斑点。

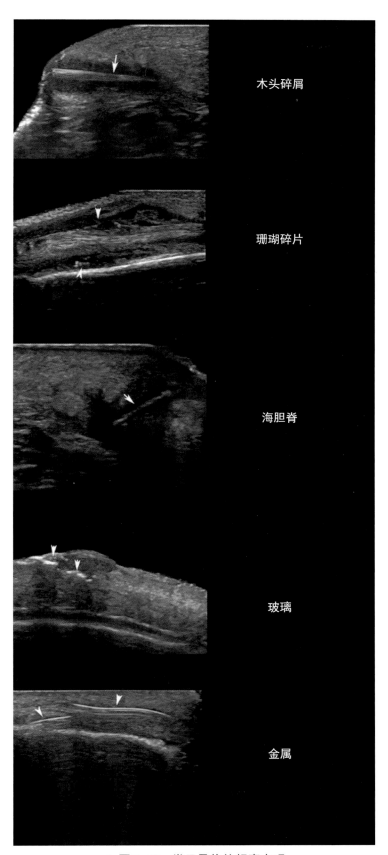

木头碎屑

珊瑚碎片

海胆脊

玻璃

金属

▲ 图 9–39　常见异物的超声表现

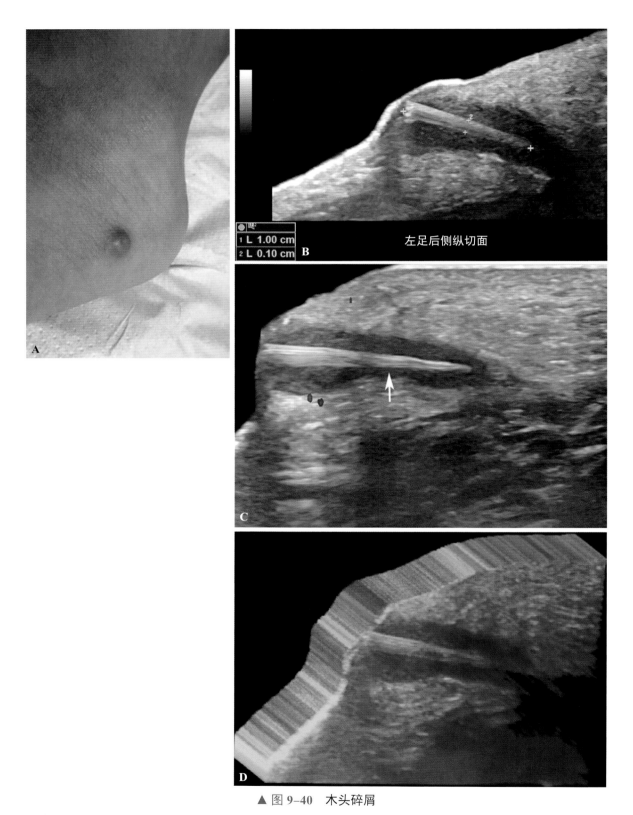

▲ 图 9-40　木头碎屑

A. 病变的临床影像；B 至 D. 超声（B 为灰阶，C 为彩色多普勒，D 为三维重建；均为左足后侧纵切面）显示真皮和皮下组织内 1.0cm（长）×0.1cm（厚）的强回声线状结构（B 中十字标记之间），被低回声组织包围（C 中箭）；病变周围血流信号略有增加

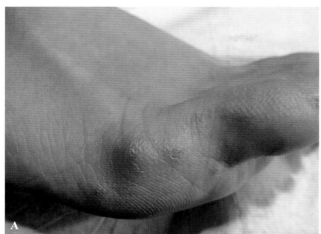

◀ 图 9–41　珊瑚碎片

A. 临床照片；B 和 C. 超声（B 为灰阶，C 为彩色多普勒；均为左足侧方横切面）显示真皮和皮下组织内小的线状和双层强回声，被不均匀的低回声组织包绕；彩色多普勒显示碎片周围血流信号增多

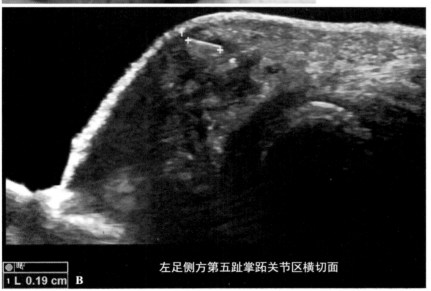

左足侧方第五趾掌跖关节区横切面

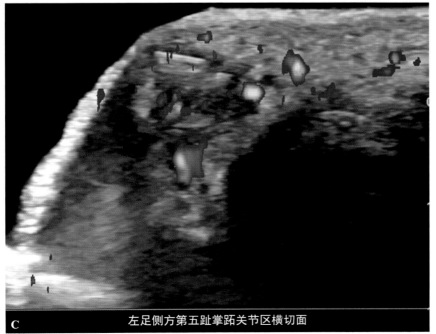

左足侧方第五趾掌跖关节区横切面

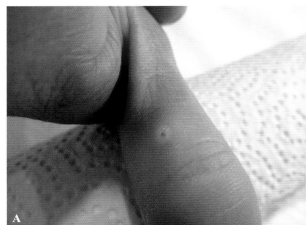

◀ 图 9-42 玻璃碎片

A. 手掌拇侧；B 和 C. 超声（B 为灰阶，C 为彩色多普勒；均为手掌拇侧横切面）显示皮下组织内强回声双层结构，后方伴混响伪影；彩色多普勒显示异物周边血流信号增加

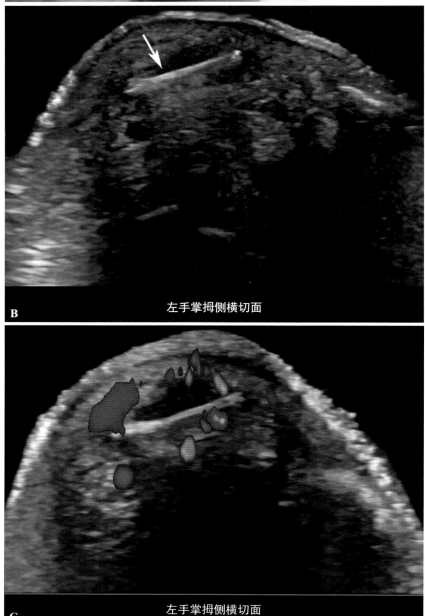

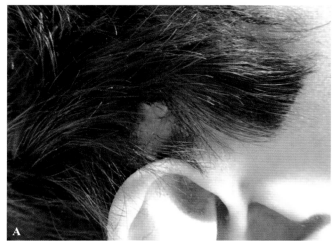

◀ 图 9-43　金属碎片

A. 临床照片；B 和 C. 超声（B 为灰阶，C 为彩色多普勒；均为右颞纵切面）显示皮下组织内三个相邻的强回声线状碎片（箭和箭头），具有符合金属起源的后方混响伪影；金属碎片之一（箭）分离并嵌入真皮层；最浅层的碎片周围有低回声组织（★）；彩色多普勒显示，金属碎片周围血流信号增多，在最浅层碎片的周围更为显著

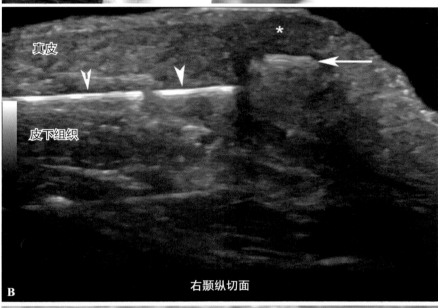

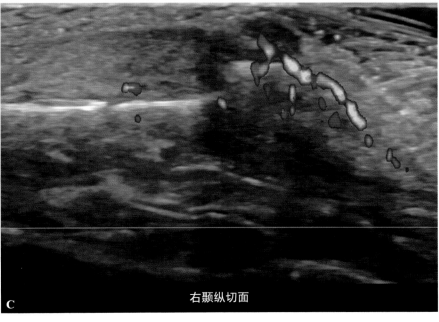

参 考 文 献

[1] Wortsman X, Carreño L, Morales C. Inflammatory diseases of the skin. In: Wortsman X, Jemec GBE, editors. Dermatologic ultrasound with clinical and histologic correlations. New York: Springer; 2013. p. 73–117.

[2] McKenzie G, Raby N, Ritchie D. Pictorial review: non-neoplastic soft-tissue masses. Br J Radiol. 2009;82:775–85.

[3] Le CK, Harvey G, McLean L, Fischer J. Point-of-care ultrasound use to differentiate hematoma and sarcoma of the thigh in the pediatric emergency department. Pediatr Emerg Care. 2017;33:135–6.

[4] Loyer EM, DuBrow RA, David CL, Coan JD, Eftekhari F. Imaging of superficial soft-tissue infections: sonographic findings in cases of cellulitis and abscess. AJR Am J Roentgenol. 1996;166:149–52.

[5] Adhikari S, Blaivas M. Sonography first for subcutaneous abscess and cellulitis evaluation. J Ultrasound Med. 2012;31:1509–12.

[6] Subramaniam S, Bober J, Chao J, Zehtabchi S. Point-of-care ultrasound for diagnosis of abscess in skin and soft tissue infections. Acad Emerg Med. 2016;23:1298–306.

[7] Gaspari RJ, Sanseverino A. Ultrasound-guided drainage for pediatric soft tissue abscesses decreases clinical failure rates compared to drainage without ultrasound: a retrospective study. J Ultrasound Med. 2017;37(1):131–6. https://doi.org/10.1002/jum.14318.

[8] O'Donnell TF Jr, Rasmussen JC, Sevick-Muraca EM. New diagnostic modalities in the evaluation of lymphedema. J Vasc Surg Venous Lymphat Disord. 2017;5:261–73.

[9] Requena L, Yus ES. Panniculitis. Part I. Mostly septal panniculitis. J Am Acad Dermatol. 2001;45:163–83.

[10] Requena L, Sánchez Yus E. Panniculitis. Part II. Mostly lobular panniculitis. J Am Acad Dermatol. 2001;45:325–61.

[11] Wortsman X. Sonography of dermatologic emergencies. J Ultrasound Med. 2017;36:1905–14.

[12] Maldonado Cid P, Rubio Flores C, Prats Caelles I, Leis Dosil VM, Alfageme Roldán F, et al. High-frequency ultrasound features in a case of gouty panniculitis. Dermatol Online J. 2017;23(6):9.

[13] Okon LG, Werth VP. Cutaneous lupus erythematosus: diagnosis and treatment. Best Pract Res Clin Rheumatol. 2013;27:391–404.

[14] Gualtierotti R, Ingegnoli F, Griffini S, Grovetti E, Borghi MO, Bucciarelli P, et al. Detection of early endothelial damage in patients with Raynaud's phenomenon. Microvasc Res. 2017;113:22–8.

[15] Marvi U, Chung L, Fiorentino DF. Clinical presentation and evaluation of dermatomyositis. Indian J Dermatol. 2012;57:375–81.

[16] Fett NM. Morphea (localized scleroderma). JAMA Dermatol. 2013;149:1124.

[17] Fett N, Werth VP. Update on morphea: part II. Outcome measures and treatment. J Am Acad Dermatol. 2011;64:231–42.

[18] Peterson LS, Nelson AM, Su WP. Classification of morphea (localized scleroderma). Mayo Clin Proc. 1995;70:1068–76.

[19] Bielsa Marsol I. Update on the classification and treatment of localized scleroderma. Actas Dermosifiliogr. 2013;104:654–66.

[20] Li SC, Liebling MS, Haines KA. Ultrasonography is a sensitive tool for monitoring localized scleroderma. Rheumatology (Oxford). 2007;46:1316–9.

[21] Wortsman X, Wortsman J, Sazunic I, Carreño L. Activity assessment in morphea using color Doppler ultrasound. J Am Acad Dermatol. 2011;65:942–8.

[22] Li SC, Liebling MS, Haines KA, Weiss JE, Prann A. Initial evaluation of an ultrasound measure for assessing the activity of skin lesions in juvenile localized scleroderma. Arthritis Care Res (Hoboken). 2011;63:735–42.

[23] Wortsman X, Ma L, Chung WK, Wortsman J. Evaluation of the CAV1 gene in clinically, sonographically and histologically proven morphea patients. Exp Dermatol. 2015;24:718–20.

[24] Porta F, Kaloudi O, Garzitto A, Prignano F, Nacci F, Falcini F, Matucci Cerinic M. High frequency ultrasound can detect improvement of lesions in juvenile localized scleroderma. Mod Rheumatol. 2014;24:869–73.

[25] Wang L, Yan F, Yang Y, Xiang X, Qiu L. Quantitative assessment of skin stiffness in localized scleroderma using ultrasound shear-wave elastography. Ultrasound Med Biol. 2017;43:1339–47.

[26] Wortsman X, Holm EA, Jemec GBE, Gniadecka M. Wulf HC. 15 MHz high-resolution ultrasound examination of psoriatic nails. Revista Chilena de Radiología. 2004;10:6–9. (Spanish)

[27] Gutierrez M, Wortsman X, Filippucci E, De Angellis R, Filosa G, Grassi W. High frequency sonography in the evaluation of psoriasis: nail and skin involvement. J Ultrasound Med. 2009;28:1569–74.

[28] Wortsman X, Gutierrez M, Saavedra T, Honeyman J. The role of ultrasound in rheumatic skin and nail lesions: a multi-specialist approach. Clin Rheumatol. 2011;30:739–48.

[29] Gutierrez M, Filippucci E, Bertolazzi C, Grassi W. Sonographic monitoring of psoriatic plaque. J Rheumatol. 2009;36:850–1.

[30] Gutierrez M, Filippucci E, De Angelis R, Filosa G, Kane D, Grassi W. A sonographic spectrum of psoriatic arthritis: "the five targets". Clin Rheumatol. 2010;29:133–42.

[31] Gutierrez M, Di Geso L, Salaffi F, Bertolazzi C, Tardella M, Filosa G, et al. Development of a preliminary US power Doppler composite score for monitoring treatment in PsA. Rheumatology (Oxford). 2012;51:1261–8.

[32] Sandobal C, Carbó E, Iribas J, Roverano S, Paira S. Ultrasound nail imaging on patients with psoriasis and psoriatic arthritis compared with rheumatoid arthritis and control subjects. J Clin Rheumatol. 2014;20:21–4.

[33] Castellanos-González M, Joven BE, Sánchez J, Andrés-Esteban EM, Vanaclocha-Sebastián F, Romero PO, Díaz RR. Nail involvement can predict enthesopathy in patients with psoriasis. J Dtsch Dermatol Ges. 2016;14:1102–7.

[34] Mathew AJ, Coates LC, Danda D, Conaghan PG. Psoriatic arthritis: lessons from imaging studies and implications for therapy. Expert Rev Clin Immunol. 2017;13:133–42.

[35] Michelsen B, Diamantopoulos AP, Hammer HB, Soldal DM, Kavanaugh A, Haugeberg G. Ultrasonographic evaluation in psoriatic arthritis is of major importance in evaluating disease activity. Ann Rheum Dis. 2016;75:2108–13.

[36] Wortsman X, Soto R. Ultrasound imaging of psoriatic nails. In: Rigopoulos D, Tosti A, editors. Nail psoriasis: From A to Z. New York: Springer; 2015. p. 57–64.

[37] Thomas L, Vaudaine M, Wortsman X, Jemec GBE, Drapé JL. Imaging the nail unit. In: Baran R, de Berker D, Holzberg M, Thomas L, editors. Baran and Dawber's diseases of the nails and their management. 4th ed. Oxford: Blackwell Publishing; 2012. p. 132–153.

[38] Wortsman X. Sonography of the nail. In: Wortsman X, Jemec GBE, editors. Dermatologic ultrasound with clinical and histologic correlations. New York: Springer; 2013. p. 419–76.

[39] Vidal D, Alfageme F, Ruiz-Villaverde R, Arias-Santiago S, Martorell A. Ultrasound characterization of psoriasis of the nails: a case-control study. Actas Dermosifiliogr. 2017;108:968–9.

[40] De Agustín JJ, Moragues C, De Miguel E, Möller I, Acebes C, Naredo E, et al. A multicentre study on high-frequency ultrasound evaluation of the skin and joints in patients with psoriatic arthritis treated with infliximab. Clin Exp Rheumatol. 2012;30:879–85.

[41] Naredo E, Möller I, de Miguel E, Batlle-Gualda E, Acebes C, Brito E, Ultrasound School of the Spanish Society of Rheumatology and Spanish ECO-APs Group, et al. High prevalence of ultrasonographic synovitis and enthesopathy in patients with psoriasis without psoriatic arthritis: a prospective case-control study. Rheumatology (Oxford). 2011;50:1838–48.

[42] Freeston JE, Coates LC, Nam JL, Moverley AR, Hensor EM, Wakefield RJ, et al. Is there subclinical synovitis in early psoriatic arthritis? A clinical comparison with gray-scale and power Doppler ultrasound. Arthritis Care Res (Hoboken). 2014;66:432–9.

[43] Zouboulis CC, Eady A, Philpott M, Goldsmith LA, Orfanos C, Cunliffe WC, Rosenfield R. What is the pathogenesis of acne? Exp Dermatol. 2005;14:143–52.

[44] Suh DH, Kwon HH. What's new in the physiopathology of acne? Br J Dermatol. 2015;172(Suppl 1):13–9.

[45] Wortsman X, Claveria P, Valenzuela F, Molina MT, Wortsman J. Sonography of acne vulgaris. J Ultrasound Med. 2014;33:93–102.

[46] Lacarrubba F, Verzì AE, Tedeschi A, Catalfo P, Nasca MR, Micali G. Clinical and ultrasonographic correlation of acne scars. Dermatol Surg. 2013;39:1683–8.

[47] Jemec GB. Clinical practice. Hidradenitis suppurativa. N Engl J Med. 2012;366:158–64.

[48] Miller IM, McAndrew RJ, Hamzavi I. Prevalence, risk factors, and comorbidities of hidradenitis suppurativa. Dermatol Clin. 2016;34:7–16.

[49] Revuz J. Hidradenitis suppurativa. J Eur Acad Dermatol Venereol. 2009;23:985–98.

[50] Hurley HJ. Axillary hyperhidrosis, apocrine

bromhidrosis, hidradenitis suppurativa and familial benign pemphigus: surgical approach. In: Roenigk RK, Roenigk HH, editors. Dermatologic surgery. New York: Marcel Dekker; 1989. p. 729–39.

[51] Jemec GB, Gniadecka M. Ultrasound examination of hair follicles in hidradenitis suppurativa. Arch Dermatol. 1997;133:967–70.

[52] Kelekis NL, Efstathopoulos E, Balanika A, Spyridopoulos TN, Pelekanou A, Kanni T, et al. Ultrasound aids in diagnosis and severity assessment of hidradenitis suppurativa. Br J Dermatol. 2010;162:1400–2.

[53] Wortsman X, Jemec GBE. High frequency ultrasound for the assessment of hidradenitis suppurativa. Dermatol Surg. 2007;33:1–3.

[54] Wortsman X, Revuz J, Jemec GBE. Lymph nodes in hidradenitis suppurativa. Dermatology. 2009;219:32–41.

[55] Wortsman X, Jemec G. A 3D ultrasound study of sinus tract formation in hidradenitis suppurativa. Dermatol Online J. 2013;19:18564.

[56] Zarchi K, Yazdanyar N, Yazdanyar S, Wortsman X, Jemec GB. Pain and inflammation in hidradenitis suppurativa correspond to morphological changes identified by high-frequency ultrasound. J Eur Acad Dermatol Venereol. 2015;29:527–32.

[57] Wortsman X, Moreno C, Soto R, Arellano J, Pezo C, Wortsman J. Ultrasound in-depth characterization and staging of hidradenitis suppurativa. Dermatol Surg. 2013;39:1835–42.

[58] Martorell A, Segura Palacios JM. Ultrasound examination of hidradenitis suppurativa. Actas Dermosifiliogr. 2015;106(Suppl 1):49–59.

[59] Wortsman X, Wortsman J. Ultrasound detection of retained hair tracts in hidradenitis suppurativa. Dermatol Surg. 2015;41:867–9.

[60] Wortsman X, Rodriguez C, Lobos C, Eguiguren G, Molina MT. Ultrasound diagnosis and staging in pediatric hidradenitis suppurativa. Pediatr Dermatol. 2016;33(4):e260.

[61] Wortsman X. Imaging of hidradenitis suppurativa. Dermatol Clin. 2016;34:59–68.

[62] Wortsman X, Castro A, Figueroa A. Color Doppler ultrasound assessment of morphology and types of fistulous tracts in hidradenitis suppurativa (HS). J Am Acad Dermatol. 2016;75:760–7.

[63] Wortsman X. Reply to Lipsker et al. and Revuz on hidradenitis suppurativa terminology: the imaging point of view. Dermatology. 2016;232:507.

[64] Martorell A, Wortsman X, Alfageme F, Roustan G, Arias-Santiago S, Catalano O, et al. Ultrasound evaluation as a complementary test in hidradenitis suppurativa: proposal of a standarized report. Dermatol Surg. 2017;43:1065–73.

[65] Wortsman X, Castro A, Morales C, Franco C, Figueroa A. sonographic comparison of morphologic characteristics between pilonidal cysts and hidradenitis suppurativa. J Ultrasound Med. 2017;36:2403–18.

[66] Lee EY, Kang JY, Kim KW, Choi KH, Yoon TY, Lee JY. Clinical characteristics of odontogenic cutaneous fistulas. Ann Dermatol. 2016;28:417–21.

[67] Garrido Colmenero C, Blasco Morente G, Latorre Fuentes JM, Ruiz Villaverde R. Diagnostic value of color Doppler ultrasound for cutaneous odontogenic sinus tract. Actas Dermosifiliogr. 2015;106:678–80.

[68] Boyse TD, Fessell DP, Jacobson JA, Lin J, van Holsbeeck MT, Hayes CW. US of soft-tissue foreign bodies and associated complications with surgical correlation. Radiographics. 2001;21:1251–6.

[69] Wagner JM, Lee KS, Rosas H, Kliewer MA. Accuracy of sonographic diagnosis of superficial masses. J Ultrasound Med. 2013;32:1443–50.

[70] Tahmasebi M, Zareizadeh H, Motamedfar A. Accuracy of ultrasonography in detecting radiolucent soft-tissue foreign bodies. Indian J Radiol Imaging. 2014;24:196–200.

[71] Soudack M, Nachtigal A, Gaitini D. Clinically unsuspected foreign bodies: the importance of sonography. J Ultrasound Med. 2003;22:1381–5.

[72] Wortsman X. Common applications of dermatologic sonography. J Ultrasound Med. 2012;31:97–111.

第 10 章　常见皮肤感染性疾病的超声诊断 *
Ultrasound of Frequent Dermatologic Infections and Infestations

Marcio Bouer　Ximena Wortsman　**著**

曾秋霞　**译**　　戴九龙　**校**

一、疣

【定义】

疣（wart）被定义为人乳头状瘤病毒的皮肤感染。

【关键超声征象】

常见超声表现如下（图 10-1 至图 10-3，视频 10-1 和视频 10-2）[1-3]。

- 好发于掌跖部位，也可累及指、趾，包括甲周。
- 为累及表皮和真皮的梭形低回声结构。
- 彩色多普勒显示，疣底部有数量不一的血流信号（从乏血供到富血供），疼痛和活跃的疣往往有较丰富的血流信号。

二、足分枝菌病（足菌肿）

【定义】

足分枝菌病（足菌肿，mycetomas），即真皮和（或）皮下组织的慢性肉芽肿性感染。根据病因，可分为真菌性足分枝菌病（真菌）和放线菌性足分枝菌病（丝状菌）。此类感染在热带和农村更为常见，常累及四肢，尤其是足部 [4-6]。

---

*. 本章配有视频，可自行登录 https://link.springer.com/chapter/10.1007/978-3-319-89614-4_10 在线观看。

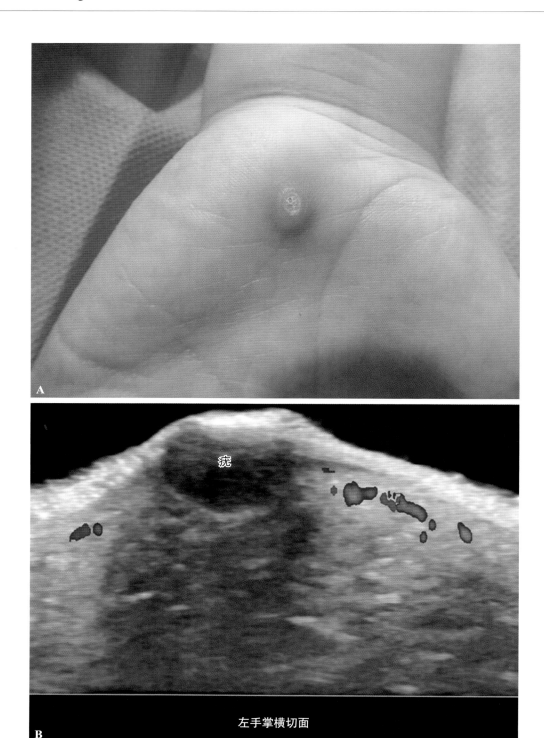

左手掌横切面

▲ 图 10-1 掌疣

A. 临床图片；B. 多普勒超声（左手掌横切面）显示边界清晰的梭形低回声结构（疣）累及表皮和真皮，病灶周边的真皮层可见血流信号略增多

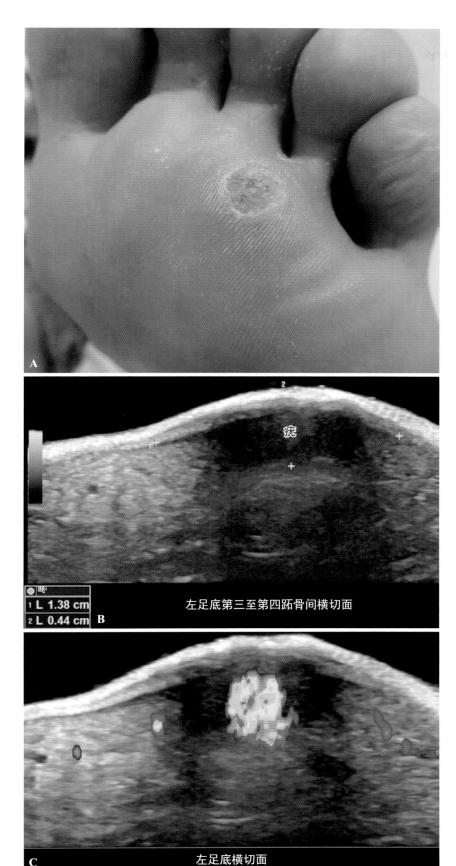

◀ 图 10-2 跖疣

A. 临床图片；B 和 C. 超声（B 为灰阶，C 为彩色多普勒；左足底横切面）显示表皮和真皮层内大小约 13.8mm×4.4mm 的梭形低回声结构（B 中十字标记之间）；彩色多普勒显示，疣的真皮部分血流信号增多。参见视频 10-1

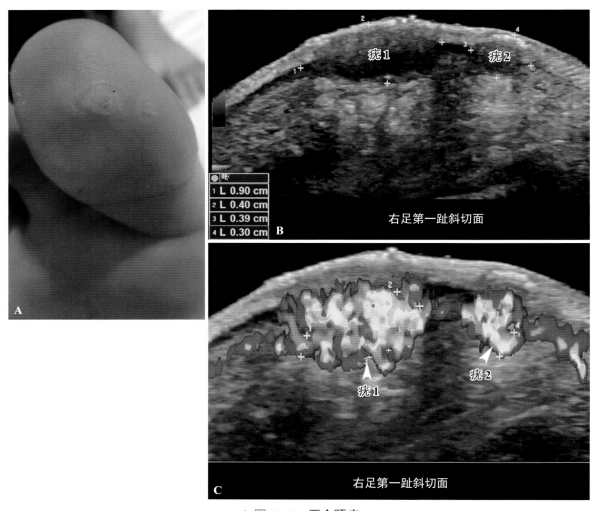

▲ 图 10-3　两个跖疣

A. 临床图片；B 和 C. 超声（右足第一趾两个病灶的斜切面，疣 1 和疣 2；B 为灰阶，C 为彩色多普勒）显示相邻的两个梭形低回声结构，累及表皮和真皮；较大的疣位于内侧，大小约 9.0mm（横径）×4.0mm（厚度）；较小的疣大小约 3.9mm（横径）×3.0mm（厚度）；两个疣的真皮部有丰富的血流信号；彩色多普勒图像中的测值显示病变内血管的直径为 1.1～1.5mm（译者注：图 C 的彩色增益和滤波调节不当，彩色血流有明显的溢出，测量值有误差）。参见视频 10-2

【关键超声征象】

• 真皮和（或）皮下组织的低回声区或瘘管。

• 真皮和（或）皮下组织内多发贯通性瘘管在真菌性足分枝菌病中最常见（图 10-4），但也可见于放线菌性足分枝菌病（图 10-5）。

• 真皮和（或）皮下组织内可见混合回声结构，由单个或者多个低回声点组成，周围环以液性无回声区，有圆形或椭圆形的假囊性结构，其边缘呈低回声。这种超声征象被命名为"点圈征"[5, 6]。这些点状结构在 MRI 上也有报道。这种表现在放线菌性足分枝菌病中更为常见，但也可见于真菌性足分枝菌病（图 10-6）。

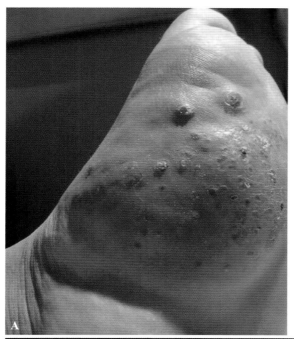

◀ 图 10-4　真菌性足分枝菌病
A. 临床图片；B. 灰阶超声（左足底横切
面），可见皮下多发性的窦道（★）

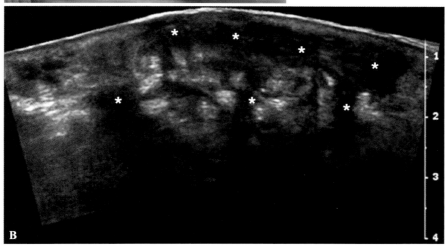

- 彩色多普勒显示，病变周围有不同程度的血流信号。

三、暗色丝孢霉病

【定义】

暗色丝孢霉病（phaeohyphomycosis）是一种慢性真菌感染，可累及身体任何部位，常见于四肢，最多见于热带地区农业工作者和（或）免疫抑制患者的下肢[7-10]，在肾移植受体中也有发现。本病可由多种产黑色素的真菌引起，可表现为疣状、结节状、斑块状皮肤

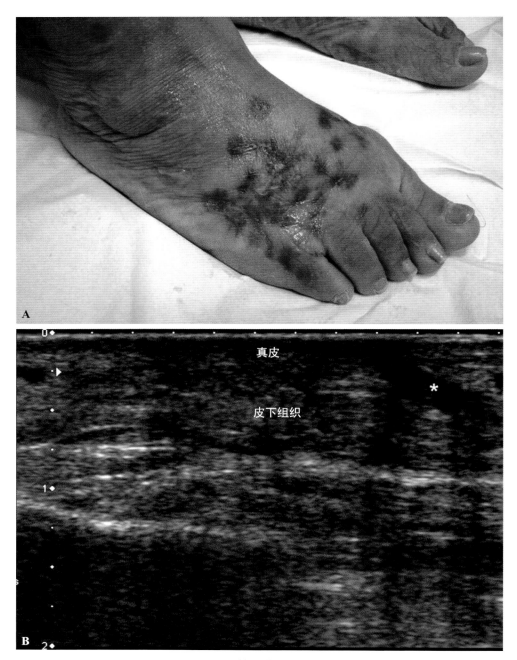

▲ 图 10-5　放线菌性足分枝菌病

A. 临床图片；B. 灰阶超声（右足背外侧纵切面）可见贯穿真皮和皮下组织的窦道，邻近的皮下组织层次、结构轻度模糊，回声增强

病灶或皮肤肿胀。

【关键超声征象】

- 皮下组织内圆形或椭圆形的低回声结构，与明显的炎性肉芽肿反应相关。

- 皮下组织内低回声积液或窦道。

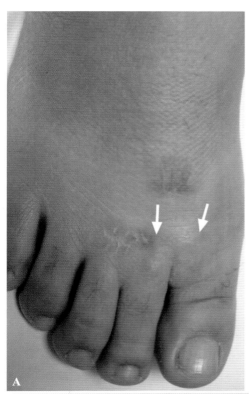

◀ 图 10-6　放线菌性足分枝菌病

A. 临床照片；B. 灰阶超声（右足第一趾、第二趾根部）可见位于皮下组织内的两个椭圆形低回声结节，其内可见被液性无回声包绕的低回声区，此征象被命名为"点圈征"

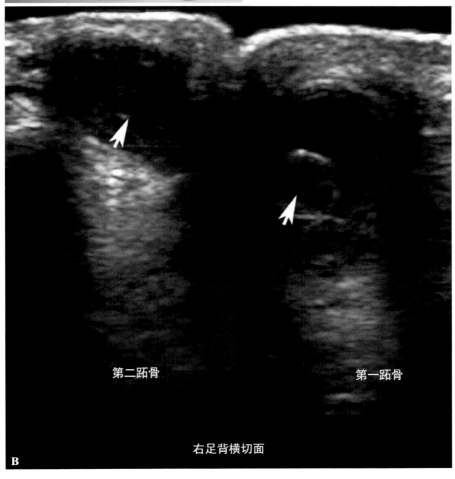

- 病变内有部分液化、积液或病变周围有血管时，由于液体的存在，可产生后方回声增强伪像（图 10-7）。
- 彩色多普勒上，血流信号的多少随炎症程度的不同而变化。

四、透明丝孢霉病

【定义】

透明丝孢霉病（hyalohyphomycosis）是由一种名为淡紫拟青霉菌的真菌引起的皮肤感染。这种真菌可影响免疫力低下的宿主或造成医源性感染[11, 12]。

【关键超声征象】

- 皮下组织内聚集成团的结节状低回声区（图 10-8）。
- 彩色多普勒上血流信号多少不一。

五、利什曼病

【定义】

利什曼病（leishmaniasis）是一种慢性原虫病，主要有三种类型，即皮肤型、黏膜型和内脏型。这种寄生虫病由一种利什曼属的细胞内原虫感染造成，通过白蛉传播[13-17]。

【关键超声征象】

- 真皮和皮下组织增厚，回声减低（图 10-9）。
- 可见局部表皮裂损。
- 感染组织内血流信号增多。

六、麻风病

【定义】

麻风病（leprosy）由麻风分枝杆菌引起的慢性肉芽肿性感染，可累及周围神经和皮肤神经，其中尺神经最常受累。

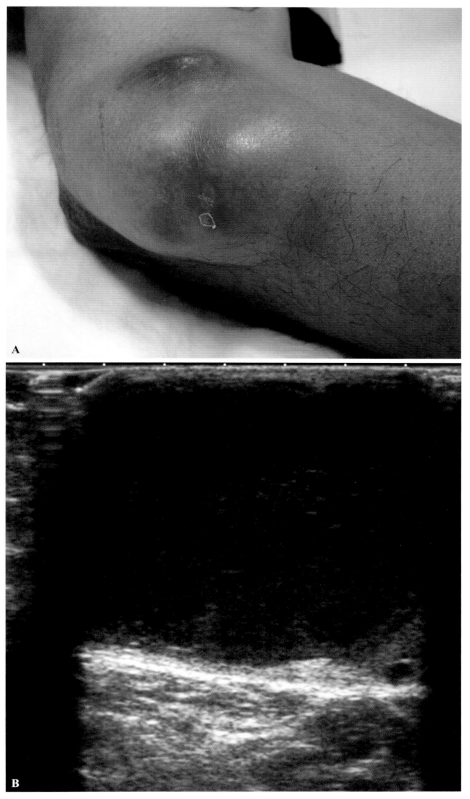

▲ 图 10-7　暗色丝孢霉病

A. 临床图片；B. 灰阶超声（右肘纵切面）可见皮下边界清晰的圆形低回声结构，由于内容物部分液化而产生后方回声增强伪像

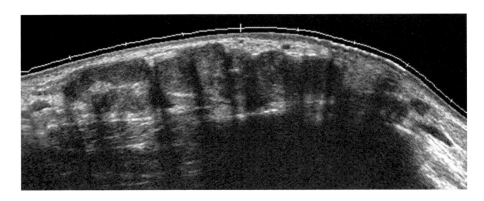

◀ 图 10-8　透明丝孢霉病

灰阶超声（右腕部背侧横切面）可见皮下组织内低回声结节融合成团

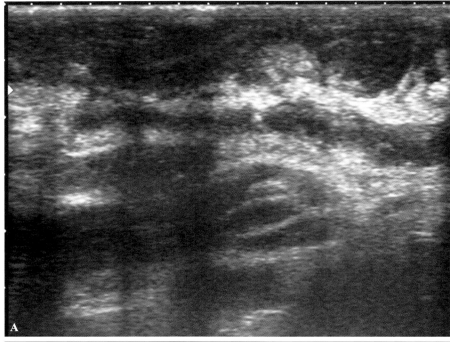

◀ 图 10-9　利什曼病（右颈）

A. 灰阶超声（纵切面）可见真皮和皮下组织增厚，回声减低；B. 彩色多普勒（横切面）显示被感染区域血流信号增多

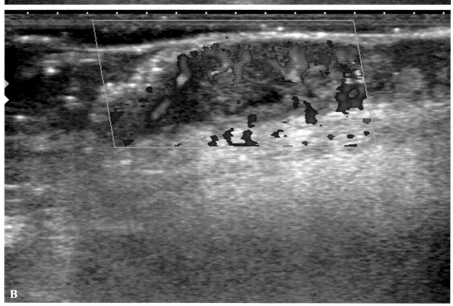

【同义词】

Hansen 病。

【关键超声征象】

麻风病最常见的超声表现如下（图 10-10）[18-23]。

- 真皮层回声减低，皮下组织回声增强。

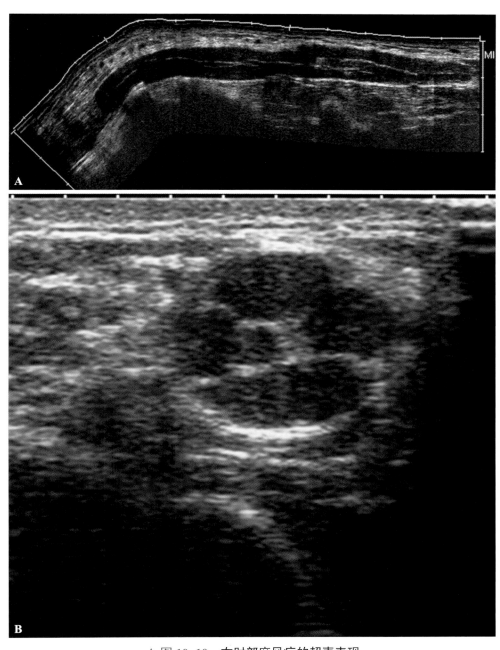

▲ 图 10-10　右肘部麻风病的超声表现

A. 纵切面全景图；B. 横切面。注意尺神经顶部皮下组织回声增强（A）

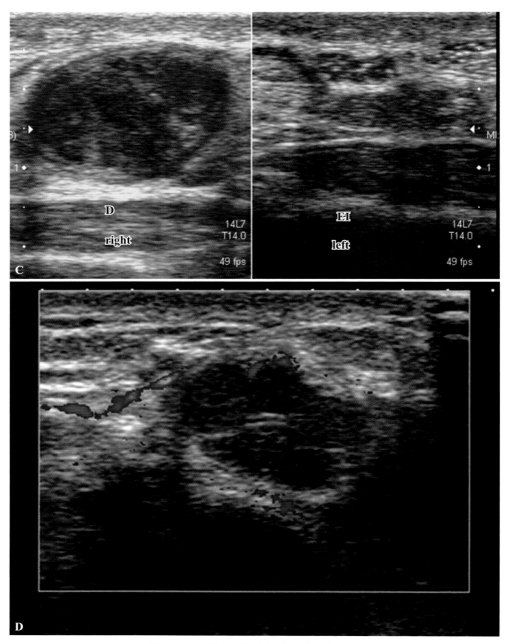

▲ 图 10-10（续） 右肘部麻风病的超声表现

C. 双侧横切面对比图；D. 神经周围血流信号增多

- 周围神经弥漫性肿大，呈低回声。常累及尺神经，并以内上髁以上水平的神经增厚最为显著。

- 彩色多普勒上可见多少不一的血流信号，有文献报道神经束内和（或）周围血流信号增多。

七、皮肤结核

【定义】

皮肤结核（cutaneous tuberculosis）由结核分枝杆菌引起的疾病，它主要由皮下淋巴结（淋巴结核）、骨或关节的病变直接扩散而来 [24-26]。临床上可表现为冷脓肿、多发性溃疡和窦道。

【同义词】

瘰疬性皮肤结核。

【关键超声征象】

- 皮下组织内见低回声结构，内有明显的回声反射，伴后方回声增强（图 10-11）。
- 真皮和皮下组织内探及低回声窦道，有干酪样物质存在时可出现高回声。
- 彩色多普勒显示，病变周围的真皮和（或）皮下组织内可探及血流信号异常增多。

八、蝇蛆病

【定义】

蝇蛆病（myiasis）由美洲人肤蝇、非洲嗜人瘤蝇属等蝇类感染人类皮肤所致，这类寄生虫可将人体作为中间宿主来完成其幼虫的成熟。幼虫可寄生在人体任何部位，但头皮、上臂和前臂是最常被感染的区域。

【关键超声征象】

常见超声表现如下（图 10-12 和图 10-13）[27-31]。

- 真皮和（或）皮下组织内椭圆形的低回声结构，有强回声的中心和低回声的边缘。
- 检查过程中可见这些结构具有自发性活动。
- 彩色多普勒显示，病变周围血流信号增多，病变内可见幼虫活动造成的位移伪像。

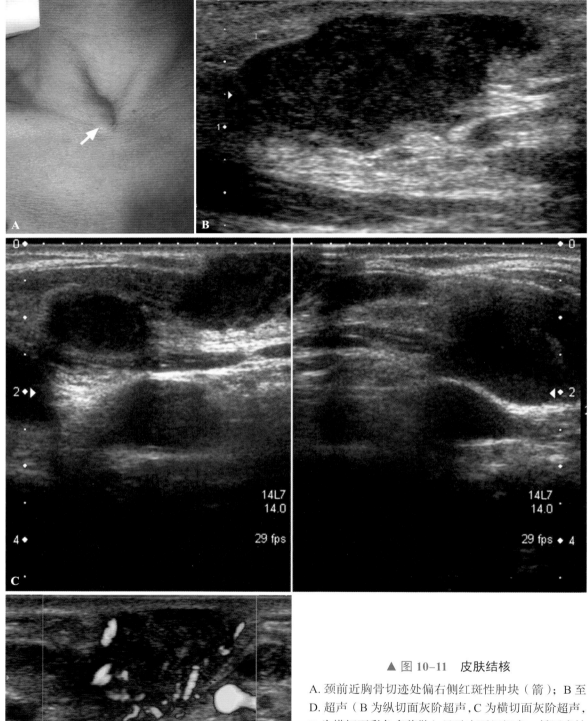

▲ 图 10-11　皮肤结核

A. 颈前近胸骨切迹处偏右侧红斑性肿块（箭）；B 至 D. 超声（B 为纵切面灰阶超声，C 为横切面灰阶超声，D 为横切面彩色多普勒）显示皮下组织有一低回声结构，内有明显的回声反射，后方回声增强；彩色多普勒（D）显示病变周围血流信号增多，病变内亦可见血流信号

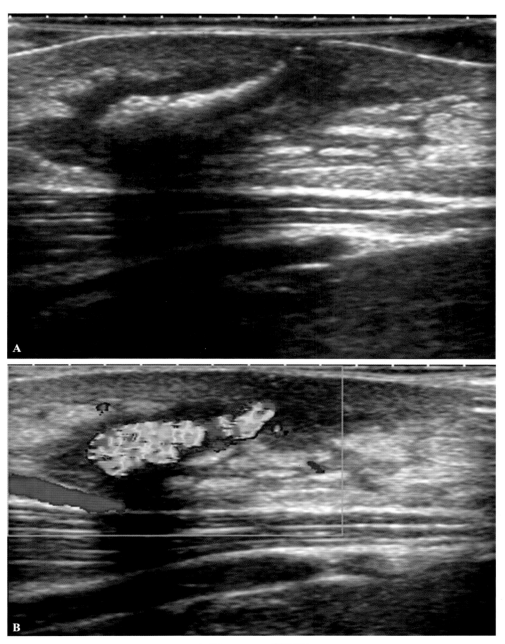

▲ 图 10-12　蝇蛆病

超声（A 为灰阶，B 为彩色多普勒）可见一斜向的皮下条形强回声结构，伴后方声影，浅面
向皮肤表面隆起；该结构周围见低回声区，脂肪小叶回声增强，小叶间可见积液；由于幼虫
的活动，在线状强回声结构上可见彩色多普勒位移伪像

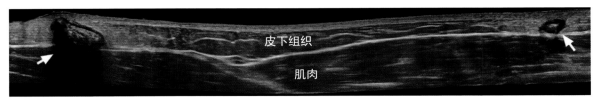

▲ 图 10-13 蝇蛆病

超声（灰阶带彩色滤镜全景图，右臂纵切面）可见两个具有高回声中心和低回声边缘的幼虫结构（箭）；幼虫周围的皮下组织呈高回声；幼虫浅面的真皮层增厚，回声减低，以较大幼虫的浅面（图左侧）更为明显

参 考 文 献

[1] Wortsman X, Sazunic I, Jemec GBE. Sonography of plantar warts. J Ultrasound Med. 2009;28:787–93.

[2] Wortsman X, Jemec GBE, Sazunic I. Anatomical detection of inflammatory changes associated to plantar warts. Dermatology. 2010;220:213–7.

[3] Wortsman X, Carreño L, Morales C. Inflammatory diseases of the skin. In: Wortsman X, Jemec GBE, editors. Dermatologic ultrasound with clinical and histologic correlations. New York: Springer; 2013. p. 73–117.

[4] Gooptu S, Ali I, Singh G, Mishra RN. Mycetoma foot. J Fam Community Med. 2013;20:136–8.

[5] Laohawiriyakamol T, Tanutit P, Kanjanapradit K, Hongsakul K, Ehara S. The "dot-in-circle" sign in musculoskeletal mycetoma on magnetic resonance imaging and ultrasonography. SpringerPlus. 2014; 3:671.

[6] Wortsman X. Sonography of dermatologic emergencies. J Ultrasound Med. 2017;36:1905–14.

[7] Kang RB, Simonson DC, Stoner SE, Hughes SR, Agger WA. The clinical presentation of subcutaneous phaeohyphomycosis: a case series from Yetebon, Ethiopia. Clin Med Res. 2017;15:88–92. https://doi.org/10.3121/cmr.2017.1377.

[8] Satish H, Parameswaran S, Srinivas BH, Laxmisha C, Bibilash BS, Rakesh S, et al. Subcutaneous phaeohyphomycosis in kidney transplant recipients: a series of seven cases. Transpl Infect Dis. 2017. https://doi.org/10.1111/tid.12788.

[9] Sharma S, Capoor MR, Singh M, Kiran D, Mandal AK. Subcutaneous phaeohyphomycosis caused by Pyrenochaeta romeroi in a rheumatoid arthritis patient: a case report with review of the literature. Mycopathologia. 2016;181:735–43.

[10] Pereira RR, Nayak CS, Deshpande SD, Bhatt KD, Khatu SS, Dhurat RS. Subcutaneous phaeohyphomycosis caused by Cladophialophora boppii. Indian J Dermatol Venereol Leprol. 2010;76:695–8.

[11] Hall VC, Goyal S, Davis MD, Walsh JS. Cutaneous hyalohyphomycosis caused by Paecilomyces lilacinus: report of three cases and review of the literature. Int J Dermatol. 2004;43:648–53.

[12] Sotello D, Cappel M, Huff T, Meza D, Alvarez S, Libertin CR. Cutaneous fungal infection in an immunocompromised host. JMM Case Rep. 2017;4:e005101.

[13] Català A, Roé E, Dalmau J, Pomar V, Muñoz C, Yelamos O, et al. Anti-tumour necrosis factor-induced visceral and cutaneous leishmaniasis: case report and review of the literature. Dermatology. 2015;230:204–7.

[14] Lopes L, Vasconcelos P, Borges-Costa J, Soares-Almeida L, Campino L, Filipe P. An atypical case of cutaneous leishmaniasis caused by Leishmania infantum in Portugal. Dermatol Online J. 2013;19: 20407.

[15] Hashiguchi Y, Gomez EAL, Cáceres AG, Velez LN, Villegas NV, Hashiguchi K, et al. Andean cutaneous leishmaniasis (Andean-CL, uta) in Peru and Ecuador: the causative Leishmania parasites and clinico-epidemiological features. Acta Trop. 2017;177:135–45.

[16] Paniz-Mondolfi AE, Talhari C, García Bustos MF, Rosales T, Villamil-Gomez WE, Marquez M, et al. American cutaneous leishmaniasis in infancy and childhood. Int J Dermatol. 2017;56:1328–41.

[17] Torres-Guerrero E, Quintanilla-Cedillo MR, Ruiz-Esmenjaud J, Arenas R. Leishmaniasis: a review. F1000Res. 2017;6:750.

[18] Lugão HB, Frade MA, Marques W Jr, Foss NT, Nogueira-Barbosa MH. Ultrasonography of leprosy neuropathy: a longitudinal prospective study. PLoS Negl Trop Dis. 2016;10:e0005111.

[19] Marquez H, McDevitt J, Öz OK, Wachsmann J. Usefulness of nuclear whole-body bone scanning for diagnosis of leprosy. Proc Baylor Univ Med Cent. 2017;30:465–6.

[20] Bathala L, Krishnam VN, Kumar HK, Neladim-manahally V, Nagaraju U, Kumar HM, et al. Extensive sonographic ulnar nerve enlargement above the medial epicondyle is a characteristic sign in Hansen's neuropathy. PLoS Negl Trop Dis. 2017;11:e0005766.

[21] Kulkarni M, Chauhan V, Bharucha M, Deshmukh M, Chhabra A. MRI imaging of ulnar leprosy abscess. J Assoc Physicians India. 2009;57:175–6.

[22] Lugão HB, Frade MA, Mazzer N, Foss NT, Nogueira-Barbosa MH. Leprosy with ulnar nerve abscess: ultrasound findings in a child. Skeletal Radiol. 2017;46:137–40.

[23] Martinoli C, Derchi LE, Bertolotto M, Gandolfo N, Bianchi S, Fiallo P, Nunzi E. US and MR imaging of peripheral nerves in leprosy. Skeletal Radiol. 2000;29:142–50.

[24] Padmavaty L, Lakshmana R, Ethirajan N, Manohar U, Krishnaswamy BK. Scrofuloderma: a clinicopathological and epidemiological study. Indian J Dermatol Venereol Leprol. 2008;74:700.

[25] Bhat YJ, Baba AN, Sajad P, Hassan I, Sheikh S, Naaz S. Multifocal scrofuloderma overlying tuberculous dactylitis in an immunocompetent child. Indian J Dermatol Venereol Leprol. 2015;81:434.

[26] Pereira C, Cascais M, Félix M, Salgado M. Scrofula in a child. J Pediatr. 2017;189:235.

[27] Bouer M, Rodriguez-Bandera AI, Albizuri-Prado F, Lobos A, Gubeling W, Wortsman X. Real-time high-frequency colour Doppler ultrasound detection of cutaneous Dermatobia hominis myiasis. J Eur Acad Dermatol Venereol. 2016;30:e180–1.

[28] Minakova E, Doniger SJ. Botfly larva masquerading as periorbital cellulitis: identification by point-of-care ultrasonography. Pediatr Emerg Care. 2014;30:437–9.

[29] Schechter E, Lazar J, Nix ME, Mallon WK, Moore CL. Identification of subcutaneous myiasis using bedside emergency physician performed ultrasound. J Emerg Med. 2011;40:e1–3.

[30] Richter J, Schmitt M, Müller-Stöver I, Göbels K, Häussinger D. Sonographic detection of subcutaneous fly larvae in human myiasis. J Clin Ultrasound. 2008;36:169–73.

[31] Quintanilla-Cedillo MR, León-Ureña H, Contreras-Ruiz J, Arenas R. The value of Doppler ultrasound in diagnosis in 25 cases of furunculoid myiasis. Int J Dermatol. 2005;44:34–7.

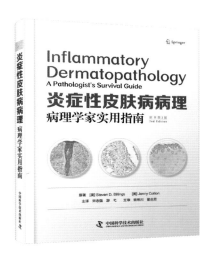

定价：158.00 元

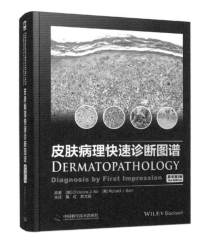

定价：158.00 元

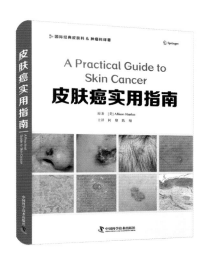

定价：110.00 元

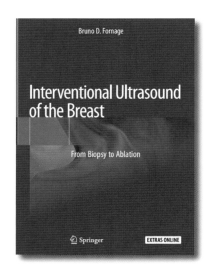

书名：乳腺介入超声：从病理到消融
主译：卢　漫
定价：278.00 元

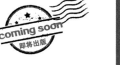

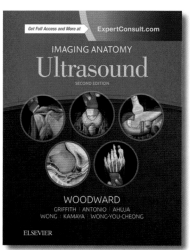

书名：超声影像解剖学（原书第2版）
主译：何　文　聂　芳　任芸芸
定价：598.00 元